普通高等教育教材

现代药物传递系统概论

符华林　主编

化学工业出版社
·北京·

内容简介

本书基于构建系统的药物传递系统理论，将目前主要的新型药物传递系统的设计原理、制备技术和质量控制进行了较为全面的阐述。本书以“结构清晰、内容前沿、实用性强”为编写原则，共分为九章，系统覆盖了现代药物传递系统的核心领域。第一章从基本概念出发，阐明了药物传递系统的重要性及质量评价方法，并介绍了药用生物材料的应用，为后续章节奠定理论基础。第二至第八章主要介绍了缓释控释给药系统、微粒类给药系统、靶向药物给药系统、速释药物制剂技术、经皮给药系统、黏膜给药系统、生物技术药物递送系统等主要的药物传递系统及其技术。第九章整合了处方前研究、处方工艺优化等实践内容，强调了“以临床需求为导向”的现代药物传递系统设计理念。

本书内容不仅涵盖经典理论，还融入了近年来国际期刊的前沿成果，力求反映学科的最新动态；同时，注重与实践相结合，纳入了药物传递系统的评价方法，力求反映学科发展的全貌。

本书主要面向药学、药物制剂及相关专业的本科生和研究生，可作为普通药剂学课程的延伸教材，亦适用于制药企业研发人员参考。

图书在版编目（CIP）数据

现代药物传递系统概论 / 符华林主编. — 北京：化学工业出版社，2025. 12. —（普通高等教育教材）.

ISBN 978-7-122-49264-7

Ⅰ. R969.1

中国国家版本馆 CIP 数据核字第 2025AE1011 号

责任编辑：邵桂林　　文字编辑：赵爱萍

责任校对：王鹏飞　　装帧设计：韩　飞

出版发行：化学工业出版社

（北京市东城区青年湖南街 13 号　邮政编码 100011）

印　　装：北京科印技术咨询服务有限公司数码印刷分部

787mm×1092mm　1/16　印张 15½　字数 396 千字

2026 年 1 月北京第 1 版第 1 次印刷

购书咨询：010-64518888　　售后服务：010-64518899

网　　址：http://www.cip.com.cn

定　　价：69.00 元

本书编写与主审人员

主　　编　符华林

副 主 编　石三军　钟志容

编写人员（按姓氏笔画排序）

石三军（成都中医药大学）

李寒梅（成都大学）

李昊欢（四川农业大学）

张　伟（四川农业大学）

赵梦楠（成都中医药大学）

钟志容（西南医科大学）

徐傅能（四川农业大学）

符华林（四川农业大学）

韩　露（西南民族大学）

主　　审　龚　涛（四川大学）

前言

药物是用于预防、治疗和诊断疾病的物质。药物活性成分（API）从发现到最终用于临床始终面临着如何进入生物体内到达病变部位去发挥作用的问题。剂型是药物的载体与使用形式，传统剂型（如片剂、胶囊、溶液剂等）在临床应用历史悠久，为疾病治疗奠定了基础。但是传统药物剂型的开发多体现在方便临床使用及如何实现规模化生产，在如何保障药物安全、有效递送至体内特定部位和降低不良反应方面显得不足。为克服这些根本性挑战，安全、高效、精准的现代药物传递系统（Drug Delivery Systems，DDS）应运而生。它旨在通过创新的材料与设计理念，实现对药物释放速率、时间、靶点的智能化、精准化控制，从而显著提升药物治疗的安全性、有效性和顺应性。

药剂学是研究药物剂型与制剂的基础理论、处方设计、制备工艺、质量控制和合理应用的综合性科学，剂型是药剂学的主要研究对象。药剂学从成为一门独立的学科开始，始终把剂型的设计开发作为学科重要内容。随着人们对疾病发病机理和治疗需求认识的不断深入，传统药物剂型已无法满足人们对疾病高效、靶向的治疗要求。药物传递系统作为现代药剂学的核心研究领域，正以前所未有的速度推动着现代医药技术的革新。从传统片剂、胶囊的简单递送，到缓释控释、靶向递送、透皮吸收等技术的突破，药物传递系统的每一次进步都标志着人类对药物疗效、安全性和患者依从性的不懈追求。

近年来，生物医药技术的飞速发展对药学教育提出了更高要求。药剂学作为药学学科的重要二级学科，其在药学教育中具有举足轻重的作用。传统的药剂学课程重在药剂学基础理论及传统剂型的教学，面对纳米技术、生物材料、靶向治疗等新兴领域的崛起，学生亟需更系统、更前沿的知识框架来理解现代药物传递技术的本质与应用。因此，系统阐述药物传递系统的基本理论和基础知识显得非常重要，一些高校开始将药物传递系统的相关知识单列教学。虽然国内先后有多位知名专家出版过药物新剂型与新技术的相应专著，对药物传递系统的研究现状进行了归纳，但作为本科教材还是空白。基于此，我们组织了部分从事药剂学教学的高校教师，结合他们多年教学经验与科研成果，以系统阐述药物传递系统的基础理论、基本知识和基本技术为出发点，力图构建一部内容全面、逻辑清晰、理论与实践并重的现代药物传递系统教材，作为药剂学教学的延续或补充。我们期望通过本书，帮助读者深入理解药物传递系统的设计原理、制备技术及质量评价方法，同时激发其在创新制剂开发中的探索精神。

本书的编写得到了四川农业大学教务处的大力支持，编写人员来自四川农业大学、成都中医药大学、西南医科大学、西南民族大学和成都大学，编写具体分工为：第一章（符华林），第二章（符华林、张伟），第三章（李昊欢），第四章（李寒梅），第五章（韩露），第六章（赵梦楠），第七章（徐傅能），第八章（钟志蓉），第九章（石三军）。特别感谢四川大学华西药学院龚涛教授在百忙之中对本书编写提出指导意见。在编写过程中，四川农业大学药学系博士研究生艾笑扬也参与了资料收集和编辑工作。在此对他们的辛勤工作表示诚挚感谢！

本书的编写始于对药学教育革新的迫切需求，成稿于编写团队对学术严谨性与教学实用性的反复打磨。在编写过程中参考了国内多部药剂学教材及药物新剂型与新技术专著，它们对药物传递系统的阐述是本书编写的重要基础。在本书成书之际，我们对上述文献的作者在药物传递系统理论研究中的重要贡献深表感谢！我们深知，药物传递系统是一门动态发展的学科，尽管本书在内容广度和深度上已力求全面，但现代药物传递系统领域的发展日新月异，新技术、新材料和新理念的涌现速度远超预期。加之编写人员在药物传递系统领域的知识所限，书中内容如有不足之处，敬请大家指出为盼，以便再版时及时更新，以增强教材的互动性与时代性。

最后，谨以本书献给所有致力于提升人类健康水平的药学工作者。希望读者在翻阅这些文字时，不仅能收获知识，更能感受到药物传递系统背后蕴藏的科学之美与人文关怀，每一次药效作用时间的延长、每一次靶向效率的提升，都在为患者点亮生命的希望。也希望本书能为我国药物传递领域的人才培养和产业升级贡献绵薄之力，并期待与读者一道，见证现代药学更辉煌的明天。

编者

2025 年 9 月

目录

第一章　绪论 1

第一节　概述 1

一、药物传递系统的基本概念及常用术语 1

二、药物传递系统的重要性 2

三、现代药物传递系统的分类 4

四、现代药物传递系统的发展历程及展望 8

第二节　药用生物材料在 DDS 中的应用 9

一、药用生物材料的概念 10

二、药用生物材料的特征 10

三、药用生物材料在 DDS 中的应用现状 13

第三节　现代药物传递系统的质量评价方法 14

一、粒径测定 14

二、热分析法 15

三、红外光谱法 17

四、拉曼光谱 18

五、X 射线粉末衍射法 18

六、药物体外释放测定 19

七、活体成像技术 19

第二章　缓释控释给药系统 21

第一节　概述 21

一、缓释控释制剂的分类 22

二、缓释控释制剂的特点 22

三、缓释控释制剂的发展与应用概况 23

第二节　缓释控释制剂设计方法 24

一、缓控释制剂的药物选择 24

二、缓释控释制剂设计要求 26

三、缓释控释制剂设计原理 26

第三节　口服缓释控释制剂 31

一、骨架型缓控释制剂 31

二、膜控型缓控释制剂 34

三、渗透泵型控释制剂 36
第四节 注射缓释控释制剂 38
一、真溶液型缓释注射剂 39
二、混悬型缓释注射剂 40
三、微球和脂质体缓释注射剂 42
四、乳剂型缓释注射剂 42
五、原位凝胶注射剂 42
第五节 缓释控释制剂的评价方法 44
一、体外释药行为评价 44
二、体内释药行为评价 45
三、体内外相关性评价 46

第三章 微粒类给药系统 48

第一节 微囊与微球 48
一、概述 48
二、载体材料 49
三、微囊的制备 51
四、微球的制备 55
五、影响微囊与微球粒径的因素 56
六、质量评价 57
第二节 纳米粒 59
一、概述 59
二、载体材料 60
三、聚合物纳米粒 62
四、固体脂质纳米粒 63
五、纳米乳 67
六、纳米胶束 69
七、纳米粒的质量评价 71
第三节 脂质体 72
一、概述 72
二、脂质体的分类组成 73
三、脂质体的膜材料 74
四、脂质体的理化性质 75
五、脂质体的功能特点与作用机制 76
六、脂质体的制备方法 78
七、脂质体的质量评价 80
八、脂质体的应用 82
第四节 微丸 84
一、概述 84
二、常用辅料 85

三、微丸的制备 87
四、质量评价 89

第四章　靶向药物给药系统 90

第一节　概述 90
一、靶向给药系统的发展历程 90
二、靶向给药系统的分类 91
第二节　被动靶向制剂 93
一、循环系统生理 93
二、微粒的理化性质 95
三、隐形化原理 96
四、常见的被动靶向载体 98
第三节　主动靶向给药系统 99
一、抗体介导的主动靶向给药系统 99
二、配体介导的主动靶向给药系统 102
第四节　物理化学靶向制剂 104
一、动脉栓塞靶向制剂 104
二、磁性靶向制剂 104
三、pH 敏感靶向制剂 106
四、热敏靶向制剂 107
第五节　靶向给药系统的评价 109
一、一般评价内容 109
二、靶向性评价指标 112

第五章　速释药物制剂技术 114

第一节　固体分散体 114
一、概述 114
二、固体分散体的载体材料 115
三、固体分散体的制备方法 117
四、固体分散体的验证 119
五、固体分散体的速释原理 122
第二节　环糊精包合物 123
一、概述 123
二、包合材料 123
三、常用包合方法 126
四、包合物验证 127
第三节　纳米晶体技术 129
一、概述 129
二、纳米晶制备方法 130

三、纳米晶表征 132

第六章　经皮给药系统 133

第一节　概述 133
一、经皮给药系统的特点 133
二、经皮给药系统的分类 135
三、经皮给药系统的质量要求 136
第二节　药物经皮吸收机制及促进方法 137
一、药物经皮吸收机制 137
二、影响药物经皮吸收的因素 138
三、促进药物经皮吸收的方法 140
第三节　经皮给药系统的制备工艺 144
一、经皮给药系统的组成 144
二、经皮给药系统的制备工艺 150
第四节　经皮给药系统的质量评价 153
一、外观和刺激性 153
二、残留溶剂 153
三、粘贴性能 153
四、含量均匀度 154
五、体外释放度 154
六、体外经皮吸收的研究 155
七、微生物限度 159
八、体内生物利用度 159

第七章　黏膜给药系统 161

第一节　概述 161
一、黏膜的结构 162
二、影响药物黏膜吸收的主要因素 162
三、质量评价 164
第二节　眼黏膜给药 165
一、眼球的生理结构 166
二、眼部给药的优势与局限 166
三、药物在眼部黏膜的吸收机制及影响因素 167
四、眼部给药系统 168
第三节　鼻腔黏膜给药 170
一、鼻腔的生理结构 170
二、鼻腔黏膜给药的优势与局限 171
三、鼻腔黏膜药物吸收机制及影响因素 171
四、鼻腔黏膜给药系统 172
五、鼻腔黏膜给药装置 173

第四节　口腔黏膜给药 ………… 175
一、口腔黏膜的生理结构 ………… 176
二、口腔黏膜给药的优势与局限 ………… 176
三、口腔黏膜药物吸收机制及影响因素 ………… 177
四、口腔黏膜给药系统 ………… 177
第五节　肺黏膜给药 ………… 179
一、肺黏膜的生理结构 ………… 179
二、肺黏膜给药的优势与局限 ………… 179
三、肺黏膜药物吸收机制及影响因素 ………… 180
四、肺黏膜给药系统 ………… 180
第六节　直肠黏膜给药 ………… 182
一、直肠黏膜的生理结构 ………… 182
二、直肠黏膜给药的优势与局限 ………… 183
三、直肠黏膜药物吸收机制及影响因素 ………… 183
四、直肠黏膜给药系统 ………… 184
第七节　阴道黏膜给药 ………… 185
一、阴道黏膜的生理结构 ………… 186
二、阴道黏膜给药的优势与局限 ………… 186
三、阴道黏膜药物吸收机制及影响因素 ………… 186
四、阴道黏膜给药系统 ………… 187

第八章　生物技术药物递送系统 188

第一节　概述 ………… 188
一、生物技术药物的概念及特点 ………… 188
二、生物技术药物开发的现状 ………… 189
第二节　蛋白多肽类药物递送系统 ………… 190
一、蛋白多肽类药物的结构与理化性质 ………… 190
二、蛋白多肽类药物的稳定性 ………… 191
三、蛋白多肽类药物稳定化方法 ………… 191
四、蛋白多肽类药物的递送 ………… 194
第三节　核酸类药物递药系统 ………… 201
一、核酸类药物的结构及性质 ………… 202
二、核酸类药物递送系统设计 ………… 205
第四节　疫苗递送系统 ………… 208
一、疫苗的特点与分类 ………… 208
二、疫苗递送 ………… 209

第九章　现代药物传递系统设计 212

第一节　概述 ………… 212

一、药物传递系统设计的目的 213
二、药物传递系统设计的原则 215
三、药物递送系统面临的挑战 216
第二节 处方前研究 218
一、资料收集和文献查阅 218
二、药物理化性质测定 220
三、原料药的固态性质 223
四、药物稳定性和辅料配伍研究 224
五、生物药剂学性质及其在制剂设计中的应用 225
第三节 处方和工艺设计及优化 226
一、药物递送系统处方设计 227
二、优化方法 231
参考文献 234

第一章 绪论

第一节 概述

一、药物传递系统的基本概念及常用术语

药物是能够用于治疗、预防或诊断人类和动物疾病以及对机体的生理功能产生影响的物质。任何药物都不能直接用于人和动物机体，发挥治疗作用都必须按照一定给药途径和剂型加工成制剂。给药途径是药物进入生物机体的部位及通道，剂型（dosage form）是与给药途径相适应的药物临床使用形式，是所有基本制剂形式的集合名词，临床中常见的剂型有片剂、胶囊剂、口服液、注射剂、软膏剂等。药物制剂（pharmaceutical preparation）简称为制剂，是指某种具体药物按照适宜的剂型加工成一定质量标准的药剂。制剂是剂型确定以后的具体药物品种，例如注射用青霉素钠、阿莫西林胶囊、布洛芬混悬液、双黄连口服液等，药物加工成制剂后就可以在医药市场流通和供患者在临床中使用，也就成为我们通常所讲的药品。药品通过一定给药途径进入人和动物机体内，在血液中达到一定药物浓度后即能发挥作用，因此剂型作为药物进入体内的形式与药物疗效的发挥息息相关。

随着人们对药物剂型在药物疗效发挥中作用认识的不断加深，传统药物剂型的弊端逐渐显现。人们对剂型在药物疗效中的作用不再停留在一种普通的使用形式，而是希望药物通过剂型使用更加精确地发挥治疗作用。只有当药物以一定的速度和浓度被递送到靶部位，才能使疗效最大而副作用最小。然而，在药物递送和靶向分布过程中常存在许多天然屏障，导致原本有应用前景的药物无效或失效。药物剂型可以提高药物服用的便捷性并可以改善药物的递送。但大多数传统剂型包括注射剂、口服制剂以及局部外用制剂均无法满足药物使用的所有要求，如将药物有效地输送到靶部位；避免药物的非特异性分布（可产生副作用）及提前代谢和排泄，以及所服用的药物符合剂量要求。因此，改变给药途径或应用新型传递系统就成为提高药效的有效手段。

药物传递系统（drug delivery system，DDS），又称药物递送系统或者释药系统，是指通过适宜的载体将必要剂量的药物，在必要的时间内递送到必要部位的技术。其目的在于确保药物能够高效、精准地抵达病灶部位，从而最大化治疗效果，同时尽可能减少不必要的副作用。这一系统并非单一的技术或方法，而是涵盖了多种给药途径和药物释放机制的综合体，相对于剂型而言，DDS不再是一种简单的使用形式，而是将已有药物的药效发挥到最好，副作用降低到最小，不仅可以提高患者的生存质量、提高经济效益，也对企业延长药物

的生命周期起着积极的作用。加上基于 DDS 技术的生物技术药物制剂的产业化，使得许多疑难病的治疗有了可能。

基于 DDS 研发的药物制剂习惯上称为复杂制剂。复杂制剂是指那些技术难度大、制备工艺较复杂的非常规制剂，一般具有释药模式可控、符合药物体内吸收或利于发挥产品药效等特点，包括复杂口服速释、缓控释给药系统制剂（如骨架缓释制剂、渗透泵制剂、胃滞留制剂等），复杂注射剂（如注射用脂质体、微球、纳米粒等），原位凝胶眼用制剂，经皮和黏膜复杂给药制剂，经口、鼻吸入制剂，复杂药械组合制剂等。复杂制剂通过现代制剂技术和高分子材料的结合，可以改变药物在体内的药代动力学特性和组织分布，从而具有独特的临床优势。这些优势可能包括提高药物的生物利用度、控制释药速度、具有靶向性、减少不良反应以及改善患者用药顺应性等。

随着生命科学、材料科学及信息科学的迅猛发展，各学科之间互相渗透、互相促进，大大推动了现代药剂学的发展与进步，使药剂学从经验探索阶段步入了科学研究阶段。现代药剂学是一门以物理化学、分析化学、高分子材料学、生物药剂学、药物动力学以及生物医学等学科理论为基础，综合运用现代生物医学技术、物理化工技术和精密加工制造技术，系统研究药物剂型与制剂处方设计理论、制备工艺与质量标准以及体内外质量评价方法，从而生产出各种疗效高、毒性低、使用方便，并能适应和满足各种临床治疗要求（如定时、定位、可控释药）的药物制剂的应用学科。现代药剂学是传统药剂学在新技术、新理念推动下的升级与拓展，其研究内涵已经有了明显改变。药物传递系统因其在药物递送中的诸多优势，已成为现代药剂学的核心研究领域，正在推动药物治疗从“粗放式给药”向“精准医学模式”跨越式发展。相较于以“安全稳定”为目标的普通药剂学，现代药剂学通过多维度技术创新，构建了更具革命性的学科体系。

二、药物传递系统的重要性

剂型是药物临床应用的必要载体形式，其设计直接影响药物在体内的释放、吸收和药物效应的发挥。人们常常根据临床需求和药物的理化性质将药物设计成不同剂型。由于不同剂型的处方组成、辅料种类和释药性能等的差异，同一药物经加工制成不同剂型后往往呈现不同的效应，如药物的起效时间、作用强度、作用部位及持续时间、毒副作用等。过去认为只有药物的化学结构决定药效，现在人们认识到药物制成剂型不再仅仅赋予其一定的外形那么简单。药物制剂产生的药效不仅与药物的化学结构有关，同时还受到各种剂型因素及生物因素的影响，而且有时这些影响非常重要，因此一个好的剂型设计对药效的良好发挥起着重要作用。

（一）传统药物剂型的缺陷

传统药物剂型如片剂、胶囊、注射剂等，虽然在药物治疗史上发挥了重要作用，但其固有缺陷往往导致治疗效果受限。以口服普通片剂为例，其生物利用度易受胃肠道环境及首过效应影响。例如硝酸甘油舌下片虽避免了首过效应，但其作用时间仅 15～30min，需频繁给药；而普通口服片剂因首过效应导致生物利用度不足 10%，难以维持稳定血药浓度。这种代谢损耗不仅降低疗效，还引起血药浓度的异常波动，进而影响治疗效果并增加不良反应发生率。

在安全性方面，传统剂型常缺乏靶向性，药物在全身分布可能损伤正常组织导致系统毒性。化疗药物阿霉素普通注射剂在杀伤肿瘤细胞的同时，因在心肌组织蓄积引发剂量依赖性心脏毒性，限制其临床应用。传统紫杉醇注射液需添加聚氧乙烯蓖麻油增溶，该辅料诱发严重过敏反应的比例高达 30%，迫使临床使用前必须进行抗过敏预处理。

给药频率与依从性矛盾亦是传统剂型显著缺陷。传统剂型给药间隔较短，次数较频繁，给患者带来的依从性较差。如青霉素钠注射剂需每 4～6h 肌内注射一次，患者疼痛耐受度与医疗资源占用问题突出；哮喘患者使用的沙丁胺醇普通气雾剂每日需吸入 3～4 次，漏用易致病情反复；糖尿病治疗中，普通胰岛素注射液需每日多次皮下注射，患者疼痛感和操作烦琐导致 30%患者出现用药依从性下降。

此外，传统剂型难以实现复杂治疗需求。普通滴眼液因角膜屏障导致 90%药物经鼻泪管流失，青光眼治疗药物噻吗洛尔滴眼液的角膜透过率不足 5%，临床通过提高剂量来改善效果，但容易引发心动过缓等全身副作用。这些缺陷凸显传统剂型在精准性、安全性和便利性上的固有局限，为现代药物传递系统的革新提供了明确方向。

（二）药物传递系统的优势

药物传递系统作为连接药物活性成分与治疗效果的核心桥梁，其发展水平直接决定了药物治疗的有效性、安全性和患者依从性，现代 DDS 通过精准调控药物释放的时空特性，不仅可以提高药物的疗效，还能降低药物的副作用，同时提升患者的依从性，在解决传统剂型缺陷方面显示出了独特优势。

药物传递系统的核心优势在于其多样化的递送方式，能够适应不同药物特性和治疗需求。在众多药物传递系统中，缓释控释系统、靶向递药系统和透皮递药系统是当前发展的主流方向。缓释控释系统通过控制药物的释放速度和时间，使药物在体内能够持续、稳定地发挥作用，有效避免了传统剂型可能出现的血药浓度过高或过低的情况，从而提高了药物的安全性和有效性。以心血管药物硝苯地平缓释片为例，其通过高分子骨架材料实现 24h 平稳释药，有效避免血压“峰谷波动”，同时将每日服药次数从 3～4 次减至 1 次，患者用药依从性提升 40%。在镇痛领域，硫酸吗啡控释片采用膜控技术实现 12h 缓释，较普通片剂减少 50%给药次数，且血药浓度始终维持在治疗窗内，使中重度癌痛患者爆发痛发生率降低 60%。口腔科应用的甲硝唑缓释药膜，通过生物可降解材料在牙周袋内持续释放药物 7 天，局部药物浓度较口服给药提高 8 倍，治疗牙周炎有效率从 68%提升至 92%，且避免全身用药导致的胃肠道反应。这些案例表明，缓释控释系统通过延长药物作用时间、维持治疗窗内稳态浓度，在降低毒副作用的同时提升治疗效果，成为慢性病管理和需长期用药治疗领域的革新性解决方案。

在肿瘤治疗领域，靶向递送系统的突破性进展尤为显著。靶向递药系统能够将药物精准地递送至病变细胞或组织，减少对正常细胞的影响，对于癌症等复杂疾病的治疗具有重要意义。以紫杉醇白蛋白纳米粒（Abraxane）为例，传统紫杉醇制剂因水溶性差需使用聚氧乙烯蓖麻油增溶，导致严重过敏反应和神经毒性。通过将药物包裹于人血白蛋白纳米颗粒，不仅消除毒性辅料，更利用肿瘤组织特有的增强渗透滞留效应（EPR 效应）实现靶向蓄积，使药物在肿瘤部位的浓度提升 3 倍以上。临床数据显示，该制剂将转移性乳腺癌患者的客观缓解率从 19%提升至 33%，同时将严重过敏反应发生率从 4%降至 0.1%。

慢性病管理中，智能递送系统正改变治疗模式。胰岛素泵的闭环控制系统通过持续血糖监测与动态给药，使 1 型糖尿病患者血糖达标时间（TIR）从传统注射治疗的 60%提升至 80%以上。更值得关注的是透皮给药系统的革新，芬太尼透皮贴剂通过控释技术维持 72h 稳定血药浓度，不仅避免口服给药的首过效应，更使术后镇痛依从性提高40%。这类系统对需要长期用药的慢性疼痛患者具有重要价值。

新型递送技术还推动了基因治疗的临床应用突破。COVID-19 mRNA疫苗采用的脂质纳米粒（LNP）递送系统，通过可电离脂质体保护mRNA穿越细胞膜，其包封效率达95%以上。这种递送系统使疫苗能在普通冷链条件下保持稳定，且转染效率较传统载体提高20倍，最终实现94.1%的疫苗有效性，成为应对全球疫情的关键技术突破。

这些案例印证了现代药物传递系统的核心价值：通过物理化学性质的精密调控，突破生物屏障实现精准递送；利用智能材料特性建立时空可控的释药模式；最终在提升疗效的同时降低系统毒性。据统计，采用先进DDS的改良新药[505(b)(2)]在某些情况下可缩短研发周期40%，降低研发成本60%，这为应对突发公共卫生事件和难治性疾病提供了高效的潜在解决方案。

三、现代药物传递系统的分类

（一）速释递送系统

药物是用于预防、治疗、诊断人和动物疾病的。对于治疗功能而言，人们往往希望使用药物后快速起效从而发挥治疗作用，因而速效制剂的开发一直是药学工作者关注的重要领域。虽然注射剂满足了快速起效的需求，但临床使用方式的特殊性使其应用有限，开发非注射的速效药物制剂便具有十分重要的临床价值。

速释递送系统（rapid-acting drug delivery system，RADDS）是一类通过主动调控药物释放动力学、优化跨膜吸收路径或缩短递送距离，使药物在给药后快速达到有效治疗浓度（T_{max}≤1h）的制剂技术体系。与普通剂型相比，具有起效快、生物利用度高、毒副作用小、服用方便等特点。RADDS旨在通过优化药物递送过程，使药物快速达到有效血药浓度。其核心原理如下。(1) 加速药物在体内的溶出和扩散：通过纳米晶体技术减小粒径（提升比表面积）、固体分散体技术形成无定形态或分子分散体，显著提高难溶性药物的溶出速率。(2) 促进跨膜吸收：利用环糊精包合技术增加药物溶解度，或添加渗透促进剂增强药物对生物膜（如胃肠道黏膜、血脑屏障）的渗透性。(3) 缩短递送路径：采用速崩片、口溶膜等剂型，实现口腔内快速崩解或溶解，缩短了胃肠吸收时间。目前主要的速效药物制剂技术有纳米晶体技术、固体分散体技术、环糊精包合技术、速崩片技术、口溶膜技术等。

快速释放制剂最早出现于1908年，发展初期以提高崩解速度为核心，这一时期发展相对缓慢。直至20世纪60年代，固体分散技术的应用有效解决了难溶性药物生物利用度低的问题，使基于固体分散技术的快速释放制剂得到了快速发展，随后用于提高药物生物利用度的其他预处理技术也相继出现，如自乳化释药技术、包合技术和湿法共研磨技术等。20世纪70年代，英国R.P. Scherer公司发明了一种采用冷冻干燥技术制备的口服冻干制剂，即口腔崩解片，该制剂在口腔中迅速溶化释放药物，服用方便。随后为了克服冷冻干燥技术成本高的缺点，应用新型辅料、使用传统的压片工艺（如湿法制粒压片法和直接压片法）制备快速释放制剂成为近几年的研究重点。

（二）缓控释递药系统

缓控释给药系统（sustained and controlled release drug delivery system，SCRDDS）是

一类通过精密调控药物释放动力学，实现在特定时间窗内维持稳定治疗浓度、减少给药频次并提升治疗指数的先进制剂体系。作为现代药物制剂领域的核心创新之一，其核心价值在于通过精密的制剂设计，实现对药物释放行为的精准调控。这一技术旨在优化药物的体内行为，确保药物能够在预设的时间段内、以恒定的速率或在特定的部位释放，从而显著延长药效持续时间，减少给药频率，并有效缓解患者因频繁服药而产生的心理负担。其设计理念根植于对药物溶解性、稳定性、渗透性及生物膜穿透性的深刻理解，以及对人和动物机体胃肠道生理环境的精准把握。

1. 口服缓控释递药系统

口服缓控释制剂主要分为择速、择位和择时控制释药三类。这些新型释药系统具有多重技术优势。首先在于其药物释放速率的可控性，这得益于多种缓释控释机制的巧妙结合，如渗透泵系统、骨架溶蚀型控释、亲水凝胶骨架等，它们共同作用以维持血药浓度的平稳波动，减少“峰谷”现象，从而提高药物治疗的安全性与有效性。其次还能显著降低药物的副作用，特别是那些因药物浓度骤变而引起的副作用，如恶心呕吐、心悸等，提升了患者的用药体验与生活质量。同时，通过减少药物在胃肠道的无效降解与提前排泄，该技术还可显著提高药物的生物利用度，确保药物的最大化利用。

2. 注射缓控释递药系统

缓控释注射剂主要分为液态注射系统和微粒注射系统两大类，其中微粒注射系统相较于液态注射系统，具有更长的疗效持续时间，能够显著减少用药次数，从而有效提高患者的治疗依从性。然而，传统的注射方式存在一些明显的缺陷，如给药时可能会引起剧烈疼痛，且存在诱发感染或造成交叉感染的风险等。鉴于此，无针注射给药系统作为一种新型的给药技术，已经引起了广泛的关注。该技术通过高压将药物液滴或粉末瞬间加速，精准地喷射递送至皮内、皮下、黏膜，甚至肌肉内，从而发挥药物的治疗效果。无针注射给药系统具有无痛、无交叉感染风险、操作便捷、给药微量、高效、安全等诸多特点，因此被认为是最有前景的新型递药系统之一。

3. 在体成型递药系统

在体成型递药系统（in situ forming drug delivery system，ISFDDS）是通过将药物与聚合物溶解在合适的溶剂中，经局部注射或植入到体内特定的给药部位，利用聚合物在生理环境下的凝固、凝胶化、沉淀或交联反应形成固体或半固体的药物贮库，从而实现药物的缓慢释放。这种递药系统具有多方面的优势：首先，它适用于特殊部位病变的局部用药，能够精准地将药物递送至病变部位，提高药物的局部浓度和治疗效果；其次，它可以延长给药周期，减少给药频率，从而更好地维持药物在体内的有效浓度；此外，ISFDDS还能够降低给药剂量，减少药物的不良反应，提高药物的安全性和耐受性；同时，其工艺相对简单且稳定，便于大规模生产和临床应用；特别值得一提的是，与传统的植入剂相比，ISFDDS无需进行手术植入外壳，大大减少了患者的痛苦和手术风险，显著提高了患者的治疗依从性。正因如此，ISFDDS已成为近年来国外药物递送领域的重要研究热点之一，展现出广阔的应用前景和研究价值。

（三）微粒给药系统

微粒给药系统（microparticle drug delivery system，MDDS），系指药物或与适宜载体

（一般为生物可降解材料），经过一定的分散包埋技术制得具有一定粒径（微米级或纳米级）的微粒组成的固态、液态、半固态或气态药物制剂，具有掩盖药物的不良气味与口味、液态药物固态化、减少复方药物的配伍变化，提高难溶性药物的溶解度，或提高药物的生物利用度，或改善药物的稳定性，或降低药物不良反应，或延缓药物释放、提高药物靶向性等作用。

根据药剂学分散系统分类原则，将直径在 $10^{-9}\sim10^{-4}$m 范围的分散相构成的分散系统称为微粒分散体系，其中，分散相粒径在 1～500μm 范围内统称为粗（微米）分散体系，主要包括微囊、微球等；分散相粒径小于 1000nm 属于纳米分散体系，主要包括脂质体、纳米乳、纳米粒、聚合物胶束、亚微乳等。微囊、微球、亚微乳、脂质体、纳米乳、纳米粒、聚合物胶束等均可作为药物载体。

微粒给药系统是国内外药物传递领域的研究重点和热点，也是现代制剂中发展最为迅速的领域。基于微粒载体的制剂已逐渐用于临床，其给药途径包括外用、口服与注射等。外用和口服微粒制剂一般有利于药物对皮肤、黏膜等生物膜的渗透性，注射用微粒制剂一般具有缓释、控释或靶向作用。

（四）靶向给药系统

靶向给药系统（targeting drug delivery system）是指通过特定载体或修饰手段，使药物能够选择性地富集于目标组织、细胞或细胞器的给药技术，是针对药物在体内分布不具有选择性而发展起来的新型药物递送系统。其基本原理是利用靶部位特有的生物学特性（如特定受体表达、异常 pH 值或酶活性）或物理化学性质（如温度、磁场），实现药物的定向输送和精准释放。靶向递送系统能将药物定向输送到靶器官，减少药物在正常组织中的分布，提高疗效，减少药物用量，减轻副作用。靶向制剂包括主动靶向制剂、被动靶向制剂和物理化学靶向制剂三大类。被动靶向递送主要依赖于病变部位特殊的生理环境如 pH 值、温度、渗透压等，使药物自然聚集于目标区域。这种方法无需复杂设计，但受到病变组织特性的限制，精准度相对较低。而主动靶向递送则通过药物或载体与病变细胞表面的特定受体结合，实现药物的精确定位。这一技术利用生物体内特定的分子识别机制，使药物能够精准地作用于病变细胞，减少对正常细胞的伤害。物理靶向递送则是一种利用磁场、电场、超声波等物理手段引导药物到达目标区域的方法。这种技术不受生物体内环境的限制，具有较高的精准度和可控性。近年来，随着纳米技术的不断发展，物理靶向递送技术在药物递送领域的应用越来越广泛。

尽管靶向药物递送技术在生物医药领域展现出巨大的潜力，但其在实际应用中仍面临诸多挑战。例如，如何确保药物在递送过程中的稳定性与安全性，如何减轻药物的副作用，以及如何提高药物的生物利用度等问题，仍需进一步的研究与探索。随着科研团队的不断努力与技术的不断创新，相信未来靶向药物递送技术将为人类健康事业做出更大的贡献。

（五）透皮给药系统

透皮给药系统（transdermal drug delivery system）是通过皮肤敷贴给药达到体内长时间稳定有效的血药浓度和治疗作用的缓释或控释系统。经皮给药系统不同于外用皮肤制剂，虽然它们的共同特点是必须透过皮肤角质层的屏障，但外用皮肤制剂的作用限于局部，而经皮给药制剂的目标则在全身或组织深部。所以在剂型和制剂的设计思想上既与口服途径给药有显著差别，也与外用皮肤制剂的设计有显著差别。为了克服皮肤角质层的屏障作用，对于药物的选择、经皮渗透速度的促进和皮肤部位渗透性等是其研究中的重要内容。

（六）黏膜给药系统

黏膜给药系统（mucosal drug delivery system）是通过药物与生物黏膜（如口腔、鼻腔、眼结膜、直肠、阴道及呼吸道黏膜等）的直接接触，利用黏膜上皮细胞的高通透性、丰富的毛细血管及淋巴管分布等特性，实现药物局部或全身作用的递送体系。黏膜给药系统除具有一般经皮给药的特点外，还具有剂量小、生物利用度高、药效快等特点。通过黏膜给药发挥全身治疗作用已成为重要的给药途径。

黏膜给药，特别是口腔黏膜给药、鼻腔黏膜给药和肺部黏膜给药三种途径日益受到重视，口腔、鼻腔和肺部给药之所以如此被看好，是因为黏膜给药方便简单；无肝脏首过作用，生物利用度高；药物吸收迅速；能避免药物胃肠道破坏；对于有效剂量小、口服无效的药物，如多肽类和蛋白质类药物，黏膜给药是一个较好的途径。

黏膜给药属于新型药物递送系统，其质量评价的内容和方法还处于不断发展和完善之中。科学合理的质量评价方法与指标的研究，将对黏膜给药系统的发展产生积极的促进作用。黏膜吸收促进剂的研究是开发黏膜给药的重要方面。

（七）智能药物递送系统

智能药物递送系统（intelligent drug delivery system，IDDS）是一类基于材料科学、生物医学工程和人工智能技术的新型药物递送平台，其核心特征是通过动态感知体内外环境变化（如 pH 值、温度、酶活性、生物标志物浓度等），并实时调控药物的释放速率、剂量或靶向定位，以实现精准治疗的目标。智能药物递送系统是由“智能型”药物载体与药物共同构成的集传感、处理及执行功能于一体的给药系统，其目的是将药物输送到病灶并再根据刺激信号判断是否释放药物，实现药物释放的开/关控制。这些“智能型”药物载体是在常规的靶向药物递送载体（如脂质体、胶束、介孔二氧化硅纳米粒子、树状大分子、金纳米粒子、超顺磁性氧化铁纳米粒子、碳纳米管和量子点等）的基础上，通过附加新的调释机制，表现出对外界或内部刺激信号的响应。它们自身结构/性能发生宏观变化，从而以更可控的方式将有效荷载药物释放到特定的部位，以提高治疗效率，减少不良反应。常用的智能响应型药物递释系统包括：氧化还原响应型、温度响应型、pH 响应型、光响应型、酶响应型、磁响应型等。

智能药物递送系统可在时间、空间上控制药物释放，或通过可逆暴露配体、改变表面特性增加靶向效率，相比非可逆药物递送系统更加智能化，具有治疗过程可控、靶向效率提高、不良反应降低等优点。

（八）仿生药物递送系统

传统的药物载体经常受到不理想的生物分布、缩短的血液循环时间和较低递送效率的困扰。纳米结构药物载体具有改变药物的药代动力学和生物分布的潜力。然而，它们容易被网状内皮系统识别为外来实体，这会阻碍它们到达预期的靶位点。随着纳米技术、生物耦合和生物工程工具的不断进步，研究人员对自然物质（如细胞和病原体）与人体细胞系统之间的相互作用有了更深入的了解。这种理解促进了模拟这些结构和功能用于治疗应用的研究。因此，研究具有最小毒性和强人生物相容性的内源性载体是至关重要的。近年来，利用生物载体如细胞、细胞外囊泡、病毒和细菌的仿生药物递送系统已成为药物递送领域的焦点。

仿生药物递送系统（biomimetic drug delivery system，BDDS）是一类通过模拟自然界生物体结构、功能或行为特征设计的药物递送技术，其核心在于利用生物进化优化的天然机制（如细胞膜识别、病毒入侵、生物分子自组装等）实现药物的高效递送与精准调控。这类系统结合了材料科学、纳米技术、分子生物学等多学科原理，通过生物结构仿生、功能行为仿生、免疫兼容性的策略突破传统递药瓶颈。目前主要的仿生载体有细胞膜仿生载体、病毒仿生载体、外泌体递送系统、生物分子介导仿生系统等。这些生物载体继承了原始供体的结构和功能，作为内源性物质减轻不必要的免疫反应并逃避单核细胞和巨噬细胞的直接清除。此外，这些载体还可以在体内模拟高传染性因子或病原体的结构，复制其内部过程或作用机制，并确保将药物精确输送到目标部位，以获得最佳治疗效果。因此，生物载体也被认为是一种非常有前途的靶向给药系统。

（九）生物大分子药物递送系统

生物大分子药物递送系统（biomacromolecular drug delivery system）是一类专门针对蛋白质、核酸（DNA/RNA）、抗体、多肽等大分子药物的理化特性设计的递送技术，旨在解决其体内应用的关键瓶颈（如易降解、膜穿透性差、免疫原性高）。该系统通过构建生物相容性载体或化学修饰策略，保护大分子药物的活性结构，增强靶向性，并调控其释放动力学，最终实现高效、安全的治疗目标。

脂质体、微球、纳米粒等制剂技术近年来发展迅速且日益成熟，全球范围内的学者已将其广泛应用于多肽与蛋白质类药物的给药系统研究，以实现给药途径的多样化，涵盖注射、无针注射、口服、透皮、鼻腔、肺部、眼部及埋植给药等多种方式。然而，这仍然是一个全球性的难题，许多相关研究仍处于实验室研究阶段、动物实验阶段，或是仅能进行小规模制备。不同文献报道的研究结果也存在差异，一些关键问题仍有待深入探究。

目前基因治疗在治疗多种人类重大疾病方面显示出良好的应用前景，基因的介导方式可分为细胞介导、病毒介导、非病毒介导三大类。非病毒性载体一般不会造成基因的永久性表达，无抗原性，体内应用安全，组成明确，易大量制备且化学结构多样，使设计和研制新的更理想的靶向性载体系统成为可能，也是将现代药剂的控释与靶向技术引入基因治疗领域的切入点，因而成为当前研究的热点。非病毒性载体的优势在于其安全性和可操作性。例如，某些非病毒性载体可以通过化学修饰来提高其靶向性和递送效率，同时避免了病毒载体可能引发的免疫反应和安全性问题。此外，非病毒性载体的化学结构多样，可以根据不同治疗需求进行定制化设计，为基因治疗提供了更大的灵活性。

四、现代药物传递系统的发展历程及展望

剂型与制剂是药剂学的研究对象，药剂学的发展史就是一部药物剂型的发展历史，从远古时代的汤剂到现代靶向智能给药系统，体现出人们对用药方式的追求不仅是简单方便的运载工具，更是如何实现对药物的高效精准传递。药剂学作为一门独立的学科始于 1847 年德国药师卡尔·弗里德里希·莫尔（Karl Friedrich Mohr）编著的第一本药剂学教科书《药剂工艺学》出版。从 20 世纪 50 年代的物理药剂学的兴起奠定了剂型设计的理论基础，随后生物药剂学与工业药剂学的发展推动了制剂科学的现代化进程。20 世纪 90 年代，药物剂型和

制剂研究已进入药物传递系统时代。

药物传递系统凭借其独特的优势，通过特定的载体或方法，确保药物能够更精准、更有效地作用于病变部位或特定细胞，甚至细胞器，已成为提升药物疗效、减轻副作用的关键手段。药物递送技术作为现代医药领域的核心组成部分，其发展历程伴随着科技的不断进步而演进。早期药物递送技术的研究主要集中在药物载体的设计与制备以及药物与载体之间的结合方式，这些基础性的研究为后续的技术发展奠定了坚实的基础。1952 年出现的 Spansule® 缓释胶囊技术，可以在口服 12h 内缓慢释放药物，被认为是现代药物递送技术的开端。

药物递送系统研究的起步阶段主要依赖于简单的物理或化学方法来改善药物的溶解度和稳定性。这些方法虽然在一定程度上提高了药物的生物利用度，但由于缺乏精确性和靶向性，往往导致药物在体内的分布不均匀，副作用较大。20 世纪 60 年代生物药剂学与药物动力学兴起。科学家通过对药物体内过程（吸收、分布、代谢、排泄）的定量研究，明确了血药浓度与疗效/毒性的关系，为剂型设计提供了科学依据。这一时期的药物递送系统以口服缓释制剂、吸入制剂和透皮贴剂为主。缓释制剂通过控制药物释放速率，维持平稳血药浓度，成为 DDS 的早期代表。70 年代，透皮给药系统（如东莨菪碱贴剂）首次实现无创全身给药，标志着递送技术从传统剂型向功能化系统跨越。80 年代后，DDS 研究聚焦靶向递送与响应性释放，主要集中在纳米药物和缓控释药物的开发和递送，例如脂质体、纳米粒、微球以及基因递送，脂质体、微球等载体通过增强渗透滞留效应（EPR）实现肿瘤靶向，显著降低化疗药物的心脏毒性。但到目前为止，这类递送系统开发的上市产品数量较少。FDA 在 1995 年批准脂质体作为递送载体的第一款纳米药物 Doxil® 上市。

进入 21 世纪，随着蛋白质、核酸等生物大分子药物的兴起，药物递送系统面临新挑战。脂质纳米颗粒（LNP）技术成功解决了 mRNA 疫苗的稳定性与递送效率问题，推动了 COVID-19 疫苗快速应用。抗体药物偶联物（ADC）如 Enhertu® 通过“智能炸弹”机制精准杀伤癌细胞，实现化疗药物的靶向增效。基因治疗领域，CRISPR-Cas9 借助病毒载体或纳米颗粒突破细胞屏障，为遗传病治疗提供新途径。

随着纳米技术、基因编辑技术等新兴技术的涌现，药物递送技术步入了快速发展阶段。这些技术的应用不仅提高了药物递送的效率，还使得药物能够更为精确地靶向病变部位，大大提升了治疗效果。药物递送系统的发展始终围绕“精准调控”与“患者需求”两大核心。其历程不仅体现了多学科交叉的创新动力，更标志着药物治疗从经验模式向科学设计的范式转变。大型制药企业、生物技术公司以及科研机构等纷纷加大研发投入，推动了药物递送技术的不断创新，新的药物递送方式和策略不断涌现。当前，DDS 正向智能化、精准化、个体化方向演进。3D 打印技术可定制孔隙结构的速溶片剂（如 Spritam®），实现程序化释药；数字药片（如 Abilify MyCite®）通过传感器追踪服药依从性，结合物联网优化慢性病管理。合成生物学与器官芯片技术的融合，将进一步推动递送系统在基因编辑、细胞治疗等领域的深度应用。

第二节　药用生物材料在 DDS 中的应用

药用生物材料作为现代药物传递系统的核心组成部分，在提高药物疗效、减轻副作用及实现精准治疗中发挥着不可替代的作用。传统药物制剂常因生物利用度低、靶向性差或代谢过快等问题，难以满足复杂疾病的治疗需求。而药用生物材料通过其独特的物理化学性质与生物相容性，能够设计出智能化的递送载体，显著提升药物递送的时空精准性，改善药物的体内行为。相较于传统剂型，基于生物材料的递送系统可实现病灶部位靶向蓄积、控释动力学调节及多重生理屏障突破，有效解决药物生物利用度低、全身副作用大等临床痛点。例如，利用生物材料制备的脂质体、纳米粒或水凝胶，可实现药物的缓释、控释及靶向递送，从而延长药物作用时间、提高病灶部位药物浓度，并减少对正常组织的损伤。

一、药用生物材料的概念

生物材料是一类用于与生命系统直接或间接接触和发生相互作用的，并能对其细胞、组织和器官进行诊断治疗、替换修复或诱导再生的一类天然或人工合成的特殊功能材料。其与普通工程材料的最大区别是：生物相容性，即生物材料可以与机体内的细胞、组织、器官很好地接触融合，且不产生明显副作用。我国生物材料产业起步于20世纪80年代初期，随着经济不断发展，我国对各类生物材料应用需求量越来越大。据统计，2023年我国生物材料市场规模已从2016年的1730亿元增长至6640亿元，年复合增长率超过20%。

生物材料根据应用方向不同，可分为医用生物材料和药用生物材料。医用生物材料是一类可与人体直接或间接接触的生物材料，主要包括人工器官（如人工心脏、肾脏等）、眼科材料（如隐形眼镜、人工角膜）、人工关节、人工骨、医用黏合剂、缝合线等。药用生物材料是现代药物制剂中可以协助主药产生特殊功能（如缓控释、黏附、靶向等）的一类材料，以及用于药品包装或直接与药品接触的一类生物材料。药用生物材料包括药用无机材料和药用高分子材料。绝大部分药用生物材料是高分子材料，常用药用高分子材料来替代药用生物材料一词。药用高分子材料指的是药品生产和制造加工过程中使用的高分子材料，包括作为药物制剂成分之一的药用辅料与高分子药物，以及与药物接触的包装贮运高分子材料。

二、药用生物材料的特征

药用生物材料是近年来快速发展的一门新兴学科，它是生物材料学和药物学相结合的产物。药用生物材料的特征与其在药物递送系统中的核心需求紧密关联。理想的药物递送系统需实现精准递送、可控释放、高效渗透及安全代谢，而药用生物材料通过其独特的理化性质和功能设计，成为满足这些需求的关键支撑。因此，它不仅有一般生物材料的基本特征，还应具备药物制剂学领域的基本特征。

1. 良好的生物相容性与安全性

药用生物材料的生物相容性与安全性是其临床应用的核心基础。生物相容性指材料在与生物系统接触时，既能维持自身功能又不引发有害反应的能力，涵盖细胞毒性、免疫原性及血液相容性等多维度评价。安全性则强调材料在体内降解过程中代谢产物的无害性及长期存留风险的可控性。为实现这一特性，药用生物材料在设计时可以通过表面功能化（如聚乙二醇修饰）降低免疫识别，通过优化共聚物中各单体比例来调节降解速率（如PLGA通过共聚比例调控水解周期），并确保降解产物可经生理途径代谢（如PLGA可水解为乳酸和羟基乙酸等内源性代谢物经三羧酸循环自然排出）。同时，需严格遵循ISO 10993等生物安全性标准，通过体外细胞实验、体内植入试验及遗传毒性检测等系统性评估，规避炎症反应、纤维包裹或器官蓄积等风险。

2. 缓控释特性

缓控释递送系统是目前日趋成熟的一类递药系统，在药物制剂市场所占份额较大。药用生物材料可用作药物缓控释制剂的骨架载体或包膜材料，通过其独特的物理化学性质与结构设计，在药物释放控制中发挥着核心作用。理想的控释系统需实现药物在目标部位以预设速率持续释放，从而维持有效血药浓度、降低给药频率并减少不良反应。生物材料通过以下机制实现精准的控释功能。①材料通过自身孔隙结构或分子网络限制药物扩散速率。例如，亮丙瑞林PLGA微球通过调节材料结晶度与分子量，形成不同孔隙率的载药颗粒，药物通过材料基质缓慢扩散释放，缓释周期可达数周。②药物释放与材料降解行为同步，通过化学键断裂或酶解实现时序控制。明胶基水凝胶可被肿瘤微环境中过表达的基质金属蛋白酶（MMPs）特异性降解，触发药物定点释放。③材料通过感知生理或外源信号动态调控释放行为，壳聚糖/果胶复合物在肠道碱性环境中降解，实现5-氨基水杨酸结肠靶向递送，提高了结肠炎的治疗效果。

3. 靶向递送能力

药用生物材料的靶向递送能力主要是通过特异性识别或定向富集机制，将药物精准输送至病灶部位，显著降低系统毒性并提高疗效。基于生物材料的药物递送系统可以利用病理组织的特殊微环境实现选择性蓄积。例如，实体瘤血管通透性高且淋巴回流缺失（EPR效应），使100～200nm的PLGA纳米粒、脂质体等纳米载体优先滞留于肿瘤组织，从而减少心脏毒性，提升抗癌药物在肿瘤部位的浓度。透明质酸修饰的脂质体通过结合CD44受体，可以将抗炎药地塞米松靶向递送至类风湿关节炎滑膜组织。低分子量壳聚糖通过脱乙酰化的氨基与Megalin受体作用能够靶向到肾细胞，从而实现壳聚糖纳米粒子作为给药载体靶向肾脏给药的功能。

4. 良好的载药稳定性

良好的载药能力是药用生物材料作为药物递送系统载体的基本要求，这直接影响药物的体内行为及其疗效与安全性。高载药能力要求生物材料通过物理包封、化学键合或吸附作用最大化药物负载率。例如，介孔二氧化硅凭借高比表面积（$>1000m^2/g$）和有序孔道结构可吸附大量疏水性抗癌药物（如阿霉素），而树枝状大分子[如聚酰胺-胺树枝状大分子（PAMAM）]通过内部空腔和表面官能团实现核酸药物的高效负载。

药用生物材料通过物理包封与化学偶联策略，有效保障药物在递送过程中的稳定性并抵御外界降解。药用生物材料可以形成物理屏障保护药物，脂质体凭借磷脂双分子层结构，将亲水性药物包封于水核（如阿霉素脂质体），疏水性药物嵌入膜间（如紫杉醇纳米粒），避免血液中酶解或氧化失活；聚合物胶束的疏水内核（如PLGA）可稳定负载难溶性药物，其亲水外壳（如PEG层）减少蛋白质吸附，延长循环时间。生物材料也可与药物化学偶联形成共价键增强稳定性，如抗体药物偶联物（ADC）利用酸敏感连接子或二硫键，使药物仅在靶细胞内释放，降低脱靶毒性。此外，壳聚糖基材料通过正电荷与黏膜结合，保护口服多肽类药物（如胰岛素）免受胃酸破坏；介孔二氧化硅的纳米孔道可隔离核酸药物（如siRNA），抵御核酸酶降解。这些保护机制显著提升药物的生物利用度，为复杂病理环境下的精准治疗提供技术保障。

5. 生理屏障穿透性

生理屏障是指生物体为了维持正常的生命活动，对外来物质或病原体入侵所形成的一系列防御机制。血脑屏障、黏液层、细胞膜等生理屏障是限制药物递送效率的关键挑战，药用生物材料通过独特的理化特性和仿生设计，可以显著增强药物对这些屏障的穿透能力。

生物材料表面通过化学修饰可以赋予其血脑屏障穿透特性。例如，聚山梨酯 80 修饰的纳米粒可利用低密度脂蛋白受体介导的转运机制穿越血脑屏障，递送抗阿尔茨海默病药物（如多奈哌齐）至脑组织；转铁蛋白受体抗体修饰的载体通过受体介导胞吞作用穿透血脑屏障，用于脑胶质瘤的靶向化疗。

生物机体内许多部位都分布着黏膜来保证机体正常的生命活动。黏膜可分泌黏液，其主要成分为黏糖蛋白、糖蛋白、类脂、无机盐、水等，而黏糖蛋白可使黏液具有胶状、凝聚和黏合等特性。机体组织黏膜表面良好的润湿条件使可溶胀的聚合物材料与之产生紧密接触，黏附材料的分子链段嵌入细胞间隙或与黏液中的黏性链段互相穿透，通过机械嵌合、共价键、静电吸引力、范德华力、氢键、疏水键等综合作用，聚合物与黏膜紧密结合在一起，从而产生生物黏附现象，并可维持相当长时间。在药剂学中许多药物的递送方式都离不开药用生物材料的生物黏附性。具有生物黏附性的材料如羟丙基甲基纤维素、羧甲基纤维素钠、卡波姆、壳聚糖、聚氨基酸等结构中都含有大量羟基、羧基和氨基酸，黏附力强度与这些材料的电荷密度、分子量、分子空间构型、溶胀度、溶解度和浓度有关。此外，材料的表面极性、链段的柔顺性、用药部位的 pH 值、黏液量也会产生一定影响。通过调节生物材料表面电荷可以增强屏障黏附与穿透效率。比如壳聚糖基载体凭借正电荷与黏膜层负电荷的静电作用，延长药物在肠道或鼻腔黏膜的滞留时间，促进胰岛素等大分子药物的跨膜吸收。

基因治疗、抗病毒及胞内菌药物的递送都需要基因或者药物进入细胞内发挥作用。生物材料可以通过电荷相互作用、受体介导胞吞多种作用来增强对细胞膜的穿透能力。细胞穿透肽（CPPs）修饰的纳米粒利用穿膜肽（如 TAT 肽）直接扰动磷脂双分子层，促进大分子药物（如 siRNA）胞质递送；阳离子聚合物（如聚乙烯亚胺）通过静电作用吸附带负电的细胞膜，触发网格蛋白介导的内吞促进药物胞内递送。

6. 智能响应性

药用生物材料的智能性是指材料能主动感知外来刺激，从而引起自身物理或化学性质的变化。外界的刺激信号包括磁场、电场、温度、光、pH 值、离子强度、酶、氧化还原性等，当受到某种刺激时，材料会根据响应的介质产生特殊功能或结构的变化，从而引起整个药物递送参数的变化。不同的智能材料，其释药机制也是不同的，例如热响应的智能药用生物材料，它是利用复合材料的可逆性收缩与膨胀原理，常用的热敏性水凝胶就属于这一类；磁响应的智能药用生物材料，它是利用磁颗粒响应外界磁场在药物内部产生孔道而影响释药速率，常用的铁基纳米材料就属于这一类；pH 响应的智能药用生物材料，它是利用碱性或酸性基团解离原理，常用的是一些含有碱性或酸性基团的电解质复合材料等。此类材料发展周期短暂，是近几十年才研究发展起来的，制备工艺和材料结构更加复杂，制备成本也较高。目前临床上批准使用的此类药物较少，大部分材料还处于实验室研制阶段，但它是目前药用生物材料在药物递送系统中未来的发展方向之一。

三、药用生物材料在DDS中的应用现状

（一）药用生物材料在药物递送中的作用

一般来说，药用生物材料本身不具有直接的药效作用，而是作为药物递送载体发挥作用，主要作用表现如下。

（1）提高药效，增加和扩大主药的疗效作用。主药在进入人体后能否在病灶部位发挥作用并维持一定的血药浓度，很大程度上依赖递送载体的作用。

（2）改变药物的给药途径、提高生物利用度。主药的药效成分是固定的，通过药物载体制成不同的剂型，多种方式的给药途径在一定程度上不仅可以大幅度提高主药（原料药）的生物利用度，同时还可以改善患者的依从性从而减少患者的痛苦，如有些患者对针剂感到恐惧，改为口服给药可给患者提供便利。

（3）调控主药（原料药）的体内外释药速率和释药规律。调控药物的释药速率不仅要求达到有效的治疗浓度，还要降低药物在周边区域产生的毒素作用，并维持一定的给药时间。

（4）药用生物材料本身具有的可逆性影响人体局部生理功能，以提高药物吸收，如黏膜给药系统和透皮给药系统。

（5）改变主药（原料药）的某些理化性质，从而使其更适合药效发挥。例如环糊精可以增加药物溶解度，磷脂复合物可以改变药物的脂溶性。

（6）提高主药（原料药）的使用稳定性，掩盖主药（原料药）特殊味道及减小人体刺激性等。

（二）生物材料在药物递送中的应用现状

药物递送是药剂学领域的核心内容，除了传统的药物剂型，还包括现在快速发展的新型药物递送系统，如缓控释药物递送系统、透皮药物递送系统、靶向药物递送系统、智能药物递送系统、生物大分子药物递送系统、黏膜药物递送系统等，这些递送系统的发展均离不开生物材料的作用。药物递送系统也是伴随生物材料的发展而发展的，从20世纪50年代起，一些新型的缓控释药物递送系统开始取代传统的递送方式，这一时期也正是高分子材料产生和发展的时期。到了20世纪60年代，聚合物材料开始应用于药物递送系统（如聚乙二醇、聚丙烯酸、聚乳酸等）；70年代，纳米材料应用于药物递送系统（如碳纳米材料、纳米胶束等）；80年代出现了经皮药物递送系统（如脂质体材料、离子导入、经络穴位给药等）；80～90年代，随着生物技术的快速发展，出现了生物大分子药物递送方式（如蛋白质类、核酸类、多肽类等），而后随着生物学和材料学的快速发展，生物材料进入大发展时期，基于生物材料的药物递送系统越来越丰富，使生物材料在药物递送的发展取得了长足的进步，同时拓宽了生物材料的应用范围。

目前，全球已有数十种基于生物材料的药物递送系统获批上市，数百项临床试验持续推进。随着材料科学与生物工程的深度融合，生物材料正推动药物递送从“粗放给药”向“精准调控”跨越，为复杂疾病的治疗提供创新解决方案。此外，药用生物材料在我国也取得了长足的发展，国家每年在生物材料领域投入大量的科研经费，并作为重大专项研究立项，带动了国内一大批高校、研究所、药企和材料企业投入科研攻关，也合成了许多药用生物材料，包括控缓释递送材料、靶向递送材料、智能递送材料等，有力地促进了我国药剂学的

发展。

第三节　现代药物传递系统的质量评价方法

在药物新型递送系统的开发中，表征技术是确保DDS设计科学性和临床应用可行性的核心环节。新型药物递送系统因其结构的复杂性，采用适当的分析手段对其质量进行表征，不仅可以保证制备工艺的重现性，而且对于维护其疗效的稳定至关重要。药物递送系统的物理化学性质（如粒径、形态、表面电荷、载药量、释放行为等）直接影响药物的稳定性、体内分布、靶向效率及药代动力学特性。例如，脂质体的包封率决定药物泄漏风险，纳米粒的粒径分布（如是否控制在100 nm以下）影响其通过生物屏障（如血脑屏障）的能力，而微球的孔隙率则与药物缓释时间直接相关。若缺乏精准表征，可能导致递送系统在体内外表现与预期严重偏离，甚至引发毒性或失效。

表征技术贯穿研发全周期，精准的表征是质量控制的基础。在处方筛选阶段，动态光散射（DLS）和透射电镜（TEM）可优化粒径均一性；差示扫描量热法（DSC）用于分析固体分散体中药物结晶状态，确保无定形态稳定；体外释放实验结合数学模型可预测体内释药行为。此外，稳定性研究中通过Zeta电位监测胶体系统聚集倾向，或通过X射线衍射（XRD）跟踪药物晶型转变，是避免储存期失效的关键。从监管角度，FDA等机构明确要求药物递送系统需提供完整的物理化学表征数据以证明质量可控性。因此，多维度的表征不仅是技术开发的基础，更是连接实验室研究与工业化生产的桥梁。

一、粒径测定

在药物递送系统（如脂质体、微球）的质量评价中，粒径是决定其稳定性、体内分布及疗效的关键参数。不同递送系统的粒径范围差异显著（脂质体通常为50～200 nm，微球为1～100 μm），需根据体系特性选择适配的测定方法。

（一）激光衍射法

激光衍射法（laser diffraction）是利用颗粒能使激光发生散射的现象来测量粒度及其分布的。其核心原理是通过分析颗粒对激光的散射模式（散射角度和强度分布），反推颗粒的粒径分布。仪器通过检测多角度散射光强度，结合预先建立的散射模型（如Mie理论或Fraunhofer近似），利用反演算法（如非负最小二乘法）计算颗粒群的体积加权粒径分布，最终输出特征参数（如D_{10}、D_{50}、D_{90}）。目前主要的激光粒度分析仪有Malvern Mastersizer 3000、Horiba LA-960、Beckman Coulter LS 13320等。

激光衍射法因其宽测量范围（0.02～2000 μm）、高通量及重复性好的特点，其操作简便，测试速度快，测试范围宽泛，准确性好，可实现在线测量和干湿法测量，在药物递送系统的研发与质量控制中广泛应用。激光衍射法可用于测定微米级（1～200 μm）的PLGA微球、明胶微球等的粒径，评估其缓释性能与批次一致性。例如，D_{50}值可反映药物释放速率，D_{90}值用于控制微球堵塞血管的风险。在混悬剂质量评价中，可以分析纳米晶混悬液或微米级混悬液中难溶性药物颗粒，优化混悬剂分散工艺。

（二）动态光散射法

动态光散射（dynamic light scattering，DLS）是一种基于光散射现象的纳米颗粒粒径分析技术。当单色且相位相干的光（如激光）照射到比波长小的粒子时，光会向周围所有方向散射。这种因布朗运动引起的散射光波动，可以通过光子相关光谱法分析光强随时间变化，计算颗粒扩散系数，利用 Stokes-Einstein 方程推导流体动力学直径及多分散指数（PDI）。目前动态光散射仪主要有 Malvern Zetasizer Nano ZS、Brookhaven NanoBrook Omni 等。

DLS 因其高灵敏度（可测 1 nm～10 μm 颗粒）和非破坏性特点，测试速度快，重复性好，操作简便，在纳米级药物递送系统的研发中具有关键作用。例如 DLS 用于检测脂质体包封药物后的粒径变化（如 50～200 nm），评估磷脂双层完整性，并可快速筛选脂质体处方（如 DOPE 与 DOPC 比例），确保 PDI（多分散指数）<0.3，避免储存期间聚集。

（三）图像分析法

图像分析法是基于光学显微镜技术，通过 CCD 摄像头或数码相机将显微镜下的颗粒图像传输到计算机中。利用图像处理软件对图像进行预处理、颗粒识别和数据转换等步骤，最终得到颗粒的粒径和粒径分布信息。通过光学显微镜对颗粒进行直接观察结果较为直观，可以测量 0.2～100μm 的粒径。如果要评估颗粒的粒径分布，必须计算较大量的粒子尺寸（通常为 300～500 个），这使得该方法极为烦琐。但借助于图形统计分析软件，如 Image Pro Plus（IPP）等，可以快速地对图像中颗粒的尺寸进行自动识别、测量和统计。能够用于软件分析的图像对质量要求较高，一般要求颗粒颜色深度与背景有明显的区别，颗粒不能粘连重叠，不能有其他物质干扰（如气泡）等。

更小的粒径可以通过更为精密的仪器如扫描电镜等方式进行观察。电镜通过发射高能电子束并收集散射、反射的电子图像，揭示样品的微观结构与形态，进而实现粒度的精确测量。该方法主要依赖于电子显微镜的高分辨率成像能力，能够直接观察并测量颗粒的形貌和几何尺寸。这些测量一般是对平面进行的观察，即观察颗粒在平面的投影。应用原子力显微镜等手段也可以用来观察纵向的尺寸。这种直观的测量方式可能得到更为精准的与尺寸相关的信息，例如颗粒的形态，形态在某些时候对颗粒的性质也会产生重大影响。

二、热分析法

热分析法是通过监测药物与载体在受控温度程序下的物理或化学性质变化，揭示其热力学行为及结构特征的关键技术。在药物分析中最常用的是差示扫描量热法（DSC）和热重分析法（TGA），二者经常联合应用使得到的样品热特征信息可互为补充。

（一）差示扫描量热法

差示扫描量热法（differential scanning calorimetry，DSC）是一种重要的热分析技术，用于测量材料在受热过程中吸放热行为。该技术原理主要是对样品与惰性参比物（如空坩埚或氧化铝）在相同温度程序下的热量差进行测量。当样品发生吸热（如熔融、玻璃化转变）或放热（如结晶、分解）时，热量变化被实时记录，形成热流-温度曲线。通过 DSC 测量能够获得材料的熔点、玻璃化转变温度、结晶温度等关键热力学参数。DSC 的高灵敏度和高精度使其在药品的热稳定性和纯度分析中具有广泛应用。通过 DSC 分析药物熔点，可评估药物储存与运输的热稳定性。此外，DSC 能鉴别药物的晶型，辨别杂质，为药品质量控制提供技术支持。

（二）热重分析法

热重分析法（thermogravimetric analysis，TGA）是一种用于测量样品在受热过程中质量变化的技术。该技术通过在程序升温（或恒温）条件下，连续精确测量样品质量变化，提供关于样品热分解、氧化、挥发等过程的重要信息。TGA 在药品的热稳定性和纯度分析中具有重要应用，能够帮助研究人员了解药物在高温条件下的分解行为和稳定性。

在药品的热稳定性分析中，TGA 可以通过监测药物在不同温度下的质量损失情况，评估其热分解行为。在药品纯度分析中，TGA 同样具有显著优势。通过分析药物的热分解行为，可以鉴别其中的挥发性杂质和热分解产物。

（三）热分析技术在 DDS 研究中的应用

人用药品注册技术要求国际协调会（ICH）在其技术指南中确实强调了热分析技术是不可缺少的一种分析方法。在药物传递系统研究中，包括药物熔点、晶型、水分、挥发性物质、相容性研究、最佳药物配方、药物稳定性研究等，都用到该技术。

1. 熔点的测定

药物的熔点是一种常用的理化常数，也是衡量其质量优劣的重要指标之一，与药物的纯度、晶型等都密切相关。测试方法最常用的是毛细管法，方法简单，适用范围广，但其加热速度不易精确掌握，表观的判断缺乏客观记录，对于熔融分解、熔距较长的样品测定，进行准确判断尤为困难；应用 DSC 并结合 TGA 测定的结果，可了解被测样品熔融全过程，有助于提高熔点测定的准确性，取得较理想结果。如 DSC 的热流-温度曲线中尖锐吸热峰对应药物结晶态熔点；无定形态固体分散体因无结晶峰，可确认药物分子级分散。

2. 晶型测定

多晶型在药物中是普遍存在的一种现象，同种药物不同的晶体形式，升温或冷却的过程中的热焓值是不同的，形成的吸、放热峰的曲线存在着差异，可作为晶型判断的重要依据。DSC 检测方法非常简便、快捷、准确性高，不但可测定药品多晶型，还能判断晶型为双向或单向转变型。

PLGA 纳米粒中药物（如紫杉醇）若以无定形状态存在，DSC 曲线无熔融峰，表明药物被成功包封；若出现结晶峰，提示工艺需优化（如增加乳化剂浓度）。

3. 溶剂合物及水分的测定

热重分析法是测量样品在加热条件下质量的变化，可用于检查药物晶体中溶剂的残留量或样品升华、分解的过程。可与水分测定及气相色谱法等互补，以提供全面的游离态或结晶态的溶剂/水的信息。

4. 热稳定性研究

热分析技术通过量化相变温度、分解阈值及质量损失行为，从热力学角度评估药物及其载体的热稳定性，可以为处方设计、工艺优化及储存条件制定提供科学依据。

脂质体的双层结构稳定性与相变温度（T_m）密切相关，差示扫描量热法（DSC）可精确检测脂质双层的相变温度。例如，DPPC脂质体在生理条件下的T_m约为41℃，若储存温度接近T_m，脂质层易从凝胶相转变为液晶相，膜流动性增加导致药物泄漏显著升高。通过DSC筛选高T_m脂质（如DSPC，T_m≈55℃），可提升高温稳定性。此外，DSC还可检测脂质体冻干制剂中保护剂（如蔗糖）对脂质相变的保护效果。

PLGA纳米粒的加工温度需低于其热分解温度（Tonset≈200℃）。TGA可测定PLGA的Tonset，指导喷雾干燥工艺设定安全温度（如进口温度≤180℃）。若纳米粒载药后TGA曲线显示额外质量损失，可能提示药物降解或溶剂残留，需优化制备工艺。

DSC检测药物-载体体系的玻璃化转变温度（T_g）。以伊曲康唑-HPMCAS固体分散体为例，DSC显示药物熔融峰消失，证实药物以无定形态分散；TGA验证无溶剂残留，且载体T_g由120℃升至140℃，表明体系稳定性增强。若储存中DSC重现药物结晶峰，则需调整载体比例或添加结晶抑制剂。

5. 药品相容性检验

药品相容性是评价药物与辅料、容器等之间相互作用的重要指标。热分析技术能够通过测定药物与辅料混合物的热力学参数，评估其相容性。例如，DSC可以通过分析药物与辅料混合物的熔点和玻璃化转变温度，评估其相容性。如果药物与辅料不相容，可能会导致混合物的熔点或玻璃化转变温度发生变化。TGA通过监测药物与辅料混合物的热分解行为，可以分析其相容性。不相容的药物和辅料在混合后可能会表现出不同的热分解曲线。药物与载体混合后特征峰消失或位移，提示分子间相互作用（如氢键），药物与辅料相容性较差。

三、红外光谱法

红外光谱（FTIR）是分子能选择性吸收某些波长的红外线，而引起分子中振动能级和转动能级的跃迁，检测红外线被吸收的情况可得到物质的红外吸收光谱，又称分子振动光谱或振转光谱。红外光谱法实质上是一种根据分子内部原子间的相对振动和分子转动等信息来确定物质分子结构和鉴别化合物的分析方法。将分子吸收红外光的情况用仪器记录下来，就得到红外光谱图。红外光谱图通常用波长（λ）或波数（σ）为横坐标，表示吸收峰的位置，用透光率（T%）或者吸光度（A）为纵坐标，表示吸收强度。

红外辐射光的波数可分为近红外区（12800～4000cm^{-1}）、中红外区（4000～400cm^{-1}）和远红外区（400～10cm^{-1}）。其中最常用的是中红外区（4000～400cm^{-1}），大多数化合物的化学键振动能级的跃迁发生在这一区域，因此主要研究中红外区域的吸收光谱即分子的振动光谱，可以对各种药物分子及材料进行分析、测定。

红外光谱在药物递送系统研究中具有重要作用，尤其在固体分散体、包合物等技术中，通过表征药物与载体的相互作用及物理状态，为优化制剂设计提供关键依据。固体分散体通过将药物分散于聚合物载体（如PVP、HPMC）中改善难溶性药物的溶解性。红外光谱可检测药物与载体间的分子相互作用（如氢键），并判断药物是否以无定形状态存在。例如，伊曲康唑/羟丙基甲基纤维素（HPMC）固体分散体系中，FTIR显示药物羧酸基团（C═O）峰位移至低波数，证实HPMC与药物间形成氢键，促进药物无定形化。布洛芬/聚乙烯吡咯烷酮（PVP）组成的固体分散体中，1710cm^{-1}处羧酸峰消失，证明PVP通过氢键抑制药物结晶。环糊精（CD）包合物通过主客体包埋改善药物稳定性与溶出。红外光谱可验证药物是否进入 CD 空腔。例如酮康唑/β-环糊精包合物中，酮康唑苯环 C—H 振动峰（$3100cm^{-1}$）强度降低，表明其被包裹于疏水空腔。除此之外，红外光谱还可通过特征峰位移预测药物与辅料的相容性。

红外光谱通过分子指纹信息解析，已成为药物递送系统研究的核心工具。实际应用中需与 XRD、DSC 等技术联用，以全面解析药物递送体系的结构特性。

四、拉曼光谱

拉曼光谱通过使用散射光来测量样品的振动模式，从而反馈提供化学和结构信息，用来识别物质。当激光光源的高强度入射光被分子散射时，大多数散射光与入射激光具有相同的波长（颜色），这种散射称为瑞利散射。然而，还有极小一部分（大约 $1/10^9$）散射光的波长（颜色）与入射光不同，其波长的改变由测试样品（所谓散射物质）的化学结构所决定，这部分散射光称为拉曼散射。通过检测散射光频率变化（通常为 $50\sim4000cm^{-1}$），可获取分子化学键振动、晶体结构及分子间相互作用信息。拉曼光谱对非极性基团（如 C—C、S—S 键）敏感，与红外光谱（侧重极性基团）互补，且具有无损检测、高空间分辨率（μm 级）和水干扰小的优势，适用于复杂药物递送体系的动态分析。

在药物递送系统研究中，拉曼光谱通过特征峰位移或强度变化，可以揭示药物与载体的分子作用机制。例如抗凝血药利伐沙班与 PVP 形成的固体分散体中，药物结晶峰（$1640cm^{-1}$）消失，拉曼光谱证实其转化为无定形态，溶出速率提高 3 倍。布洛芬-羟丙基-β-环糊精（HP-β-CD）包合物中，药物羧酸基团 O—H 伸缩振动峰（$3200cm^{-1}$）减弱，表明疏水空腔包埋。另外，拉曼光谱还可用于纳米递送系统中药物分布与释放特征的监测。例如，紫杉醇-PLGA 纳米粒的拉曼成像显示，药物特征峰（$1002cm^{-1}$）在载体中均匀分布，证明紫杉醇在纳米粒中包裹均一性；采用表面增强拉曼光谱（SERS）实时监测脂质体递送阿霉素时，$1530cm^{-1}$ 处特征峰强度随 pH 值变化，可以动态反映药物释放行为。

五、X 射线粉末衍射法

X 射线粉末衍射法（XRPD，X-ray powder diffraction）是一种利用单色 X 射线光束照射到被测样品上，检测样品的三维立体结构（含手性、晶型、结晶水或结晶溶剂）或成分（主成分及杂质成分、晶型种类及含量）的分析方法。其原理是：X 射线是一种高能电磁波，能够穿透物质并与其中的原子或者分子产生相互作用。当 X 射线照射原子排列规律不同的固体时，会产生不同的衍射图谱。因此，不同晶型的 XRPD 谱图往往差异很大，具有指纹属性，易于区分。

组成 X 射线粉末衍射图的三要素为：峰位、峰强、峰形（线形）。衍射峰强受晶体结构、样品特性（择优取向、吸收、孔隙率）和仪器参数影响。晶型是由化合物的晶胞参数（a，b，c，α，β，γ）定义的，而晶胞参数（a，b，c，α，β，γ）影响的是衍射峰的峰位置。其他检测指标如峰强度，则由原子参数决定，并受到择优取向的影响。

当某一化合物有两种或两种以上的不同固体物质状态时，即存在有多晶型（或称为同质异晶）现象。多晶型现象可以由样品的分子构象、分子排列规律、分子作用力等变化引起，也可由结晶水或结晶溶剂的加入（数量与种类）形成。不同晶型的 XRPD 图在衍射峰数量、衍射峰位置、衍射峰强度以及衍射峰的形状上显现出差异。XRPD 可用于区分晶态物质和非晶态物质，晶态物质的衍射峰是由数十乃至上百个锐峰（窄峰）组成；而非晶态物质的粉末X射线粉末衍射峰的数量较少且呈弥散状（为宽峰或馒头峰）。化合物的每一种晶型都会产生一种特有的X射线粉末衍射图，可得出晶型变化、结晶度、晶构状态、是否有混晶等信息。XRPD图可以作为晶体的指纹图谱，用于区别晶态和非晶态、鉴别晶体的品种、区别混合物和化合物、测定药品晶型结构、测定晶胞参数（如原子间的距离、环平面的距离、双面夹角等），还可用于不同晶型的比较。

在药物递送系统中，药物通过一定工艺与高分子载体结合后，其晶体结构往往会发生变化，特别是难溶性药物，药剂科研人员经常利用固体分散体、环糊精包合物、纳米粒等新技术来增强其溶解度，其增溶的机理之一就是改变难溶性药物的晶体结构，因此通过一定手段来判断药物晶型的变化就很有必要了。XPRD主要用于判断药物是否以晶体或无定形态存在，评估药物与载体的相互作用，以及监测制剂工艺对药物晶型的影响。

六、药物体外释放测定

新型药物递送系统由于设计原理和所选择辅料的复杂性，其所载药物的释放行为对药物疗效及安全性影响甚大，因而建立科学合理的体外释放度测定方法是评价药物传递系统的重要手段。药物体外释放是考察药物从系统中释放的速率和程度，是质量研究及稳定性考察的重要指标。药物的体外释放行为受制剂本身因素和外界因素的影响。制剂本身因素包括主药的性质（如溶解度、晶型、粒度分布等）、制剂的处方与工艺等，外界因素包括释放度测定的仪器装置、释放介质、转速等。体外释放度试验是在模拟体内消化道条件下（如温度、介质的pH值、搅拌速率等），测定制剂的药物释放速率，并最后制订出合理的体外药物释放度标准，以监测产品的生产过程及对产品进行质量控制。结合体内外相关性研究，释放度可以在一定程度上预测产品的体内行为。对于释放度方法可靠性和限度合理性的评判，可结合体内研究数据进行综合分析。体外释放实验仪器装置的选择，应考虑具体的剂型及可能的释药机制。缓释、控释和迟释制剂的体外药物释放度试验可采用溶出度测定仪进行。半固体制剂的体外释放测定最常用的设备是扩散池，另外也可采用浸没池、流通扩散池等。

体外释放度测定是评价药物传递系统性能的核心手段，通过模拟生理条件（如pH值、温度、流体动力学）定量分析药物释放动力学，对研发、优化及质量控制具有关键作用。体外释放可用于指导复杂制剂的设计与优化，并能预测体内行为与生物利用度，揭示药物释放机制与工艺改进，也是各国药典（如USP、ChP）作为缓控释制剂质量控制的重要指标。

七、活体成像技术

活体成像是一种能够在保持生物体正常生命活动的情况下，允许研究人员观测生物体内细胞和分子水平变化的技术。利用活体成像技术，研究人员可以实时观测特异性细胞、基因和分子的表达或互作过程，并通过追踪靶细胞，实现对药物和基因治疗的优化，对同一个动物或患者进行时间、环境、发展和治疗影响跟踪。活体成像主要包括生物发光（bioluminescence）、荧光（fluorescence）与同位素成像（isotopes）三种技术。

1. 生物发光成像

生物发光是一种自然现象，许多生物体都能产生光。当利用荧光素酶基因对细胞或

DNA进行标记时，这些被标记的细胞或DNA在体内表达荧光素酶时，在加入相应的底物后，就会发出生物光。这种光可以通过专门的仪器检测到，从而实现对标记细胞的追踪和成像。它的优点是背景信号低，灵敏度高，可用于深层组织成像。但通常需要外源性底物，且光子穿透力有限。

2. 荧光成像

荧光成像是利用荧光蛋白［绿色荧光蛋白（GFP）、增强型绿色荧光蛋白（EGFP）、红色荧光蛋白（RFP）、黄色荧光蛋白（YFP）等］或荧光染料对生物分子进行标记，然后用激发光照射，使标记分子发出荧光，再利用专门的仪器检测这些荧光信号，实现对生物过程的成像。荧光蛋白种类丰富，可实现多色标记，灵敏度高。但容易受自发荧光和光漂白的干扰。

3. 同位素成像

同位素成像是利用放射性同位素作为示踪剂，标记研究对象，并进行活体成像的一种微量分析方法。通过检测放射性同位素的分布和变化，可以反映生物体内的代谢过程和生理活动。常用的同位素有碘-123、氟-18等。同位素成像技术穿透力强，可用于深层组织成像，定量准确。但通常需要在专门的放射性核素实验室进行，因为其存在辐射风险。

近年来，活体成像技术已广泛用于药物递送系统的表征。特别是靶向药物递送时，该技术可直观用于验证纳米载体的体内分布与靶向性。例如将阿霉素脂质体（Doxil®）用荧光探针Cy5.5标记后，活体成像显示其在肿瘤部位富集强度比正常组织高4倍，证实了该载体的EPR效应。活体成像技术也可用于药物释放动力学监测，载有荧光素酶质粒的mRNA-LNP递送系统，在小鼠肝脏中发光强度随时间升高，证实mRNA成功表达。活体成像技术为精准药物递送系统设计提供了不可替代的“可视化”工具。

第二章
缓释控释给药系统

第一节 概述

药物从发现至今就面临着使用方式问题，也就是药物要制成一定制剂才能供临床使用。常规药物制剂已经在临床上应用了很长时间，它们在疾病治疗上发挥着重要作用。但常规制剂无论是经过口服或者注射途径给药，一般都需要每日使用一次或几次，其缺点是使用频率过高，而且血药浓度波动很大，即常称的“峰谷”现象。这类制剂在血药浓度峰值附近时，除疗效外，可能产生不良反应；而在低谷浓度时，由于达不到有效浓度，却不能起到较好的治疗效果，见图 2-1。

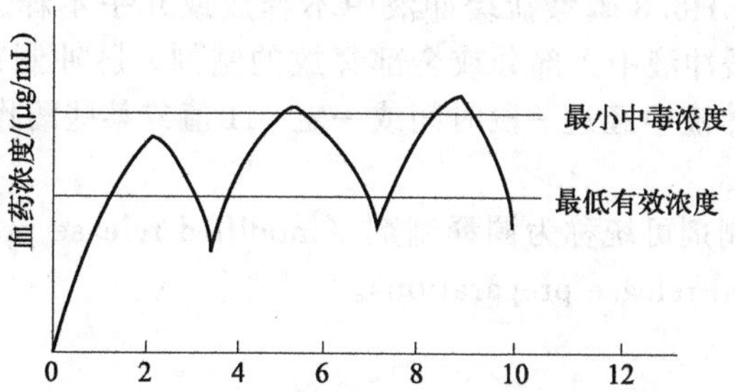

图 2-1 普通制剂多次给药后产生的血药浓度峰谷现象

随着人口老龄化的加速以及慢性病发病率的逐年上升，人们对药物制剂提出了更高的要求，患者对于长期、稳定、有效的药物治疗需求急剧增加。从 20 世纪 70 年代起，随着科技的进步，医药科技工作者在缓控释制剂的研究开发上做出巨大努力，使药物制剂逐渐往精确、定位、可控释药和安全、高效等方向发展，已取得了可喜的成果。其中以口服缓控释制剂的研究最多、发展最快，因其具有研发成本低、周期短、见效快、利润大等优点，备受学术界和制药企业的关注，目前国内外已上市的该类制剂品种达数百种，并以每年 9%以上的速率增长。为了规范缓释控释制剂的发展，《中华人民共和国药典》2020 年版对缓释、控释和迟释制剂制定了指导原则，为规范缓释控释制剂的发展起到了重要指导作用。

一、缓释控释制剂的分类

基于缓释控释给药系统及其相关技术研发的制剂称为缓释控释制剂。根据我国药典规定，缓释控释制剂习惯上包括了缓释、控释和迟释制剂等。

缓释制剂（sustained-release preparation）系指在规定的释放介质中，按要求缓慢地非恒速释放药物，与相应的普通制剂比较，给药频率比普通制剂减少一半或有所减少，且能显著增加患者依从性的制剂。缓释制剂药物的释放多数情况下符合一级或 Higuchi 动力学方程。当然，药典对缓释制剂的定义是出于药品质量控制角度，缓释制剂的本质在于不但能够在体外释放介质中缓慢释放，更加能够在体内保持缓慢释放，达到缓效、长效的目的，这对于慢性疾病用药具有重要意义。

控释制剂（controlled-release preparation）系指在规定的释放介质中，按要求缓慢地恒速释放药物，与相应的普通制剂比较，给药频率比普通制剂减少一半或有所减少，血药浓度比缓释制剂更加平稳，且能显著增加患者依从性的制剂。控释制剂中药物的释放一般符合零级动力学方程。广义地讲，控释制剂还包括控制药物释放方位和时间的制剂。典型的控释制剂包括零级释药的渗透泵制剂、脉冲释药的微丸制剂、结肠定位递药系统、靶向制剂、透皮吸收制剂等。

迟释制剂（delayed-release preparation）系指在给药后不立即释放药物的制剂，包括肠溶制剂、结肠定位制剂和脉冲制剂等。肠溶制剂系指在规定的酸性介质中不释放或几乎不释放药物，而在要求的时间内，于 pH6.8 磷酸盐缓冲液中大部分或全部释放药物的制剂。结肠定位制剂系指在胃肠道上部基本不释放、在结肠内大部分或全部释放的制剂，即一定时间内在规定的酸性介质与 pH6.8 磷酸盐缓冲液中不释放或几乎不释放，而在要求的时间内，于 pH7.5～8.0 磷酸盐缓冲液中大部分或全部释放的制剂。脉冲制剂系指不立即释放药物，而在某种条件下（如在体液中经过一段时间或一定 pH 值或某些酶作用下）一次或多次突然释放药物的制剂。

缓释、控释、迟释制剂可统称为调释制剂（modified-release preparation）。文献中常见的英文名称还有 extended-release preparations。

二、缓释控释制剂的特点

缓控释制剂与普通制剂相比，其主要特点在于活性药物释放缓慢，吸收入血后可维持较长时间的有效治疗血药浓度。典型的血药浓度-时间曲线如图 2-2 所示。具体来讲，缓释控释制剂有以下几个方面的优点。①延长药物作用时间，改善用药依从性：对半衰期短的或需要频繁给药的药物，缓释控释制剂通过特殊制剂技术（如骨架结构、膜控包衣等）调控药物释放速率，使单次给药后有效血药浓度维持时间延长。相比普通制剂每日多次给药（如 3～4 次），可减少给药频次至每日 1～2 次，显著提高患者用药便利性，尤其适用于需长期用药的慢性疾病（如高血压、糖尿病）患者。②维持平稳血药浓度，提升用药安全性：缓释控释制剂中的药物可缓慢地释放进入体内，特别是控释制剂通过零级动力学或近似恒速释放机制（如渗透泵型制剂），能实现药物在体内持续稳定释放，避免普通制剂引起的“峰谷现象”。血药浓度波动范围缩小至治疗窗内，既防止因峰浓度过高导致的副作用，又避免谷浓度低于最低有效浓度造成的治疗失效。③降低胃肠刺激及首过效应：利用肠溶包衣技术制备的肠内释放的控释制剂通过控制药物在胃部的突释，减少对胃黏膜的直接刺激。部分肝首过效应显著的药物通过制成缓释制剂可延缓吸收速率，使肝脏代谢酶系统达到饱和，从而提高生物利用度。④某些缓控释制剂可以按要求定时、定位释放药物，更加适合一些时间节律性疾病的治疗。⑤可以减少用药的总剂量，发挥药物最佳的治疗效果。

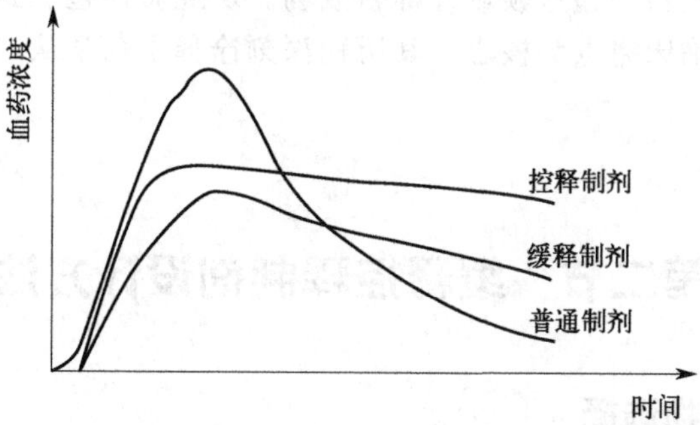

图 2-2　普通制剂、缓释制剂与控释制剂的血药浓度-时间曲线

然而，缓控释制剂也具有其局限性。①在临床应用中，对给药剂量和剂量范围调节的灵活性较差。缓释制剂通常不可掰服或碾碎，难以根据病情快速调整剂量，如果遇到某些特殊情况（如出现较大不良反应），往往不能立刻停止治疗。②药物的释放速度可能难以完全符合设计要求，甚至可能出现药物突释和跳跃释放的风险。③缓控释制剂往往是基于健康群体的平均动力学参数而设计，当药物受疾病状态影响体内药动学特性有所改变时，不能灵活调节给药方案。④缓控释制剂生产工艺较为复杂，需精准调控释药材料（如高分子聚合物）的组成与结构，工艺稳定性要求高，生产设备成本显著高于普通制剂。

三、缓释控释制剂的发展与应用概况

缓控释制剂是在普通制剂的基础上发展起来的，其发展历程是制药科技不断进步的缩影。从早期的简单包衣技术起步，逐步跨越至微囊、微球、渗透泵等尖端缓释控释技术的广泛应用，这一过程不仅体现了材料科学、制剂工艺与生物技术的深度融合，更是医药行业追求高效、安全、便捷治疗方案的生动实践。近年来，随着 DDS 研究的深入，缓控释制剂发展已日臻成熟，占整个药物制剂领域的比重也逐渐加大。

我国古代医学典籍中记载了丸剂的用药特征："欲速用汤，稍缓用散，甚缓者用丸"可以看作是缓控释制剂的雏形。早期的缓释技术源于对天然材料的经验性利用。19 世纪末，药剂师通过蜂蜡包衣延缓药物释放，但缺乏科学理论支撑。进入 20 世纪 50 年代，高分子材料的突破推动缓释技术进入科学化阶段。1953 年，美国 Smith Kline French 公司推出首个商品化缓释胶囊"Spansule®"，采用乙基纤维素包衣实现药物分时释放。60 年代，Higuchi 方程建立药物释放数学模型，揭示了扩散控释的动力学规律。70 年代，渗透泵技术（如 OROS® 系统）和亲水骨架片技术相继问世，控释制剂实现零级动力学释放。80 年代后，随着材料科学与制剂工程学的交叉融合，缓控释技术向功能化、靶向化拓展，胃内漂浮片、结肠靶向制剂相继出现。21 世纪以来，3D 打印、微流控芯片等技术的引入，推动缓控释制剂向个性化与精准医疗迈进。

缓释控释制剂与传统制剂相比，因其研发周期短、经济风险小、技术含量高、利润丰厚而成为制药工业界关注的热点，也成为当今药剂学热门的研究方向。目前，国内外已上市的缓控释制剂达数百种，其剂型包括片剂、胶囊栓剂、渗透泵、透皮贴剂、植入剂、黏膜黏附剂及注射剂（如微球、纳米粒和脂质体等）等多种形式，其中以口服缓控释制剂发展最快。

缓释控释制剂正朝着“精准医疗”与“绿色制备”方向演进。器官芯片技术推动体外释药评价体系升级，而生物可降解材料的创新将减少环境负荷。随着基因治疗与细胞疗法的兴起，缓释技术有望在核酸药物递送领域开辟新战场。从经验性包衣到智能化递送，缓释控释制剂的发展始终以解决临床痛点为核心，其历程深刻诠释了药学从“经验技艺”向“定量科学”的转型轨迹。

第二节　缓释控释制剂设计方法

一、缓控释制剂的药物选择

（一）根据临床应用选择药物

不是所有药物都适合制备成缓控释制剂，并非所有疾病都需要缓控释制剂的治疗，药物应与临床疾病治疗的需要相结合，进而决定缓控释制剂的设计与开发。缓释控释制剂一般适用于半衰期较短的药物（$t_{1/2}=2\sim8h$），首选药物通常是心血管系统药物（如抗心律失常药、抗心绞痛药、抗高血压药）、抗哮喘药、抗精神失常药、解热镇痛药和抗溃疡药等治疗慢性疾病而非急症的药物。

抗生素类药在制成缓控释制剂时要加以区分，一般来说，时间依赖型抗生素（如磺胺类、β-内酰胺类、部分大环内酯类）可以制成缓控释制剂，如头孢氨苄缓释胶囊、克拉霉素缓释片等均已上市；而浓度依赖型抗生素（氟喹诺酮类、氨基糖苷类）制成缓控释制剂易导致细菌耐药性的产生，一般不考虑，除非满足以下条件：AUC/MIC＞125；C_{max}/MIC＞10；MIC 值不宜过大，峰浓度尽量在防“突变浓度（MPC）”之上，如目前已上市的盐酸环丙沙星缓释片等。

（二）根据药物的理化性质以及药理学、药动学特性选择药物

1. 药物的剂量

缓控释制剂通常选择单次剂量在 10～500mg 的药物，剂量过大（如＞1g）易导致制剂体积庞大（如片剂直径＞12mm），降低患者依从性，一般不宜设计成缓控释制剂；剂量过小（如＜5mg）可能因载体材料引发突释风险。缓控释制剂的剂量一般根据普通制剂的用法和剂量来设定。如某药物普通制剂每日 2 次，每次 5mg；若改为 24h 缓释制剂，则每次 10mg。由于缓释控释制剂的给药剂量比普通制剂大，单次给药剂量过大的药物有时可采用一次服用多片的方法降低每片含药量。剂量也可根据特定药物的药动学参数进行精确计算，但由于涉及因素太多，药动学参数受动物品种、性别、年龄、生理状态等的影响，剂量计算结果仅作为参考。

2. 药物的理化性质

药物的溶解度、pK_a 和油/水分配系数均是剂型设计时必须充分考虑的因素。一般而言，水溶性适中的药物比较适合制备缓控释制剂。对于在胃肠道中难溶的药物，根据具体情

况常常采取一定的措施提高药物的溶解度，使制剂既达到缓释目的，又不降低其生物利用度。对于溶解度很小的药物（<0.01mg/mL）在设计制剂时要考虑到本身具有一定的缓释效果。由于难溶性药物的溶出为吸收的限速步骤，因此不宜将其设计成扩散控制型的缓控释制剂。此外要注意溶解度与胃肠道生理 pH 关系密切的药物很难控制释药速率，通常不易制成良好的缓控释制剂。

由于生物膜的类脂质特性，药物应具有适宜的油/水分配系数才能在胃肠道中顺利吸收。分配系数过高的药物其脂溶性太大，会与脂质膜产生强结合力而不能进入血液循环中；分配系数过小的药物亲水性强，不易透过生物膜，生物利用度差。因此只有分配系数适中的药物不仅容易透过生物膜，而且可以进入血液循环中。大多数药物为弱酸或弱碱，其解离程度与药物的 pK_a 和吸收环境的 pH 关系密切，不同 pK_a 值的药物在胃和肠道中解离型和非解离型的比例是有差异的，只有非解离型药物脂溶性大才容易通过脂质生物膜，因此了解药物的解离常数 pK_a 和胃肠道吸收环境的关系很有必要。

3. 药物的半衰期

拟制成缓控释制剂的候选药物通常为 $t_{1/2}$ 相对较短的药物，制成缓控释制剂后可以减少服药次数。但是 $t_{1/2}$ 非常短（<1h）的药物，要维持其缓释作用，单位给药剂量必须很大，必然使制剂本身增大，不方便给药。而 $t_{1/2}$ 很长（>24h）的药物，由于其本身在体内的药效就可以维持较长时间，制成缓控释制剂的必要性不大。通常 $t_{1/2}$ 在 2～8h 的药物较为理想。

4. 药物的稳定性

药物口服后会受到胃肠道酸碱水解、酶促降解以及细菌分解的影响，吸收后一些药物还有明显的肝首过效应。对于在胃肠道中稳定性较差的药物，需选择适宜的处方和制剂工艺增加药物的稳定性，如采用抗酸辅料、加入酶抑制剂、微囊化等，否则不考虑制成缓控释制剂。肝首过效应强的药物，由于在胃肠道缓慢释放及吸收可能导致其在肝脏中的代谢增加，最终进入血液循环的药量有限，致使生物利用度降低，因此，一般不考虑制成缓控释制剂。

5. 药物的吸收特性

药物最好在整个消化道中都有吸收，口服吸收不完全或吸收无规律的药物，如季铵盐类药物、铁盐类药物以及地高辛等制成理想的缓控释制剂比较困难。对于在胃肠道中有“特定吸收部位”的药物通常可考虑制成胃肠道滞留型制剂，以延长药物的吸收时间。如维生素 B_2 主要吸收部位在小肠上段，制成胃内滞留制剂有利于其吸收。制备缓控释制剂的目的是控制药物的释放速度，从而控制药物的吸收速度，因此释药速度必须比吸收速度慢或与其相当，对于本身吸收速度非常低的药物，吸收成为影响药物生物利用度的限速步骤，此时没有必要制成缓控释制剂。

6. 药物的安全性和治疗指数

在缓控释制剂的设计中，应充分考虑候选药物的局部刺激性与治疗指数（therapy index，TI）等性质。应根据治疗指数大小选择适宜的方式制备缓控释制剂，使其释药效果符合药物的安全范围。对于治疗指数小、治疗浓度的安全范围窄的药物，在设计缓控释制剂时应精确控制剂型中药物的释放，防止药物大量突释或释药速率过快导致血药浓度超过最低中毒浓度，引起相应的不良反应。一般 TI 在 2～3 的药物较适宜，TI 太小的药物选用需慎重，如安全性差、治疗窗窄的洋地黄毒苷，不宜制成缓控释制剂。

二、缓释控释制剂设计要求

（一）生物利用度

口服缓控释制剂应与普通制剂具有生物等效性，一般其生物利用度应在普通制剂的80%～120%的范围内。若药物吸收部位主要在胃与小肠，宜设计成每12h服用一次的制剂，若药物在结肠也有一定的吸收，则可考虑设计成每24h服用一次的制剂。缓控释制剂的释药速率对于保证其生物利用度非常重要。大多数缓控释制剂在胃与肠道吸收部位的运行时间为8～12h，则释药 $t_{1/2}$ 最好应为3～4h，这样在8～12h吸收时间内，有80%～95%的剂量可被吸收利用。有些制剂若释放太慢，药物尚未释放完全，制剂已离开吸收部位，势必造成生物利用度降低。

（二）峰谷浓度比值

缓控释制剂稳态时峰浓度与谷浓度之比（C_{max}/C_{min}）应小于普通制剂，根据此项要求，一般 $t_{1/2}$ 短、TI窄的药物，可设计为每12h服用1次；而 $t_{1/2}$ 长、TI宽的药物则宜设计为24h服用1次。释药符合零级过程的制剂，如渗透泵制剂，其峰谷浓度比显著低于普通制剂，因此其血药浓度相对更加平稳。

（三）药物剂量的设计

缓控释制剂剂量的设计通常采用两种方法。一种是经验法，即依据普通制剂的用法和剂量，进行缓控释制剂的剂量设定。例如，某药物普通制剂每日给药3次，每次20～40mg，则每日的总剂量为60～120mg。若制成每日服用2次的缓释制剂，则每次给药剂量为30～60mg；若制成每日1次的缓释制剂，则每次给药剂量为60～120mg。这是根据经验考虑，该法设计的剂量不准确，若欲获得理想的血药浓度-时间曲线，也可采用另一种方法，即药物动力学参数方法，根据需要的血药浓度和给药间隔进行计算，确定给药剂量，但该法涉及的因素较多，计算结果往往只做参考。

三、缓释控释制剂设计原理

药物制剂在体内发挥作用多是通过制剂释放在体液中然后进入血液循环，因而药物释放速度快慢会影响药物作用时间。缓控释制剂的释药原理与制剂结构及所用的高分子辅料密切相关。缓释控释制剂按制剂结构及辅料性质大致可以分为骨架型、膜控型、渗透泵型。药物缓释原理主要包括溶出、扩散、溶蚀、渗透压及离子交换等。这些释药原理不仅适合于口服给药系统，也适合于如埋植、微球等给药系统。

（一）基于溶出控制的缓释原理

溶出是指药物从片剂或其分散的微粒中溶解进入介质的过程，溶出速度慢的药物通常表现出缓释特性。药物的溶出可用 Noyes-Whitney 方程表示：

$$\frac{\mathrm{d}C}{\mathrm{d}t}=\frac{SD}{Vh}(C_s-C) \tag{2-1}$$

式中，S 为制剂的有效表面积；D 为药物在扩散层中的扩散系数；V 为溶出介质的体积；h 为扩散层厚度；C_s 为药物的饱和溶解度；C 为时间 t 时介质中的药物浓度。由式(2-1) 可知，通过减小药物的溶解度 C_s 或减少有效表面积 S，便可降低药物的溶出速率，从而使药物缓慢释放。

根据 Noyes-Whitney 方程，要使药物达到长效缓释，可以采用以下几种方法减缓溶出。

1. 制成溶解度小的盐或酯

通过化学反应使药物成盐或成酯，从而达到减小其溶解度与溶出速度的目的。例如青霉素普鲁卡因盐或二苄基乙二胺盐的药效比青霉素钾（钠）盐显著延长。同样道理，动物专用抗生素头孢噻呋的盐酸盐因为溶解度小常做成混悬剂，其疗效比头孢噻呋钠盐显著延长。醇类或羧酸类药物经酯化后水溶性减小，药效延长。如非诺贝特（非诺贝酸的酯）、睾酮环戊丙酸酯、癸氟哌啶醇等，一般以油注射液供肌内注射，药物由油相扩散至水相（液体），然后水解为母体药物而产生治疗作用。

2. 与高分子化合物生成难溶性盐

通过与高分子化合物形成难溶性的盐控制药物的溶出速度。例如胰岛素与鱼精蛋白结合成溶解度小的鱼精蛋白胰岛素，加入锌盐成为鱼精蛋白锌胰岛素，药效可维持 18～24h 或更长。海藻酸与毛果芸香碱结合成的盐在眼用膜剂中的药效比毛果芸香碱盐酸盐显著延长。鞣酸与许多生物碱类药物可形成难溶性的盐，使其药效明显延长，如 N-甲基阿托品鞣酸盐、丙米嗪鞣酸盐等。

3. 控制粒子大小

根据 Nernst-Noyes-Whitney 方程，药物的比表面积减小，溶出速度减慢，故提高难溶性药物的颗粒直径可使其溶出减慢。例如超慢性胰岛素中所含的胰岛素锌晶粒较大（大部分超过 10μm），故其作用可长达 30h；而含晶粒较小（不超过 2μm）的半慢性胰岛素锌，其作用时间只有 12～14h。

（二）基于扩散控制的缓释原理

以控制扩散为主的缓控释给药系统可分为贮库型和骨架型。其中贮库型主要是依赖于半透膜的控释作用，药物首先溶解成溶液后，再从制剂中扩散出来进入体液。骨架型则主要依赖骨架本身的控释作用，通常骨架在释放过程中可保持结构的相对稳定性，当水进入骨架后，药物溶解并通过骨架中错综复杂的孔道向外扩散。

1. 贮库型

即在膜内贮存药物，药物通过膜缓慢扩散。据包衣膜的特性可分为水溶性包衣膜和含水性孔道的包衣膜两种，其扩散系统示意图如图 2-3 所示。贮库型给药系统中药物的释放主要取决于包衣膜的性质。

(1) 水不溶性包衣膜　水不溶性包衣膜常常包括高分子包衣材料、增塑剂和其他辅料。包衣膜上交联的高分子链间存在分子大小的孔隙，药物分子经溶解、分配进入并通过这些孔

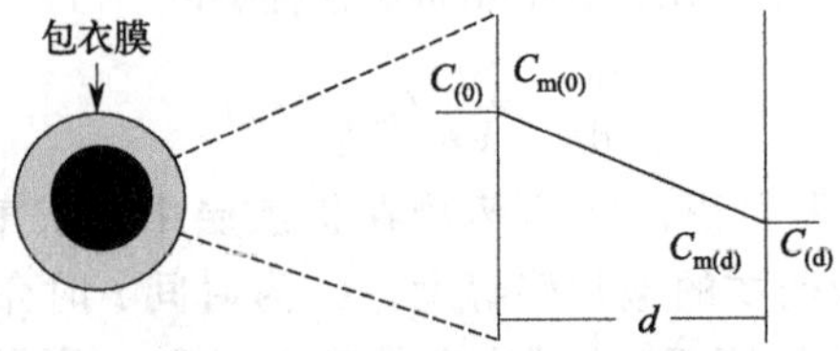

图 2-3　贮库型扩散缓控释系统的示意图

$C_{m(0)}$和$C_{m(d)}$是膜内表面的药物浓度；$C_{(0)}$和$C_{(d)}$是邻近膜区域的药物浓度

道扩散。增塑剂及其他辅料可改变高分子链间孔道大小而影响药物分子扩散。药物释放速度符合 Fick 第一定律，式(2-2)：

$$\frac{dQ}{dt}=\frac{ADK\Delta C}{d} \tag{2-2}$$

式中，dQ/dt 为瞬时释放速度；A 为制剂的有效表面积；D 为药物在膜内的表观扩散系数；K 为药物在膜与囊心之间的分配系数；d 为包衣层厚度；ΔC 为膜内外药物的浓度差。若 A、d、D、K 与 ΔC 保持恒定，则释放速度就是常数，系零级释放过程；若其中一个或多个参数改变，就是非零级过程。

(2) 含水性孔道的包衣膜　在包衣液中掺入致孔剂（如可溶性盐类、糖类、可溶性高分子聚合物如 PEG 等），当包衣制剂进入胃肠液中，由于致孔剂的迅速溶解，会在包衣膜表面形成大量的细小亲水性孔道。其释放速率可表示为：

$$\frac{dQ}{dt}=\frac{AD\Delta C}{d} \tag{2-3}$$

式中各项参数的意义同前。与式(2-2) 比较，少了 K，药物释放基本不受药物在膜与囊心之间的分配系数所影响，其释放接近零级释放过程。

2. 骨架型

骨架型缓控释制剂的药物均匀地分散在骨架材料中。释放介质向骨架核心方向扩散，骨架最外层的药物暴露在释放介质中，会首先溶解，然后扩散到骨架外面。这个过程不断地进行，骨架内的药物逐渐向外扩散，直至释放完毕。不过，随着扩散路径的不断增大，药物的释放速率呈递减趋势。骨架内药物颗粒的溶出速度多数情况下大于溶解的药物离开骨架的扩散速度。

骨架型缓控释制剂中药物释放符合 Higuchi 方程：

$$Q=\left[D_s C_0 \frac{p}{\lambda}(C_0-C_a)t\right]^{1/2} \tag{2-4}$$

式中，p 为骨架的孔隙度；λ 为骨架的弯曲因子；C_0 为骨架内药物的初始浓度；C_a 为药物在释放介质中的溶解度；D_s 为药物在溶出介质中的扩散系数；t 为释放时间；Q 为单位面积累积释放量。当式(2-4) 中右边除 t 外都保持恒定，就可以简化为：

$$Q=K_H\sqrt{t}$$

式中，K_H 为释放速率常数，即药物的释放量与时间的平方根成正比。

利用以上所述的扩散原理达到缓控释作用有以下几种方法。

(1) 包衣　将药物片剂或小丸用阻滞材料包衣，可以通过采用不同性质的衣膜材料、调节包衣厚度、多层包衣等来调节释药速度，达到缓释的目的。

(2) 微囊化　使用微囊化技术制备缓控释制剂，微囊膜是一种半透膜，在胃肠液中水分可以渗透入囊内，溶解药物，形成饱和溶液，然后扩散至囊外的消化液中而被机体吸收。囊膜的厚度、微孔的孔径和弯曲度等决定了药物的释放速度。

(3) 制成不溶性的骨架片 以水不溶性材料如聚乙烯、聚甲基丙烯酸酯、乙基纤维素等为骨架制备片剂，影响其释药速度的主要因素为药物的溶解度、骨架的孔隙度和孔的弯曲率。这类制剂适用于水溶性药物的缓释，对于难溶性药物来讲释放速度太慢。

(4) 增加黏度以减小扩散速度 主要用于注射剂或其他液体制剂。用明胶、CMC、PVP、阿拉伯胶等加入注射剂中延长其药效，如1%CMC用于盐酸普鲁卡因注射液（3%）可使作用延长至约24h。

此外，还可以通过制成植入剂或者经皮吸收制剂来延长药效。水溶性药物也可以通过制成水/油型乳剂来延长药效。

（三）基于溶蚀与扩散控制相结合的缓释原理

在真实情况下，药物的释放速度往往受多种因素的制约。严格地讲，其释放不可能单纯地取决于控制溶出或扩散原理，通常是两种缓控释机制相结合。某些骨架制剂，如生物溶蚀性骨架系统，不仅药物可从骨架中扩散出来，而且骨架本身也处于溶蚀的过程。当聚合物溶解时，药物扩散的路径长度改变。这一复杂性则形成移动界面扩散系统。此类系统的优点在于材料的生物溶蚀性能不会最后形成空骨架，缺点则是由于影响因素较多，释药动力学较难控制。对于亲水凝胶骨架系统，骨架材料可溶于水膨胀形成凝胶，当水进入骨架时，药物溶解，从膨胀的骨架中扩散出来，其释药速度很大程度上取决于聚合物膨胀速率、药物溶解度和骨架中可溶部分的大小，药物释放前聚合物必须先膨胀还可以减少突释效应。

在骨架体系中，药物的释放受骨架的溶蚀速度与药物扩散速度的控制。释药机制可以用Peppas方程来表述，式(2-5)：

$$\frac{Q_t}{Q_\infty}=kt^n \tag{2-5}$$

式中，Q_t、Q_∞分别为t和∞时间的累积释放量；k为骨架结构和几何特性常数也称为释药速率常数；n为释放指数，用以解释骨架体系中药物释放机制。

当$n=1$时，释药速率与时间无关，即符合零级动力学（zero-order kinetics）；对于片状（slab）系统，零级释放又被称为Ⅱ相转运（case Ⅱ transport）。当n取极端值0.5和1.0时，是Peppas方程应用的两个特例，分别表示扩散控制和溶蚀控制的释放规律。n值介于0.5和1.0之间时，表示释放规律是扩散和溶蚀综合作用的结果，为不规则转运（anomalous transport）。

（四）基于渗透泵控制的缓释原理

渗透泵制剂的研究始于1955年两位澳大利亚学者Rose和Nelson发明的用于家畜胃肠给药的控释制剂，因而可以说这是兽药制剂为递药系统做出的贡献。随着药剂学理论和科学技术的发展，1973年，Higuchi等设计并申请了渗透泵专利。而Theeuwes于1975年发表的有关渗透泵的基本理论，则奠定了渗透泵制剂在控释制剂中的特殊地位，并提出初级单室渗透泵的概念及构造，简化了渗透泵的结构，从而使之走向工业化生产和临床实际应用。渗透泵制剂已成为迄今为止口服控释制剂中最为理想的一种。

渗透泵制剂是以渗透压作为驱动力，可以均匀恒速地释放药物，实现零级释放的控释制剂。在渗透压系统中，片芯由水溶性药物和水溶性聚合物或其他辅料组成，外面用水不溶性的聚合物，如醋酸纤维素、乙基纤维素或乙烯-醋酸乙烯共聚物等包衣，成为半透膜，水可通过半透膜渗透入片芯中，而药物不能通过半透膜，然后在半透膜上用适当方法（如激光）打一细孔，当渗透泵片与水接触时，水即可通过半透膜渗透入片芯，使药物溶解成饱和溶液，加之高渗透压辅料的溶解，渗透压可达4～5MPa，而体液的渗透压仅为0.7MPa。由于膜内外的渗透压差，药物饱和溶液由细孔持续流出，其流出量与渗透入膜内的水量相等，直到片芯内的药物完全溶解为止。

药物的释放与小孔中流出溶液的速度有很大的关系，而小孔中流出的溶液与通过半透膜的水量相等，半透膜的吸水速度取决于膜的渗透性能和片芯的渗透压。水渗透进入膜内的流速（dV/dt）可用式(2-6）表示：

$$\frac{dV}{dt}=\frac{kA}{h}(\Delta\pi-\Delta P) \tag{2-6}$$

式中，k 为膜的渗透系数；A 为半透膜的有效面积；h 为膜厚度；$\Delta\pi$ 为渗透压差；ΔP 为流体静压差。当小孔的孔径足够大，$\Delta\pi \gg \Delta P$，则流体静压差可以忽略式(2-6）可简化为：

$$\frac{dV}{dt}=\frac{kA}{h}\Delta\pi \tag{2-7}$$

如以 dQ/dt 表示药物通过小孔的释放速率，C_s 为膜内药物饱和溶液的浓度，则：

$$\frac{dQ}{dt}=\frac{dV}{dt}C_s=\frac{kA}{h}\Delta\pi C_s \tag{2-8}$$

如 k、A、h 和 $\Delta\pi$ 不变的情况下，只要膜内药物维持饱和状态（即 C_s 保持不变），释药速率恒定，即以零级速率释放药物。渗透泵制剂在药物释放初期由于药物量足够，所以药物基本以零级速率释放。当片芯中的药物逐渐低于饱和浓度，释药速率逐渐以抛物线形式缓慢下降。由于渗透泵片的释药速率仅与片芯的饱和渗透压（或吸水速度）有关，因此其释药不受胃肠道生理节律的影响。而片芯的处方组成、包衣膜的渗透性和厚度以及释药小孔的大小是影响渗透泵片释药的主要因素。

（五）基于离子交换的缓释原理

离子交换系统是由水不溶性交联聚合物组成的树脂，其聚合物链的重复单元上含有成盐基团，带电荷的药物可结合于树脂上，当带有适当电荷的离子与离子交换基团接触时，通过交换将药物游离释放出来。

$$树脂^{+}\text{-}药物^{-}+X^{-}\longrightarrow 树脂^{+}\text{-}X^{-}+药物^{-}$$

$$树脂^{-}\text{-}药物^{+}+Y^{+}\longrightarrow 树脂^{-}\text{-}Y^{+}+药物^{+}$$

药物与离子交换树脂通过离子键结合而形成药物-树脂复合物，只有解离型的药物才适用于制成药树脂，一般阳离子交换树脂与有机胺类药物进行盐交换，阴离子交换树脂与有机羧酸盐或磺酸盐交换，即得药树脂。X^- 和 Y^- 都是消化道中的离子，药树脂与 X^- 或 Y^- 交换后，药物从药树脂中扩散出来而释放到胃肠液中。药物从树脂中的扩散速度不仅受扩散面积、扩散路径长度和树脂的刚性（由树脂制备过程中交联剂用量决定）所控制，而且还受释药环境中的离子种类、强度和温度的综合影响。维生素 B_1、维生素 B_2、维生素 B_6、维生素 B_{12}、维生素 C、烟酸、叶酸、麻黄碱、阿托品、异丙嗪等均曾制成药树脂。离子交换树脂的交换容量有限，故高量的药物不适合制备药树脂。

通过离子交换作用释放药物也可以不采用离子交换树脂，如多柔比星羧甲基葡聚糖微球，以 $RCOO^-\ NH_3^+R'$ 表示，在水中不释放，置于 NaCl 溶液中则释放出多柔比星阳离子

$R'NH_3^+$，并逐步达到平衡。所以多柔比星羧甲基葡萄糖微球在体内与体液中的阳离子进行交换，多柔比星缓慢释放而达到长效缓释的目的。

$$RCOO^- NH_3^+ R' + Na^+ Cl^- \longrightarrow R'NH_3{}^+ Cl^- + RCOO^- Na^+$$

第三节　口服缓释控释制剂

口服缓控释制剂主要包括骨架型缓控释制剂、膜控型缓控释制剂、渗透泵型控释制剂、离子交换型缓控释制剂。此外，广义的缓控释制剂还包含定时与定位释药制剂。

一、骨架型缓控释制剂

药物与一种或多种惰性骨架材料及其他辅料混合，通过压制、融合等技术制成的片状、颗粒状、球状或其他形式的固体制剂，称为骨架型缓释制剂，包含片剂、颗粒剂、微丸、微球等剂型。骨架制剂中药物以分子或微细结晶状态均匀分散在骨架材料中，骨架起贮库作用，可以控制制剂的释药速率。药物和材料共同构成的骨架可以单独作为制剂使用，也可以构成其他制剂的一部分。骨架型制剂释药时，由于药物均匀分散在聚合物或脂溶性材料组成的骨架结构中，可以有效避免与体液接触后的迅速溶解和释放，达到减缓和调节药物释放速度的目的。骨架型缓释制剂是缓控释制剂的重要组成，具有开发周期短、生产工艺相对简单、易于规模化生产、释药性能好、服用方便等特点，一直为制药行业所重视，也是最早开发成功的缓控释制剂。

骨架制剂按骨架材料性质主要分为：亲水凝胶骨架型、蜡质类骨架型、不溶性骨架型、溶蚀骨架型等。

（一）亲水凝胶骨架片

亲水凝胶骨架片是指由亲水性聚合物或者天然胶类材料与药物制成的骨架缓释片。这类聚合物遇水或消化液发生膨胀，形成凝胶屏障从而控制药物的溶出。选择不同性能的聚合物及不同的用量可调节亲水性凝胶骨架片的释药速率。亲水凝胶骨架片可作为可溶性药物和难溶性药物的载体，是目前口服缓控释制剂的主要类型之一，占上市缓释品种的60%～70%。

亲水凝胶骨架片的缓释效应主要依赖于能够形成凝胶的聚合物或者天然胶类材料。常见骨架材料主要包括：①纤维素类衍生物，如甲基纤维素、羟丙纤维素、羟丙甲纤维素、羟乙纤维素、羧甲纤维素钠等；②聚氧乙烯；③丙烯酸树脂及乙烯基聚合物，如卡波姆、聚乙烯醇等；④天然胶类，如海藻酸盐、黄原胶、西黄蓍胶等；⑤多糖类，如甲壳素、壳聚糖等。其中最常见的是羟丙甲纤维素（HPMC），HPMC根据其甲氧基和羟丙基两种取代基含量的不同，可分为多种型号，如HPMC K、F和E系列，均可用于骨架型制剂，但是以K和E型应用较多。常用的HPMC K4M和K15M的黏度分别为4000mPa·s和15000mPa·s。亲水凝胶骨架片的典型处方见表2-1。

表2-1　亲水凝胶骨架片的典型处方

成分	用量范围	功能作用
活性成分	按规格(通常≤60%)	主药

续表

成分	用量范围	功能作用
羟丙甲纤维素	30%～50%	凝胶基质(控制释放速率)
填充剂		
-微晶纤维素(MCC)	余量(优选)	改善可压性/崩解
-乳糖(无水)	余量(速释部分)	加速初期释放
-预胶化淀粉	余量(低成本方案)	兼顾崩解与黏合
微粉硅胶	0.3%～1%	改善流动性
硬脂酸镁	0.3%～1%	润滑剂

亲水凝胶骨架片制备比较简单，湿法制粒压片和粉末直接压片法都可以应用。这种骨架片属于可溶胀骨架系统，其释药过程往往是骨架溶蚀和药物扩散综合效应的过程。骨架片遇水后，表面水化形成凝胶层，此时表面药物释放，随着水分进一步向内部渗透，凝胶层不断增厚，从而阻滞了药物从骨架中释出，因此控制骨架片凝胶层的形成是控制药物释放的首要条件。影响亲水性凝胶骨架片药物释放速率的因素很多，如骨架材料（理化性质、用量及其黏度、粒径等)、药物的性质及其在处方中的含量、辅料（稀释剂）的用量等、片剂大小及制备工艺等。亲水凝胶骨架片中药物的释放机制与药物性质有关，亲水性聚合物遇水后形成凝胶，水溶性药物的释放速度主要取决于药物通过凝胶层的扩散速度；而水中溶解度小的药物，释放速度主要由凝胶层的溶蚀速度所决定；更多情况是扩散和溶蚀共同对药物的释放产生作用。不管哪种释放机制，凝胶最后可以完全溶解，药物全部释放。

目前，亲水凝胶骨架片主要应用于心血管药物、降血糖药物、呼吸系统药物和解热镇痛药物等。

例 1　氨茶碱亲水凝胶骨架片

【处方】

氨茶碱	100g
微晶纤维素	122g
HPMC K4M CR	75g
80%乙醇	适量
微粉硅胶	1.5g
硬脂酸镁	1.5g

【制备】称取处方量的氨茶碱、HPMC K4M CR 和微晶纤维素（50μm 粒径），混合均匀，然后加入 80%乙醇溶液制软材，过 20 目筛得湿颗粒，置 60°C 真空干燥箱中干燥 1h。取出，干颗粒过 20 目筛整粒后，加入微粉硅胶混合均匀，最后加入硬脂酸镁混合 1min，压制成每片重 300mg 的椭圆形片。

【制剂注解】氨茶碱易溶于水，这里选择黏度较高的 K4M 作为释放的控制材料，同时选择不溶性的微晶纤维素作为填充剂。由于氨茶碱剂量较大，本身的流动性和可压性并不好，所以采用了湿法制粒的工艺。

（二）蜡质类骨架片

蜡质类骨架片也叫溶蚀性骨架片，是指由溶蚀性材料与药物制成的缓释骨架片。这类骨架片随着固体脂质或蜡质的逐渐溶蚀，通过孔道扩散与蚀解控制药物的释放。目前常见的蜡质骨架材料有硬脂酸、硬脂醇、巴西棕榈蜡、单硬脂酸甘油酯等。

该类骨架片有以下优点：①可避免胃肠局部药物浓度过高，减小刺激性；②小的溶蚀性分散颗粒易于在胃肠黏膜上滞留从而延长胃肠转运时间，提供了更持久的作用；③受胃排空和食物的影响较小。

此类骨架片的制备方法有三种。①溶剂蒸发技术，将药物与辅料的溶液或分散体系加入熔融的蜡质相中，然后将溶剂蒸发除去，干燥，混合制成团块，再制成颗粒。②熔融技术，将药物与辅料直接加入熔融的蜡质中，温度控制在略高于蜡质熔点（约 90℃），将熔融的物料铺开冷凝、固化、粉碎，或者倒入一旋转的盘中使成薄片，再粉碎过筛形成颗粒。在未加附加剂的情况下，亲水凝胶骨架片的药物释放延长成为非线性，若加入PVP或聚乙烯 23-月桂醇醚，则呈表观零级释放。③将药物与十六醇在 60℃熔融混合，所得团块用玉米朊乙醇溶液制粒，此法制得的片剂具有缓释特性。

这类制剂的释放机制是以溶蚀占主要地位。由于溶蚀性材料为一些疏水性物质，此类物质不能被环境的水分迅速凝胶化而不能使片芯的药物溶解、溶出，但可被胃肠液溶蚀，并逐渐分散为小颗粒，从而释放出其所含的药物。在释药过程中，由于骨架的释药面积随时间在不断变化，故难以维持零级释放，常呈一级释放速率释药。影响蜡质类骨架片释放速率的因素有很多，包括骨架材料的性质和用量、药物的性质及其在处方中的含量、药物颗粒的大小、辅料（如致孔剂等）的性质和用量等、片剂大小、工艺过程等。例如，棕榈酸的甘油酯（单、双、三元酯）对磺胺的缓释作用，是按单酯、双酯、三酯的顺序缓释效果依次递增的。另外，表面活性剂对药物的释放也有一定影响，各种表面活性剂因其水中溶解度不同，影响大小也不同。

例 2　盐酸伪麻黄碱缓释片

【处方】

盐酸伪麻黄碱	100mg
微晶纤维素	50mg
巴西棕榈蜡	80mmg
乙基纤维素的乙醇溶液	适量
羟丙甲纤维素	100mg
硬脂酸镁	1.5mg

【制备】取盐酸伪麻黄碱 100mg，加于熔化的 80mg 巴西棕榈蜡中，搅匀后放冷，磨细。再加入羟丙甲纤维素 100mg，微晶纤维素 50mg，用乙基纤维素的乙醇溶液作黏合剂制粒，压片，即得。该缓释片在体外可维持 12h 的缓释效果，并可有效地防止释药初期的药物突释现象。

（三）不溶性骨架片

不溶性骨架片是指由不溶于水的高分子材料与药物制成的骨架片。通常水溶性较好的药物适合制成这类骨架片。不溶性骨架材料大多不溶于水或水溶性极小，常用的有乙基纤维素、聚乙烯、聚丙烯、聚硅氧烷、乙烯-醋酸乙烯共聚物和聚甲基丙烯酸甲酯等。

不溶性骨架片的制备方法：可以将缓释材料粉末与药物混匀直接压片。如用乙基纤维素则可用乙醇溶解，然后按湿法制粒压片。此类片剂有时候释放不完全，大剂量药物不宜制成此类片剂。

不溶性骨架片使用后，胃肠液渗入骨架孔隙使药物溶解，药物将通过错综复杂的骨架孔道，缓缓向外释放出来，最后，骨架将随粪便排出体外。不溶性骨架的药物释放与药物的溶解速度无关，只受制于药物的扩散速率。如果骨架中的药物经过渗透、吸水后呈饱和溶液状态，其释药机制符合 Higuchi 方程，孔道扩散为药物释放的限速步骤，孔径的多少及其形态是不溶性骨架片的关键控制因素，将直接决定释药行为。所以在该类制剂中添加致孔剂成为处方设计的基本原则。处方中可加入电解质（如氯化钠、氯化钾或硫酸钠等）、糖类（如乳糖、果糖、蔗糖或甘露醇等）和亲水材料（如羟丙甲纤维素、羧甲基纤维素钠或西黄蓍胶等）作为致孔剂调节释药速率。

二、膜控型缓控释制剂

膜控型缓控释制剂是指用一种或多种包衣材料对片剂的颗粒、片剂表面、胶囊的颗粒和小丸等进行包衣处理，以控制药物的溶出和扩散而制成的缓控释制剂。控释膜通常为一种半透膜或微孔膜，控释原理属于控制扩散，释放动力是基于膜内外的渗透压或者药物分子在聚合物中的溶出和扩散行为。对于这类释药系统，不同性质的成膜材料、包衣膜中各种组分以及制剂的制备方法，都会对膜控型缓控释系统的释药行为产生极大的影响。膜控型缓控释制剂是口服缓控释制剂中最广泛应用的类型之一，国内外缓释制剂的开发，有 40%～50%的制剂采用了膜控技术。动物用药中，膜控型缓控释制剂使用时一定要杜绝动物的咀嚼，对于拌料给药要注意因为动物咀嚼而带来的药物释放速度的变化。不过对于宠物用药，这种缓控释制剂有较好的市场空间。

包衣膜的组成是膜控型缓控释制剂设计的关键。包衣液一般由包衣材料、增塑剂和溶剂（或分散介质）组成，根据膜的性质和需要可加入致孔剂、着色剂、抗黏剂和遮光剂等。由于有机溶剂不安全，有毒，易产生污染，目前大多将水不溶性的包衣材料用水制成混悬液、乳状液或胶液，统称为水分散体，进行包衣。水分散体具有固体含量高、黏度低、成膜快、包衣时间短、易操作等特点。目前市场上有两种类型缓释包衣水分散体，一类是乙基纤维素水分散体，商品名为 Aquacoat® 和 Surelease®，另一类是聚丙烯酸树脂水分散体，商品名为 Eudragit® L 30D-55 与 Eudragit® RL 30D。

膜控型缓控释制剂主要有微孔膜包衣片、膜控释小片、肠溶膜控释片、膜控释小丸等，其中动物药品开发中比较常用的是膜控释小丸和微孔膜包衣片。

1. 膜控释小（微）丸

膜控释小丸是由微丸丸芯与芯外包裹的控释薄膜衣两部分组成的缓控释制剂。

微丸亦称为小丸（pellets），是药物溶解、分散在球形或类球形骨架中或吸附在骨架上的实体小球，直径通常为 0.25～2.5mm，主要用于口服。可根据不同需要将其制成速释微丸、缓释微丸和控释微丸。速释微丸在体内可快速崩解和溶出，药物释放速度较快，一般在 3min 内释放药物不低于 70%，如硝苯地平速释微丸；缓（控）释微丸可使药物按一定规律缓慢非恒速或恒速地释放，降低血药浓度峰谷现象，在服用的间隔时间（12h 或 24h）内累积释药百分率应高于 90%。微丸技术是从 20 世纪 50 年代开始迅速发展起来的，在国内外已引起了广泛重视，成为开发研究的热点，我国中美天津史克制药有限公司生产的新康泰克® 即是缓释微丸胶囊。

微丸在现代药物制剂中愈来愈显示重要性，近年来也受到了我国动物药品企业的广泛关注，如恩诺沙星微丸、氧化锌微丸也在市场得到应用。微丸具有以下特点。①能将单一剂量的药物分散在数百个微小球形单元内，用药后药物这些载荷/微粒可均匀分布在胃肠道黏膜表面，使药物吸收完全，从而提高生物利用度。②通过几种不同释药速率的小丸组合，如速释小丸和缓释小丸的组合，可获得理想的释药速率，达到预期的血药浓度，并能维持平稳的、长时间的有效浓度，降低药物的毒性作用，避免对胃黏膜的刺激等不良反应，对治疗窗狭窄的药物尤为适用。③由于粒径小，不易受动物采食咀嚼的影响，而且受消化道输送食物节律影响也小，所以药物在体内很少受到咀嚼和胃排空功能变化的影响，在体内的吸收具有良好的重现性。④在微丸表面包衣制成缓释或肠溶释放制剂的工艺比在片剂表面包衣易行可靠，可避免片剂等包衣不均匀而引起的药物冲漏等危险。⑤微丸的粒径均匀，流动性好，不易压碎，而且容易与饲料混合均匀，适宜动物混饲给药。⑥微丸通过包衣还能掩盖某些药物的不良臭味，增加动物用药的适口性。

微丸根据处方组成和结构不同，可以分为骨架型微丸、膜控型微丸及膜控与骨架技术相结合制成的微丸。其中膜控与骨架技术相结合制成的微丸是在骨架微丸基础上进一步包薄膜衣制成，可以从更多的角度控制药物释放。既可以通过骨架材料的选择控制药物释放，也可通过衣膜材料的选择控制药物释放。

微丸丸芯的制备方法主要包括泛丸法（包衣锅旋转-滚动制丸法）、挤出-滚圆制丸法、离心-流化制丸法、流化床制丸法、喷雾干燥制丸法等。丸芯外可以包裹聚合物衣膜，通过调节衣膜材料的种类、用量及在包衣材料中加入水溶性小分子物质来调节衣膜的组成，并以此来调节膜控型微丸的释药速率，达到定时、定位和定速释药的目的。微丸包衣膜的处方组成一般含以下基本成分，如薄膜衣材料、增塑剂、溶剂（或分散介质）有时还需要加入掩盖剂、抗黏剂、打光增强剂和致孔剂等。目前，常用的衣膜材料是水性分散体包衣材料，如Colorcon公司的Surelease®和FMC公司的Aquacoat®等。

例3　替米考星肠溶微丸

替米考星是由泰乐菌素的水解产物半合成的一种大环内酯类抗生素，为了解决替米考星在酸性环境中不稳定，口服在胃中易被破坏以及药物味苦的问题，采用微晶纤维素、淀粉和糊精为填充剂，将药物与辅料过100目筛，混合均匀，以1%羟丙基甲基纤维素为黏合剂制软材，用孔径1.0mm的筛网以30r/min的挤出速度挤出，挤出后在滚圆机内以800r/min的速度滚转1.5min，微丸于60℃流化床干燥1h，筛分后取16～24目的微丸作为合格的微丸。配制肠溶包衣液，将制备好的微丸置于流化床中，设置进风温度为70℃，物料温度为60℃。风机频率25Hz，雾化压力0.06MPa，蠕动泵流速2mL/min，包衣结束后，固化30min，得替米考星肠溶微丸。

2. 微孔膜包衣片

微孔膜控释剂型通常是用胃肠道中不溶解的聚合物，如醋酸纤维素、乙基纤维素、乙烯-醋酸乙烯共聚物、聚丙烯酸树脂等作为衣膜材料，包衣液中加入少量致孔剂，如PEG类、PVP、PVA、十二烷基硫酸钠、糖和盐等水溶性的物质，亦有加入一些水不溶性的粉末如滑石粉、二氧化硅等，甚至将药物加在包衣膜内既作致孔剂又是速释部分，用这样的包衣液包在普通片剂上即成微孔膜包衣片。水溶性药物的片芯应具有一定硬度和较快的溶出速率，以使药物的释放速率完全由微孔包衣膜控制。当微孔膜包衣片与胃肠液接触时，膜上存在的致孔剂遇水部分溶解或脱落，在包衣膜上形成无数微孔或曲折通道，使衣膜具有通透性。胃肠道中的液体通过这些微孔渗入膜内，溶解片芯内的药物到一定程度，片芯内的药物溶液便产生一定渗透压，由于膜内外渗透压的差别，药物分子便通过这些微孔向膜外扩散释放。药物向膜外扩散的结果使片内的渗透压下降，水分又得以进入膜内溶解药物，如此反复，只要膜内药物维持饱和浓度且膜内外存在漏槽状态，则可获得零级或接近零级速率的药物释放。包衣膜在胃肠道内不被破坏，最后排出体外。

三、渗透泵型控释制剂

渗透泵型控释制剂可以说是最早用于动物临床的新剂型，现在已成为口服控释制剂中最为理想的一种。渗透泵型控释制剂是以渗透压作为释药动力，以零级释放动力学为特征的一种释药系统。在当前众多释药系统中，渗透泵控释制剂具有零级释药的明显特征，释药行为不受介质环境 pH 值、胃肠蠕动和食物等因素的影响以及体内外释药相关性较好，是目前应用最为广泛的控释制剂。美国 Alza 公司是第一个应用渗透泵技术的公司。但这类控释制剂由于不能咀嚼，所以在临床用药中还有一定局限性。

该类控释制剂主要由药物半透膜材料、渗透压活性物质和推动剂组成。渗透泵片是在片芯外包被一层半透性的聚合物衣膜，用激光在片剂衣膜层上开一个或一个以上适宜大小的释药小孔制成。口服后胃肠道的水分通过半透膜进入片芯，使药物溶解形成饱和溶液，因渗透压活性物质溶解使膜内溶液形成高渗溶液，膜内存在的渗透压差使水分继续进入膜内，从而迫使药物溶液从小孔释出。常用的半透膜材料有醋酸纤维素、乙基纤维素等。渗透压活性物质（osmotic pressure active ingredients）起调节药室内渗透压的作用，其用量多少与零级释药时间长短有关，常用乳糖、果糖、葡萄糖、甘露糖的不同混合物。推动剂亦称为促渗透聚合物或助渗剂，能吸水膨胀，产生推动力（drivingforce），将药物层的药物推出释药小孔，常用者有分子量为 3 万～500 万的聚羟甲基丙烯酸烷基酯、分子量为 1 万～36 万的 PVP 等。除上述组成外，渗透泵片中还可加入助悬剂、黏合剂、润滑剂、润湿剂等。渗透泵控释制剂的形式多种多样，主要有单室和双室渗透泵片。

单室渗透泵也称为初级渗透泵，适用于大多数水溶性药物（溶解度为 5 ～ 30 g/100mL），可通过将药物与适宜的渗透活性物质制成片芯后，用醋酸纤维素等不溶性高分子材料对片芯进行包衣，形成半透性的刚性外膜，然后用激光或机械方式在该膜上制成孔径适宜的释药小孔制得初级单室渗透泵片（ elementary osmotic pump，EOP），如图 2-4 所示。

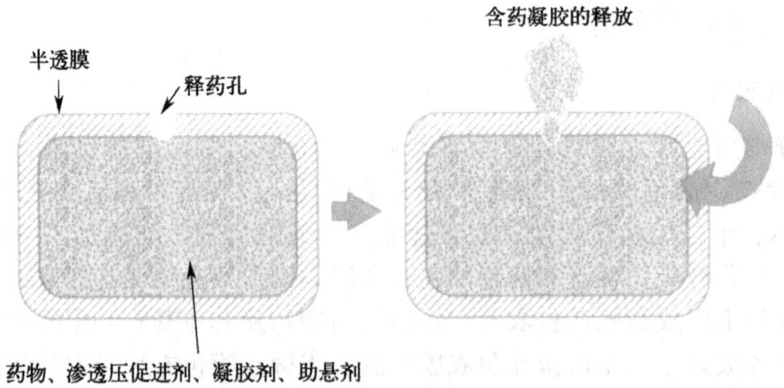

图 2-4　初级单室渗透泵模式图

双层渗透泵多适用于难溶性药物。难溶性药物在片芯的微环境内难以形成较高的浓度和渗透压来维持有效的释药速度，或者要维持持久恒定的渗透压需要大量的渗透压促进剂（超过正常的片重范围），所以难溶性药物通常不能像水溶性药物一样制成单室初级渗透泵，而要采取双层或多层渗透泵制剂技术，使药物与含药层高分子以混悬液形式被助推层高分子推出释药孔，达到恒速释药的目的。以双层渗透泵控释片为例：片芯为双层结构，一层由药物与适当的辅料所构成（简称为含药层），另一层主要由促渗透聚合物所构成（简称为推动层或助推层，它是药物释放的主要动力）。其构造与释药原理如图 2-5 所示。

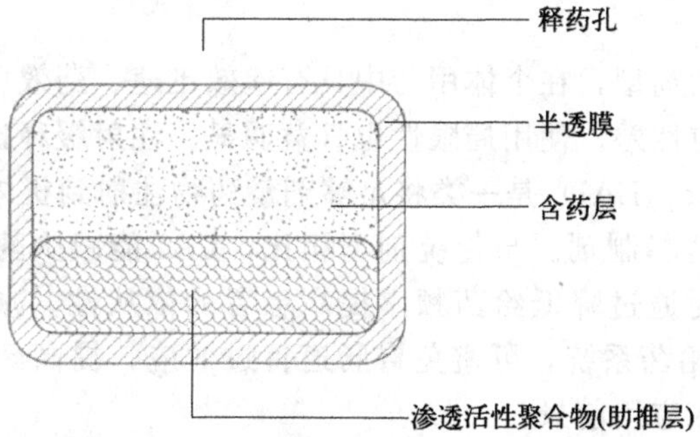

图 2-5 双层渗透泵模式图

例 4 硝苯地平渗透泵片

【处方】(1) 药物层

硝苯地平（40 目）	100g
HPMC（40 目）	25g
乙醇	250mL
硬脂酸镁	10g
聚环氧乙烷（M_W＝200000，40 目）	355g
氯化钾（40 目）	10g
异丙醇	250mL

(2) 助推层

聚环氧乙烷（M_W＝5000000，40 目）	170g
甲醇	250mL
氯化钠（40 目）	72.5g
异丙醇	150mL
硬脂酸镁	适量

(3) 包衣液

醋酸纤维素（乙酰基值 39.8%）	95g
三氯甲烷	1960mL
PEG4000	5g
甲醇	820mL

【制备】(1) 片芯含药层的制备：将处方中的 4 种固体物料置混合器中混合 15～20min，用处方中的混合溶剂 50mL 喷入搅拌中的辅料中，然后缓慢加入其余溶剂继续搅拌 15～20min，过 16 目筛，湿粒于室温下干燥 24h，加入硬脂酸镁混匀，压片。

(2) 片芯助推层的制备：制备方法同含药层，含药层压好后，即压上助推层。

(3) 打孔：压好双层片用流化床包衣，包衣完成后，置 50℃ 处理 65min，然后用 0.26mm 孔径的激光打孔机打孔。

本品为硝苯地平双层推-拉式渗透泵片，每片含药 30mg，含药层为 150mg，助推层为 75mg，半透膜包衣厚 0.17mm，渗透泵片的直径为 8mm。体外以恒定的速率释药，体内产生平稳的血药浓度。

第四节 注射缓释控释制剂

注射剂是临床常见的剂型，在个体用药中具有起效迅速、药效可靠、生物利用度高等优势。但其刺激性大、顺应性差，使用局限性也日益明显。注射缓释控释制剂也称为长效注射剂（long-acting injectable，LAI）是一类将足够剂量药物注射到机体中，通过缓慢释放让药物持续产生治疗的长效缓释制剂。与传统剂型相比，LAI能减少药物血药浓度的波动，实现药物的平稳释放，同时通过降低给药频率提高患者的依从性，减轻医疗系统的负担。此外，由于LAI属于肠外给药系统，可避免胃肠道首过效应，提高药物生物利用度并降低肝肾毒性，具有广阔的临床应用前景。

近年来，随着药物制剂新工艺、新技术的发展，除传统溶液型注射剂外，已逐渐发展出可注射的凝胶、混悬剂、乳剂、微球、纳米粒、脂质体等新型缓释注射剂，其中多种注射缓控释制剂已经应用于临床（表2-2）。由于新型缓释注射剂在增强疗效、降低副作用、延长作用时间等方面的独特优势，越来越受到人们的青睐。目前注射型缓释制剂主要通过在注射部位形成药物贮库，然后药物分子在预先设定的时间段内以合适速率释放而达到缓释效应。

表 2-2 国内部分上市的长效注射剂产品

通用名	商品名	剂型	注射途径	给药周期	适应证	最早上市时间
癸酸氟哌啶醇注射液	Haldol®	油状混悬剂	肌内注射	4周	抗精神病	1986年
阿立哌唑长效肌内注射剂	Abilify Maintena®	注射用混悬剂	肌内注射	26天	抗精神病	2002年
棕榈酸帕利哌酮注射液	Invega Sustenna®	注射用混悬液	肌内注射	4周	抗精神病	2006年
注射用双羟萘酸奥氮平	Zyprexa Relprevv®	注射用混悬剂	肌内注射	2～4周	抗精神病	2009年
月桂酰阿立哌唑注射液	Aristada®	注射用混悬液	肌内注射	4～8周	抗精神病	2015年
卡波格拉韦和利匹韦林注射液	Cabenuva®	注射用混悬液	肌内注射	1个月	HIV感染	2021年
注射用醋酸亮丙瑞林微球	Lupron Depot®	肽类微球＋混悬溶剂	皮下注射	1～6个月	激素相关疾病	1989年
注射用盐酸多西环素	Atridox®	聚合物混悬液	龈下注射	1周	牙周炎(抗菌)	1998年
癸氟奋乃静注射液	未标注	油状溶液	肌内/皮下注射	4周	抗精神病	1999年
注射用醋酸曲普瑞林	Trelstar®	微球混悬溶剂	肌内注射	6个月	激素相关疾病	2000年
盐酸米诺环素微球	Arestin®	微球混悬溶剂	龈下注射	2周	牙周炎(抗菌)	2001年
氟维司琼注射液	Faslodex®	油状溶液	肌内注射	1个月	乳腺癌	2002年
注射用利培酮微球	Risperidal Consta®	微球混悬溶剂	肌内注射	2周	抗精神病	2003年
注射用纳曲酮微球	Vivitrol®	微球混悬溶剂	肌内注射	1个月	阿片类依赖	2006年
地塞米松眼用植入剂	Ozurdex®	可降解植入剂	玻璃体内植入	3个月	黄斑水肿	2009年
糠酸莫米松植入剂	Propel®	可降解植入剂	鼻窦内植入	1个月	慢性鼻窦炎	2011年
注射用帕瑞肽微球	Signifor Lar®	肽类微球＋混悬溶剂	肌内注射	1个月	库欣综合征	2014年
曲安奈德注射液	Zilretta®	微球混悬溶剂	关节内注射	3个月	骨关节炎疼痛	2017年
注射用丁丙诺啡	Sublocade®	聚合物混悬液	皮下注射	1个月	阿片类依赖	2017年
注射用艾塞那肽微球	Bydureon BCise®	微球混悬液	皮下注射	1周	2型糖尿病	2017年
利培酮缓释混悬剂	Perseris®	冻干粉＋溶剂	皮下注射	1个月	抗精神病	2018年
阿法诺肽植入剂	Scenesse®	肽类植入剂	皮下注射	2个月	红细胞生成性卟啉症	2019年

续表

通用名	商品名	剂型	注射途径	给药周期	适应证	最早上市时间
注射用醋酸兰瑞肽	Somatuline® Depot®	肽类过饱和溶液	皮下注射	1个月	肢端肥大症	2000年
注射用醋酸地加瑞克	Firmagon®	肽类冻干粉＋专用溶剂	皮下注射	1个月	前列腺癌	2015年

一、真溶液型缓释注射剂

大部分注射剂是药物的水溶液，药物多以分子或者离子形式分散于水中，药物分散度大，其吸收速率往往比较迅速。要实现注射给药的缓释效应，一般多通过控制药物扩散速率来减缓药物吸收。目前，在真溶液型缓释制剂设计中，可通过在处方中加入增黏剂、胶凝剂或者使用非水溶剂如聚乙二醇、甘油、植物油等，在注射部位产生黏性溶液或胶体，进而使药物分子能保留在贮库以发挥缓释作用。

（一）使用非水溶剂延缓药物释放

有些难溶性药物，常使用混合溶剂来增加药物溶解度，为了制成溶液多加入乙醇、丙二醇、甘油或聚乙二醇等非水溶剂。这些注射液注射入肌肉组织后，当溶剂分散时只有一小部分药物进入血液循环，大部分药物被体液稀释析出沉淀，滞留在组织中缓慢释放药物，这就导致药物吸收缓慢、不规则或不完全。如地西泮注射液内含丙二醇 40%、乙醇 10%，该注射液肌内注射后血药浓度甚至比口服同剂量药物还低。动物临床中的氟苯尼考注射液、伊维菌素注射液也多因为使用了聚乙二醇、丙二醇等有机溶剂而具有缓释效应。

为了使药物溶解或稳定，一些药物的注射剂 pH 常被调节而偏离生理条件，血管外注射后在生理 pH（7.4）下可析出沉淀。如苯妥英钠可溶于水，为了增加稳定性采用含丙二醇 40%和乙醇 10%的混合溶剂溶解并调节 pH 至 12。肌内注射后，在肌肉组织生理 pH 条件下析出药物结晶，一次注射需 4～5 天才能完全吸收。

（二）使用增黏剂或者胶凝剂延缓药物扩散

选择可以增加水溶液黏性的高分子材料或者胶凝剂，并改变这些物质在处方中的浓度也可以制成缓释制剂。在处方中加入高分子增黏剂，溶液黏度增加，肌内注射后，药物向组织扩散的速度减慢，药物吸收延长。有些高分子物质还可与药物形成络合物或阻滞体内酶的作用而延缓药物释放。有些高分子可以形成胶凝剂，药物分子分散在凝胶骨架。肌内注射或皮下注射后，药物从凝胶骨架的释放依赖于贮库中游离药物分子的浓度。一旦游离药物分子从凝胶表面被吸收，就会形成药物浓度梯度，从而使药物分子从凝胶中分离，从而达到长效目的。目前常用胶凝剂或增黏剂有：聚氧乙烯、聚维酮（K17、K25、K30、K90 等）、聚乙烯醇、海藻酸钠、甲基纤维素、羟丙基甲基纤维素、羧甲基纤维素钠等。

例：土霉素注射液（200mg/mL）

【处方】				
【处方】	土霉素	20g	氯化镁	6g
	PEG200	30mL	*N*-甲基吡咯烷酮	20mL
	甘油甲缩醛	20mL	PVPk17	7.5g
	甲醛合次硫酸氢钠	0.2g	乙醇胺	适量

注射用水加至　　　　　100mL

【制备】取适量的蒸馏水（约 10mL）溶解甲醛合次硫酸氢钠和氯化镁，使之完全溶解。依次加入 *N*-甲基吡咯烷酮、PEG200 和甘油甲缩醛，混合均匀，加入 PVPk17 混合溶解。然后缓慢加入土霉素，边加边搅拌，直至土霉素完全溶解。加入乙醇胺适量，调节 pH 至 8.0～8.5。测含量定容，过滤，灌封，100℃流通蒸汽灭菌 20min，包装即得。

（三）使用油溶液为注射溶剂延缓药物吸收

对脂/水分配系数高的药物，使用油溶液作为注射溶剂是制备缓释注射剂常用的方法。以油为溶剂的溶液型注射剂，由于溶剂与组织液不相混溶，药物从油性贮库分配进入组织液是一个缓慢的过程，故油溶液的延效作用显著，在缓释注射剂中得到广泛应用。药物从油相向水性组织液的分配过程是影响油溶液型注射液药物吸收的主要因素，主要与药物的溶解度与油/水分配系数有关，通常吸收速度常数与分配系数成反比。油溶性药物亦可能经淋巴系统转运。

作为注射用油的非水溶剂包括一些合成的有机溶剂和植物油。合成的有机溶剂主要是液态的油酸乙酯、苯甲酸苄酯，植物油主要有橄榄油、玉米油、芝麻油、花生油、杏仁油、棉籽油、蓖麻油和大豆油。在这些油中，芝麻油含天然抗氧化剂成分，在避光的条件下最为稳定，但从价格上考虑，大豆油在国内最为常用。

需要注意的是，设计这种类型的注射剂时应当在处方中加入适当的表面活性剂或水溶性有机溶剂如丙二醇、甘油甲缩醛等，其目的是：一方面有利于油和体液在注射部位能很好地混合；另一方面可以降低注射液的黏度，便于注射和减轻动物疼痛。

例：黄体酮注射液

【处方】	黄体酮	50g
	苯甲酸苄酯	200mL
	苯甲醇	20mL
	注射用油加至	1000mL

【制备】将注射用油置于不锈钢配料桶中，加热至 150℃灭菌 1h，趁热加入苯甲醇和苯甲酸苄酯搅拌均匀，待油温降低至 120℃以下，将黄体酮加入搅拌溶解，放冷至 60℃，用 3 号干燥垂熔玻璃漏斗抽滤，灌封，120℃高压蒸汽灭菌 30min。

二、混悬型缓释注射剂

混悬液是一种固体微粒分散于液体介质中的分散体系。混悬型注射剂是将原料药粉碎或研磨成微米或纳米晶体，并悬浮于水溶液或油溶液中制成的无菌粗分散体系。因具有载药量高、无溶剂残留风险等优势，凡不溶于水也无合适溶剂可溶解的药物，或采取增溶、助溶等方法仍不能制得治疗所需的浓度的药物，或在水中不稳定或需要发挥长效作用的药物均可制成混悬型注射剂。

混悬型注射剂注射后，药物微粒沉积在注射部位。药物被吸收前，需经历溶出与扩散过程，因而吸收较慢。药物在组织液中的溶出是吸收的限速过程。药物的溶出速率正比于溶解度与粒子表面积，药物的结晶状态与粒径大小等因素也影响药物的吸收速率。混悬型注射液中助悬剂增加了注射液的黏度，降低了药物的扩散及溶出速度，从而也能延缓药物的吸收。通过制剂技术控制微粒晶体表面积，改变其吸附性能和表面活性等性质，可实现对药物释放的控制。

研制混悬型缓释注射剂的关键是减少药物在混悬介质中的溶解度，降低药物的溶出速度。目前研究中主要采取以下途径：一是改变药物的部分化学结构，如将氨苯砜酰化成双乙酰氨苯砜制成油性混悬剂。二是通过将药物制成难溶性盐，可显著延长其作用时间，如青霉素 G 与普鲁卡因、二苄基乙二胺结合形成难溶性盐，既提高了青霉素的稳定性，又能达到长效作用。三是控制药物晶粒大小，如将胰岛素与氯化锌作用生成结晶胰岛素锌，选取 10～40μm 的晶粒制成胰岛素锌混悬液。混悬注射剂中分散的固体微粒与未分散的大颗粒比较，同样具有很大的表面自由能，具有自发的聚集趋向和增长趋向，且由于重力作用，悬浮在液体中的固体粒子会发生沉降，沉降到安瓿底部的粒子相互接触和挤压导致聚结而不能再分散，所以在混悬注射剂处方设计时需要加入帮助主药混悬的附加剂，常用的助悬剂有羧甲基纤维素、海藻酸钠、聚乙烯吡咯烷酮等，用量一般为 0.5%～1%。还有的用单硬脂酸铝作助悬剂，如油制普鲁卡因青霉素注射液、盐酸头孢噻呋注射液等。

（一）水性混悬剂

水性混悬剂影响药物吸收的主要因素是药物粒径、晶型和药物分子在注射部位的扩散系数。①混悬剂中药物粒径的大小不仅关系到水性混悬剂的质量和稳定性，还会影响注射剂的生物利用度及药效，一般注射用水性混悬剂要严格控制药物颗粒的大小。供一般注射者，颗粒应小于 15μm，15～20μm 者不应超过 10%。②必须认真选择药物晶型，因为不同晶型会影响药物在注射部位的溶解速率。一般来讲稳定型晶体与亚稳定型或者无定型比较，药物释放更缓慢，延效作用更明显。如辉瑞的头孢噻呋晶体注射液就是利用晶体的稳定性来实现更优秀的缓释效果。③可以通过选择不同的助悬剂来控制混悬剂的黏度，从而延长药物分子的扩散过程。

（二）油性混悬剂

油性混悬注射剂主要是利用大豆油、油酸乙酯等作为油性分散介质制备而成，这类注射剂不仅具有缓释效应，而且还可以改善一些在水性介质中容易水解药物的稳定性。油性注射剂一般肌内注射给药，其目的之一就是确保注射给药后能够在较长时间内维持药物的治疗作用。目前，临床的头孢类抗菌药物如头孢氨苄、盐酸头孢噻呋、硫酸头孢喹肟常制成油性混悬剂，具有显著的缓释效果。一些生殖激素类药物通常制成油性混悬液来达到长效作用，如用于避孕的醋酸甲羟孕酮注射液为其微细颗粒的混悬液，每三个月深部肌内注射一次即可。

举例：盐酸头孢噻呋混悬注射液

【处方】

盐酸头孢噻呋	5g
磷脂	0.05g
司盘 80	0.15g
注射用大豆油加至	100mL

【制备】取注射用大豆油，过滤，在 150℃干热灭菌 1h 后放冷，于灭菌研钵或其他适宜容器中加入少量灭菌注射用油，加入盐酸头孢噻呋、磷脂，经过研磨、搅拌、振摇，使混悬均匀。将混悬液转移至适宜容器中，加入适量的灭菌注射用油和司盘 80，边加边搅拌至均匀，加灭菌注射用油至规定量，搅拌均匀后分装于灭菌干燥安瓿中，熔封。100℃流通蒸汽灭菌 30min，即得。

三、微球和脂质体缓释注射剂

微球是一种将药物溶解或分散于聚合物材料中形成的粒径在微米级别的球形微粒，直径一般在1～250μm，属于基质型骨架微粒。微球的载药原理是通过物理手段将药物包埋或者吸附在聚合物表面或内部，聚合物的稳定性使药物具有缓释效果。因此开发可注射缓释微球的关键是选择合适的可降解聚合物。常用于制备微球的材料包括天然高分子材料（明胶、白蛋白、淀粉和海藻酸盐等）、合成高分子材料，主要有聚酯类，如聚乳酸（PLA）、聚羟基乙酸（PGA）或两者的共聚物（PLGA），以及聚羧酸酐类等。研究发现，缓释微球具有优良的缓、控释性能，可用于小分子和生物活性多肽和蛋白质等多种药物。微球类注射剂的给药方式通常为临用前将微球混悬于水性介质中，通过普通注射器注射给药，可避免手术与麻醉，减轻了患者疼痛。当微球注射入肌肉或皮下后，药物在注射部位缓慢释放，实现长效释药。目前，已有成熟的微球制剂产品上市，如注射用亮丙瑞林微球，临床用于治疗前列腺癌、子宫内膜异位症等疾病，皮下注射1次可维持1个月有效，目前已成功开发每2个月注射1次的亮丙瑞林微球，解决了普通注射剂需每天注射的问题。临床已有微球产品主要针对精神疾病和慢性疾病，例如利培酮、艾塞那肽、帕瑞肽、曲普瑞林等。微球注射剂因长效缓释的优越特性，受到日益广泛的重视和应用。

脂质体（liposome）是磷脂在水中自组装形成具有双分子层结构的类球状人工合成膜，其结构与人体细胞膜结构高度相似，因此作为药物递送载体具有良好的生物相容性。脂质体常用的磷脂可分为天然磷脂和人工合成磷脂，例如二月桂酰磷脂酰胆碱（DLPC）、DMPC、DPPC等，药物包载于脂质囊泡中，随着脂质体的逐渐降解而缓慢释放药物。FDA在1995年批准首款脂质体产品Doxil®，该产品包载盐酸阿霉素用于治疗卵巢癌、获得性免疫缺陷综合征（艾滋病）相关的卡波西肉瘤和多发性骨髓瘤。与阿霉素注射液相比，Doxil®具有更长的药物半衰期（45h），并且可通过EPR（enhanced permeability and retention）效应具有一定的被动靶向，因而有更佳的疗效和更低的心脏毒性。目前成功上市的脂质体主要有紫杉醇脂质体、多柔比星脂质体、两性霉素B脂质体、柔红霉素脂质体等。

四、乳剂型缓释注射剂

乳剂可作为药物的缓释传递系统，根据乳剂类型不同可以使亲水性和疏水性药物都能与乳剂的内相结合，使药物避免与体液和组织直接接触，药物从内相扩散至外相需要一定的时间，具有一定的缓释效果；另外，药物在体液和组织中能够保持较低浓度，以减少药物的一些不良反应。

乳剂是小分子药物的理想载体，小分子药物可以分散到油相或水相中。O/W型乳剂可应用于运送小分子药物，而与O/W型乳剂相比，W/O型乳剂具有流动性差、难于注射的特点，所以很少应用。此外乳剂也是疫苗、蛋白、基因等生物技术类药物的优良传递载体。

五、原位凝胶注射剂

（一）原位凝胶的概念及特点

原位凝胶（in situ hydrogel）又称为即型凝胶（injectable in siu gel），是高分子材料以

溶液或半固体状态给药后，在用药部位对外界刺激（如温度、pH、离子强度、光和特异化学物质等）发生响应，发生分散或构象的可逆转化，从而形成的半固体或液体注射制剂。原位凝胶系统大多无确定形状，在注射后能够流入并填充于组织间隙，注射后能在体内发生相变，特别适于局部植入。作为一种新型剂型，原位凝胶已成为近年来制剂领域研究的热点之一，其临床应用前景非常广阔。

原位凝胶具有亲水性三维网络结构及良好的组织相容性，同时，独特的溶液-凝胶转变性质使其兼有制备简单、以溶液形式给药使用方便、与用药部位特别是黏膜组织亲和力强、顺应性好、滞留时间长以及控制释药性能良好等诸多优点。某些原位凝胶系统可利用细注射针管给药，实现精确定位给药，特别适用于局部给药。

（二）原位凝胶注射剂的种类

根据原位凝胶载体材料在体内的原位固化机制不同，可将原位凝胶注射剂分为四类：温度敏感型、pH 敏感型、离子敏感型和原位聚合物沉淀体系等。

1. 温度敏感型原位凝胶

温敏型凝胶采用具有低临界溶解温度（LCST）的聚合物材料，在低于 LCST 时保持溶液状态，当温度达到或超过 LCST 时迅速发生溶胶-凝胶相转变形成半固体凝胶。是目前研究最为广泛和相对成熟的一种敏感型凝胶。常见的有泊洛沙姆、壳聚糖、聚 N-异丙基丙烯酰胺等基质材料。

2. pH 敏感型原位凝胶

pH 敏感型原位凝胶由于高分子骨架在人体酸碱 pH 值发生变化时，能从周围环境接收或者释放质子，发生电离作用而发生胶凝反应，缓慢持久地释放药物。常用的聚合物包括醋酸纤维素酞酸酯、丙烯酸类聚合物（如卡波姆）、壳聚糖及其衍生物等。

3. 离子敏感型原位凝胶

离子敏感型原位凝胶系统基于多糖类衍生物（如海藻酸钠、去乙酰结冷胶）的构象响应特性：其高分子溶液在接触生理环境中的阳离子（如 Na^+、K^+、Ca^{2+}）后，通过离子交联作用发生从线性链到三维网络的构象转变，从而在给药部位原位形成凝胶基质。

4. 原位聚合物沉淀体系

这类原位凝胶通常由可生物降解的聚合物（常用的为 PLA/PLGA）、与水混溶的有机溶剂（常用的为 NMP/DMSO/乙醇）以及活性成分组成。该类制剂在注射前均为流动性液体，注射后溶剂扩散到体内随体液流走，可生物降解的聚合物沉淀固化在原位包裹药物缓慢释放。

（三）原位凝胶注射剂的应用

目前，全球已有多种原位凝胶注射剂上市，分别属于镇痛药、精神病药、局麻药等。这些药物在疾病的治疗上具有不可取代的地位，但是存在半衰期短的缺点，需要频繁地注射给药，患者顺应性极差，尤其在应用于精神病、疼痛等疾病时。虽然这些疾病的治疗药物可以通过其他制剂手段获得，比如：微球、脂质体，但微球和脂质体具有制备工艺复杂、难以放大等缺点，因此制备工艺简单及使用方便的原位凝胶便具有较大临床优势。已上市的注射用原位凝胶制剂如牙周释放治疗牙周疾病的甲硝唑原位凝胶（Elyzol），及用于治疗前列腺癌的醋酸亮丙瑞林注射用原位凝胶制剂（Eligard），其药效可以维持 1 个月。

原位凝胶作为一种新型缓释给药系统，许多研究尚处于起步阶段，还有一些问题有待解决。其中最突出的问题是注射后因为物理或化学转变形成凝胶状，其转变动力学存在很多问题需要考虑，尤其是凝胶期间的药物突释现象。另一个问题是凝胶制剂固化后的形状不固定，会导致药物释放速率均匀性差，产生较大的个体差异。而且，对于新型的给药技术来说，其使用的聚合物安全性和溶剂的刺激性还有待验证。从产业化的角度考虑，理想的聚合物材料种类较少，价格较高，无论是从研发成本还是产业化的放大都需要较大的投入。对于温敏水凝胶来说，常温下聚合物降解速度快，需要冷冻贮存，解决低温条件的仓储和物流也是一个挑战。

第五节　缓释控释制剂的评价方法

制剂质量评价是反映制剂质量属性的重要方法。缓释控释制剂的质量属性主要体现在药物释放速率、时间和释放部位等方面。除了常规制剂学项目评价外，缓释控释制剂的质量评价重点主要在体外释放度、体内药动学或者药效学等方面。

一、体外释药行为评价

（一）体外释放度试验

释放是药物从制剂转移到体液中的过程，体外释放度试验是在模拟体内条件下（如温度、介质、pH 值、搅拌速度等），对制剂进行药物释放度试验，最后制订出合理的体外药物释放度，以监测产品的生产过程并对产品进行质量控制。体外释放度是缓释控释制剂体外评价最重要的指标之一，试验主要包括实验装置、释放介质、取样时间等。

1. 实验装置

根据《中华人民共和国药典》2025 年版缓释、控释和迟释制剂指导原则规定，缓释控释制剂的体外释放度试验推荐采用溶出度测定法。目前应用最多也是最成熟的方法是转篮法和桨法。

2. 释放介质

释放介质一般以去空气的新鲜水为最佳，或根据药物的溶解特性、处方要求、吸收部位使用稀盐酸（0.001～0.1mol/L）或 pH3～8 的磷酸盐缓冲液。对难溶性药物不宜采用有机溶剂，可加少量表面活性剂（如十二烷基硫酸钠等）；释放介质的温度一般应模拟体温控制在 37℃±0.5℃。释放介质的体积应符合漏槽条件，漏槽条件的生理学解释为：药物一旦释放出来，立即在体内被迅速吸收。因此释放介质体积一般要求不少于形成药物饱和溶液量的 3 倍，并脱气，以保证药物得以充分释放。缓控释制剂应研究不同 pH 条件下的释放，应选择释放与体内吸收特性最相关的 pH 作为质量控制的条件。特别是肠溶型缓释控释制剂应先用低 pH 值的人工胃液再换用高 pH 值的人工肠液以模拟制剂在体内经历的 pH 值变化。

3. 取样时间点设计

除肠溶制剂外，体外释放速率试验应能反映出受试制剂释药速率的变化特征，且能满足统计学处理的需要，释药全过程的时间应不低于给药的时间间隔，且累积释放率要求达到90%以上。制剂的质量研究中，应将释药全过程的数据制作成累积释放百分率-时间曲线，制订出合理的释放度取样时间点。除另有规定外，从释药速率曲线图中至少选出 3 个取样时间点。第一点为开始的取样时间点（0.5～2h，累积释放量约 30%），用于考察药物是否有突释；第二点为中间的取样时间点（累积释放量约 50%），用于确定释药特征；最后的取样点（累积释放量＞75%），用于考察释药量是否基本完全。

4. 释药模型模拟

为了直观地说明不同 pH 值条件下药物释放的差异，缓控释制剂的释放曲线最好做三维图，即时间、pH 值与释放量。释药数据可用 4 种常用的数学模型拟合，即零级方程、一级方程、Higuchi 方程和 Peppas 方程，通过方程可对可能的释药机制进行判断。

（二）药物释放曲线比较

累积释放曲线是反映缓释控释制剂体外释药行为的最重要方式，它往往与释药系统的体内释药行为紧密相关，因而在特定的条件下可以替代生物等效性试验评价释药系统的体内释药行为。在缓释控释制剂的开发中，评价不同处方（或受试制剂与参比制剂之间）的累计释放度曲线的差异时，可采用模型依赖法和非模型依赖法来进行评判。模型依赖法是将释放度数据进行模拟后，利用模型的参数判断曲线的相似性。非模型依赖法是对实验测得的累积释放度进行直接的数据处理，利用多元方差分析或其他方法评价曲线的相似性。方差分析法较为烦琐，目前多采用相似因子法（f_2），该法也是 FDA 推荐的方法，相似因子的计算公式如下：

$$f_2 = 50\lg\{[1+(1/T)\sum_{i=1}^{T}(\bar{x}_{ti}-\bar{x}_{ri})^2]^{-1/2}\times 100\} \tag{2-9}$$

式中，$\bar{x}_{ti}$ 和 $\bar{x}_{ri}$ 分别代表受试和参比制剂第 i 点的平均累积释放度；T 为测试点数。

但是，通常所采用的 f 因子是基于受试和参比制剂的样本均值求得的，并没有考虑受试或参比制剂本身不同样本之间的差别，因此基于少数样本求得的 f 值与总体样本的 f 值相比往往较小，即依据 f_2 值所做出的判断往往偏于保守。有关文献报道对 f_2 因子进行了相应的校正，提出目前比较常用的无偏相似因子（f_2^*）的概念。

$$f_2^* = 50\lg\{1+(1/T)[\sum_{i=1}^{T}(\bar{x}_{ti}-\bar{x}_{ri})^2-\sum_{i=1}^{T}(s_{ti}^2+s_{ri}^2)/n]\}^{-1/2}\times 100 \tag{2-10}$$

当 f_2（或 f_2^*）的值在 50～100 时，表明两条释放曲线在各个观测点的平均差值不超过 10%，即可认为相似。当 f_2（或 f_2^*）值越接近 100，则表明两条释放曲线相似程度越高。

二、体内释药行为评价

缓控释制剂体内评价的主要意义在于在动物体内验证该制剂控制释放性能的优劣，评价体外试验方法的可靠性，并通过体内试验进行制剂的体内动力学研究，计算各动力学参数，为临床用药提供可靠的依据。主要包括生物利用度和生物等效性评价。

生物利用度（bioavailability）是指制剂中的药物吸收进入血液循环的速度和程度。生物等效性（bioequivalence）是指一种药物的不同制剂在相同实验条件下给以相同剂量，其吸收速度和程度没有明显差异。缓控释制剂的生物利用度与生物等效性应在单次给药与多次给药两种条件下进行。单次给药（双周期交叉）的实验目的在于比较受试动物于空腹状态下服用缓控释受试制剂与参比制剂的吸收速度和吸收程度的生物等效性，并确认受试制剂的缓控释药物动力学特征。多次给药是比较受试制剂与参比制剂多次连续用药达稳态时药物的吸收程度、稳态血药浓度和波动情况。参比制剂一般应选用国内外上市的同类缓控释制剂的主导产品，若系创新的缓控释制剂，则应选择国内外上市的同类普通制剂的主导产品。其他要求可参考《中华人民共和国药典》2020 年版。

三、体内外相关性评价

体内外相关性是将制剂的生物学性质或由生物学性质衍生的参数（如 t_{max}、C_{max} 或 AUC）与同一制剂的物理化学性质（如体外释放行为）之间建立合理的定量关系。缓控释制剂要求进行体内外相关性试验，它应反映整个体外释放曲线与血药浓度-时间曲线之间的关系。只有当体内外具有相关性，才能通过体外释放曲线预测体内情况。

体内外相关性归纳为三种：①体外释放曲线与体内吸收曲线（即由血药浓度数据去卷积而得到的曲线）上对应的各个时间点应分别相关，这种相关简称为点对点相关，表明两条曲线可以重合；②应用统计矩分析原理建立体外释放的平均时间与体内平均滞留时间之间的相关，由于能产生相似的平均滞留时间可有很多不同的体内曲线，因此平均滞留时间不能代表体内完整的血药浓度-时间曲线；③将一个释放时间点（$t_{50\%}$、$t_{90\%}$ 等）与一个药动学参数（如 AUC、C_{max} 或 t_{max}）之间单点相关，但它只说明部分相关。

《中华人民共和国药典》2020 年版缓释、控释和迟释制剂指导原则规定，缓释、控释和迟释制剂体内外相关性系指体内吸收相的吸收曲线与体外释放曲线之间对应的各个时间点回归，得到直线回归方程的相关系数符合要求，即可认为具有相关性。

1. 体内-体外相关性的建立

（1）基于体外累积释放百分率-时间的释放曲线　如果缓控释制剂的释放行为随外界条件变化而变化，就应该制备两种供试品（一种比原制剂释放更慢，另一种更快），研究影响其释放快慢的外界条件，并按体外释放度试验的最佳条件，得到基于体外累积释放百分率-时间的释放曲线。

（2）基于体内吸收百分率-时间的体内吸收曲线　根据单剂量交叉试验所得的血药浓度-时间曲线的数据，对在体内吸收呈现单室模型的药物，可换算成基于体内吸收百分率-时间的体内吸收曲线，体内任一时间药物的吸收百分率（F_a）可按以下 Wagner-Nelson 方程计算：

$$F_a=\frac{C_t+kAUC_0\sim t}{kAUC_0\sim\infty}\times 100\% \tag{2-11}$$

式中，C_t 为 t 时间的血药浓度；k 为由普通制剂求得的消除速率常数；AUC_0 为药时曲线下的面积。

双室模型药物可用简化的 Loo-Riegelman 方程计算各时间点的吸收率。

2. 体内-体外相关性检验

当体外药物释放为体内药物吸收的限速因素时，可利用线性最小二乘法回归原理，将同批试样体外释放曲线和体内吸收曲线上对应的各时间点的释放率和吸收率回归，得直线回归方程。如果直线的相关系数大于临界相关系数（$P<0.01$），则可确定体内外相关。

当血药浓度（或其活性代谢物浓度）与临床疗效/毒性反应存在明确量效关系时，应采用治疗药物监测（TDM）评估缓控释制剂的安全性及有效性；若量效关系不明确（如部分生物制剂），则需采用药理效应终点法（如受体占有率、酶活性抑制率等）进行评价。

第三章
微粒类给药系统

微粒类给药系统（microparticle drug delivery system，MDDS）系指药物或与适宜载体（一般为生物可降解材料），经过一定的分散包埋技术制得具有一定粒径（微米级或纳米级）的微粒组成的固态、液态或气态药物制剂，具有掩盖药物的不良气味与口味、液态药物固态化、减少复方药物的配伍变化，提高难溶性药物的溶解度，或提高药物的生物利用度，或改善药物的稳定性，或降低药物不良反应，或延缓药物释放、提高药物靶向性等作用的一大类新型药物制剂。微粒制剂一般包括微囊、微球、纳米粒、脂质体等。经典的“微粒”通常指单个、离散的微小粒子，粒径在微米级范围。微丸的粒径（500～2000μm）也落在微粒给药系统的粒径范围（1～1000μm）之内，其设计目的也是实现缓释、控释、掩味、分隔不相容药物、提高稳定性等。因此，在药剂学领域，微丸也可以列入和应用于微粒类给药系统的范畴。

第一节　微囊与微球

一、概述

微囊（microcapsules）是将固体药物或液体药物作囊心物，外层包裹高分子聚合物囊膜形成的微小包囊。通常粒径在 1～250μm 的称微囊，而粒径在 0.1～1μm 的称亚微囊，粒径在 10～100nm 的称纳米囊。微球（microspheres）是指药物分散或被吸附在高分子聚合物基质中而形成的微小球状实体。通常粒径在 1～250μm 的称微球，而粒径在 0.1～1μm 的称亚微球，粒径在 10～100nm 的称纳米球。

微球与微囊可通称为微粒（microparticles），但其在结构上有所不同。微囊是包囊结构，而微球是由骨架结构高分子材料和药物均匀混合而成的。无论微球还是微囊，在制剂过程中大多是一种中间体，药物先制备成微球或微囊后，根据需要可制备成各种剂型，如片剂、胶囊剂、注射剂等。

微囊与微球有如下特点：(1) 靶向性，通过被动分布、主动靶向性结合或磁性吸引提高药物在体内的局部有效浓度；(2) 缓释与长效性，可减少给药次数，降低血药浓度峰谷波动等，生物降解微球具有长效性能；(3) 栓塞性，微囊或微球经动脉导管直接注入肿瘤血管，通过阻塞血流可阻断肿瘤给养，同时载药微粒持续释放药物抑杀癌细胞，从而实现阻断供血与局部化疗的双重抗肿瘤作用；(4) 掩盖药物的不良气味，降低局部刺激性；(5) 提高药物的稳定性，如包裹易氧化的胡萝卜素、挥发油类药物可提高药物的稳定性；(6) 使液态药物固态化，将油类、香料、脂溶性维生素包裹成微粒使之固态化。但是，微囊和微球制剂也有缺点，比如其载药量有限、生产工艺和质量标准较为复杂等。

微囊与微球制剂作为新型药物递送系统的核心载体，在创新药研发中展现出显著优势，可利用自身优势实现小分子药物、多肽、蛋白质等大分子药物及工程化细胞的局部递送，尤其在生物大分子药物、高毒性化疗药及长效缓释治疗领域应用广泛。现已有数十个微球产品成功上市，主要包括长效缓释微球和栓塞微球，多肽及蛋白类药物（如亮丙瑞林、戈舍瑞林）通过聚乳酸-羟基乙酸共聚物（PLGA）微球化技术实现1～3个月的缓释，将前列腺癌患者的给药频率从每日注射降至每月一次，大幅提升患者的治疗依从性；核酸类药物（如mRNA疫苗、siRNA）借助脂质纳米粒或阳离子聚合物微囊包封，可抵御核酸酶降解并增强细胞摄取效率。小分子化疗药（如紫杉醇、阿霉素）通过白蛋白结合微球或PLGA微囊化，可降低溶剂毒性并增强肿瘤的被动靶向效应（通过EPR富集），临床数据显示白蛋白结合型紫杉醇（Abraxane®）的客观缓解率较传统制剂提升30%。微囊微球技术通过精准调控药物释放动力学与空间分布，解决了传统剂型半衰期短、靶向性差、副作用大等瓶颈，已成为创新药开发中突破生物屏障、优化治疗窗的核心策略之一。

二、载体材料

用于包囊药物所需的外膜材料称为囊材（coating materials）。对囊材的基本要求是：①性质稳定；②有适宜的释药速率；③无毒、无刺激性；④能与药物配伍，不影响药物的药理作用及含量测定；⑤有一定的强度、弹性及可塑性，能完全包封囊心物；⑥具有符合要求的黏度、渗透性、亲水性、溶解性等。微囊的成囊材料亦可用于制备微球。常用的载体材料有以下几种。

1. 天然高分子材料

(1) 明胶（gelatin） 系从动物的皮、白色结缔组织和骨中获得胶原经部分水解而得到的产品，是目前常用的囊材料之一，可口服和注射。明胶是由多种氨基酸交联形成的直链聚合物，不溶于冷水，能溶于热水形成澄明溶液，冷却后则成为凝胶。根据其水解方法的不同，分为A型和B型。A型明胶是酸水解产物，其等电点为7～9；B型明胶是碱水解产物，其等电点为4.7～5.0。两者在体内可生物降解，通常可依据药物对pH的要求选用A型或B型，用于制备微囊的用量为20～100g/L，制备微囊时加入10%～20%甘油或丙二醇可改善明胶的弹性。加入低黏度的乙基纤维素可减少膜壁细孔。

(2) 阿拉伯胶（acacia gum） 系一种天然植物胶，由多糖和蛋白质组成，多糖占多数（>70%）。多糖是以共价键与蛋白质肽链中的氨基酸相结合，与蛋白质相连接的多糖是酸性多糖，主要有半乳糖、阿拉伯糖、葡萄糖醛酸、鼠李糖等。在阿拉伯胶主链中由半乳糖通过糖苷键相连接。阿拉伯胶不溶于乙醇，在室温下可溶于2倍量的水中，溶液呈酸性，带有负电荷。阿拉伯胶中含有过氧化酶，易与氨基比林及生物碱等起变色反应。一般常与明胶等量配合使用，用量为20～100g/L。亦可与白蛋白配合作复合材料。

(3) 海藻酸盐（alginate） 系多糖类化合物，常用稀碱从褐藻中提取而得。海藻酸钠可溶于不同温度的水中，不溶于乙醇、乙醚及其他有机溶剂，不同产品的黏度有差异。可与甲壳质或聚赖氨酸合用作复合材料。海藻酸钠在水中与 $CaCl_2$ 反应生成不溶于水的海藻酸钙，通常用此法制备微囊。应注意，此类材料高温灭菌（120℃，20min）可使其 10g/L 溶液的黏度降低 64%，低温加热（80℃，30min）可促使海藻酸盐断键，用环氧乙烷灭菌也引起黏度降低和断键，膜过滤除菌的产物黏度和平均分子量都不变。

（4）蛋白类　用作囊材的有白蛋白（如人血清白蛋白、小牛血清白蛋白）、植物蛋白、卵蛋白等。可生物降解，无明显的抗原性。常用不同的温度加热交联固化或化学交联剂（加甲醛、戊二醛等）固化，通常用量为 300g/L 以上。

（5）壳聚糖（chitosan）　又称脱乙酰壳多糖，是由甲壳质（chitin）经去乙酰化制得的一种天然聚阳离子多糖，在水及有机溶剂中均难溶解，但可溶于酸性水溶液，无毒、无抗原性，在体内能被葡萄糖苷酶或溶菌酶等酶解，具有优良的生物降解性和成囊、成球性，在体内可溶胀成水凝胶。

（6）淀粉　常用玉米淀粉，因其杂质少、色泽好、取材方便、价格低廉，普遍被用作制剂辅料。淀粉无毒、无抗原性，在体内可由淀粉酶降解，因其不溶于水，故淀粉微球常用作动脉栓塞微球来暂时阻塞小动脉血管。

2. 半合成高分子材料

多系纤维素衍生物，其特点是毒性小、黏度大、成盐后溶解度增大；由于易水解，故不宜高温处理，需临用时现配。

（1）羧甲基纤维素钠（sodium carboxyl methyl cellulose，CMC-Na）　属阴离子型高分子电解质，常与明胶配合作复合材料，一般分别配 1～5g/L CMC-Na 及 30g/L 明胶，再按体积比 2∶1 混合。CMC-Na 遇水溶胀，体积可增大 10 倍，在酸性溶液中不溶。水溶液的黏度大，有抗盐能力和一定的热稳定性，不会发酵，也可以单独用作成球材料。

（2）邻苯二甲酸醋酸纤维素（cellulose acetate phthalate，CAP）　在强酸中不溶解，可溶于 pH＞6 的水溶液，分子中含游离羧基，其相对含量决定其水溶液的 pH 及 CAP 的溶解性。用作成球材料时可单独使用，用量一般在 30g/L 左右，也可与明胶配合使用。

（3）乙基纤维素（ethyl cellulose，EC）　化学稳定性高，适用于多种药物的微囊化，但需加增塑剂改善其可塑性。不溶于水、甘油和丙二醇，可溶于乙醇，遇强酸易水解，故对强酸性药物不适宜。

（4）甲基纤维素（methyl cellulose，MC）　在水中溶胀成澄清或微浑浊的胶体溶液；在无水乙醇、三氯甲烷或乙醚中不溶。用作成球材料的用量为 10～30g/L，亦可与明胶、羧甲基纤维素钠、聚乙烯吡咯烷酮（PVP）等辅料复合使用，制备复合成球材料。

（5）羟丙基甲基纤维素（hydroxylpropylmethyl cellulose，HPMC）　溶于水及大多数极性和适当比例的乙醇-水、丙醇-水、二氯乙烷等，在乙醚、丙酮、无水乙醇中不溶，在冷水中溶胀成澄清或微浊的黏性胶体溶液。HPMC 水溶液具有表面活性，透明度高，性能稳定，因其具有热凝胶性质，加热后可形成凝胶析出，冷却后再次溶解。

（6）羟丙基甲基纤维素邻苯二甲酸酯（hydroxylpropylmethyl cellulose phthalate，HPMCP）　易溶于丙酮、丙酮-乙醇、甲醇-二氯甲烷和碱溶液，不溶于水、酸溶液，常用于肠溶微囊的制备。物理化学性质稳定，成膜性好，无副作用。

3. 合成高分子材料

合成材料按降解性可分为生物降解材料和非生物降解材料两类。生物降解并可生物吸收的材料受到普遍重视并得到广泛应用。

（1）聚酯类　常用的羟基酸单体是乳酸（lactic acid）和羟基乙酸（glycolic acid）。乳酸包括 D-型、L-型及 DL-型，直接由其中一种缩合得到的聚酯分别用 P（D）LA、P（L）LA 和 P（DL）LA 表示。由羟基乙酸缩合得到的聚酯用 PGA 表示。聚酯类常用聚乳酸和乳酸-羟基乙酸共聚物两种。

聚乳酸（polylactic acid，PLA）是可以利用乳酸直接缩聚而得到的聚合物，其分子量较小。制备高分子量聚乳酸需以丙交酯（lactide）作为原料，通过开环聚合实现。PLA 的分子量越高，在体内的分解越慢。PLA 不溶于水和乙醇，可溶于二氯甲烷、氯仿、三氯乙烯和丙酮等。作为药用辅料，PLA 常用作缓释骨架材料、微囊囊膜材料和微球成球体材料，无毒、安全，在体内可慢慢降解为乳酸，最后代谢为水和二氧化碳。

乳酸-羟基乙酸共聚物（polylactic-coglycolic acid，PLGA）是将乳酸与羟基乙酸共聚得到的。PLGA 不溶于水，能溶解于氯仿、四氢呋喃、丙酮和乙酸乙酯等有机溶剂中。

（2）聚酰胺（polyamide）　系由二元酸与二胺类或由氨基酸在催化剂的作用下聚合而制得的聚合物，也称尼龙（nylon）。对大多数化学物质稳定，无毒、安全，在体内不分解，不吸收，常供动脉栓塞给药。聚酰胺可溶于苯酚、甲酚、甲酸等，不溶于醇类、酯类、酮类和烃类，不耐高温，在碱性溶液中稳定，在酸性溶液中易破坏。

（3）聚酸酐（polyanhydrides）　其基本结构是（—CO—R_1—CO—O—）、（—CO—R_2—CO—O—），其中 R_1、R_2 的单体有链状也有环状的，有脂肪族聚酸酐、芳香族聚酸酐、不饱和聚酸酐、可交联聚酸酐等。聚合酸酐的平均相对分子质量为 2000～200000。聚酸酐也是生物降解性的，不溶于水，可溶于二氯甲烷、氯仿等卤代溶剂，制备微球时也可采用加热熔化的方法。

三、微囊的制备

微囊的制备方法主要分为物理化学法、化学法和物理机械法三大类，其中物理化学法和化学法应用较广泛。具体方法及特点如下。

（一）物理化学法

物理化学法制备微囊是一种将囊心物与囊材在一定条件下形成新相析出制备微囊的方法，也称为相分离法（phase separation）。微囊由囊心物和囊材组成，囊心物（core materials）即被包裹的物质，它可以是固体或液体。囊心物除主药以外，还可以加入附加剂，如稳定剂、稀释剂以及控制药物释放速度的阻滞剂等。物理化学法制备微囊大体可分为囊心物的分散、囊材的加入、囊材的沉积、微囊的固化四步，如图 3-1 所示。根据形成新相的方法不同，可分为凝聚法（coacervation）、溶剂-非溶剂法（solvent-nonsolvent method）、改变温度法、液中干燥法。

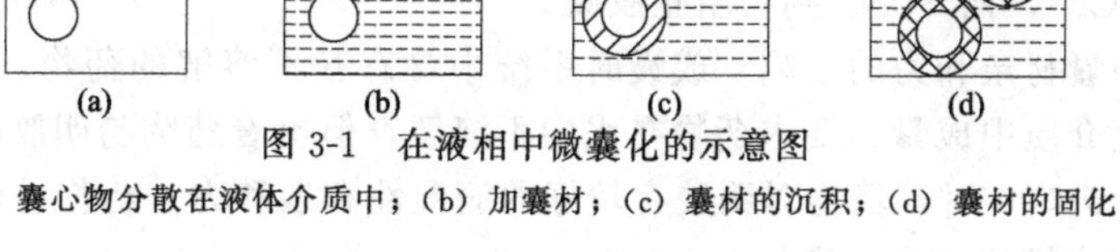

图 3-1　在液相中微囊化的示意图

（a）囊心物分散在液体介质中；（b）加囊材；（c）囊材的沉积；（d）囊材的固化

1. 单凝聚法（simple coacervation）

系指在一种高分子囊材溶液中加入凝聚剂以降低囊材的溶解度而凝聚成囊的方法。

基本原理：以一种高分子化合物为囊材，将囊心物分散在囊材中，然后加入凝聚剂，如乙醇、丙醇等强亲水性非电解质或硫酸钠溶液、硫酸铵溶液等强亲水性电解质析出凝聚成囊。由于囊材微粒水合膜中的水与凝聚剂结合，致使体系中囊材的溶解度降低而凝聚形成微囊。但是这种凝聚是可逆的，一旦解除形成凝聚的这些条件，就可发生解凝聚，使形成的囊很快消失。根据囊材性质，使凝聚囊材固化，使之长久地保持囊形，不凝结、不粘连，成为不可逆的微囊。

以明胶微囊为例来说明单凝聚法制备微囊。明胶在水中溶胀，在大量的水中形成溶液，在低温下，该溶液脱水而析出，这种相分离现象称为胶凝（gelation）。在大量的电解质、醇类以及酮的存在下也可以发生胶凝。明胶在 pH＜等电点的溶液中带正电荷，和醛类发生氨醛缩合，使明胶分子相互交联、固化。

为了找出适宜的处方比例，可先制作三元相图，确定其发生胶凝的区域。图 3-2 表示溶解在水中的明胶加入凝聚剂硫酸钠时出现了相分离区域。由图 3-2 可知，明胶在 20%以下、硫酸钠在 7%～15%可以胶凝，即可用于制备明胶微囊。明胶微囊的工艺流程如下：

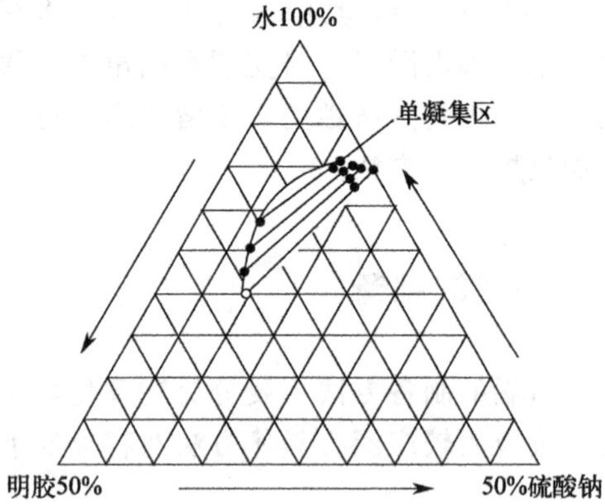

图 3-2　明胶-水-硫酸钠的三元相图

(1) 将固体粉末或液体药物分散在已经配好的 3%～5%明胶溶液中（50℃），搅拌均匀，如果药物是固体粉末，将形成混悬剂；如果是油性药物，将形成乳剂，这时明胶起乳化作用。

(2) 将混悬液或乳状液用 10%醋酸调节 pH 至 3.5～3.8，加入 60%硫酸钠溶液，使明胶凝聚成囊，此时明胶为囊材。

(3) 另加入硫酸钠稀释液，在 15℃条件下将上述体系稀释至其体积的 3 倍。这里应当注意，稀释用硫酸钠溶液的浓度应比凝聚成囊体系中的硫酸钠浓度高 1.5%。如成囊时系统中所用的硫酸钠为 a%（质量浓度），则作为稀释液的硫酸钠浓度应当为（a+1.5）%（质量浓度），以防止稀释液中盐的浓度过高或过低导致成囊粘连成团或溶解。

(4) 加入 37%甲醛水溶液作为交联剂固化微囊。交联剂反应的最佳 pH 为 8～9。

(5) 水洗、过滤、干燥后，可得明胶微囊。

影响微囊形成的因素如下：

(1) 囊材浓度和胶凝温度的影响　在一定浓度的囊材溶液中，温度升高，不利于胶凝，而温度降低则有利于胶凝。胶凝温度还与高分子材料浓度有关，浓度高则胶凝温度高，浓度低则胶凝温度低。

(2) 电解质的影响　电解质影响胶凝，而起胶凝作用的主要是阴离子。常用的阴离子是 SO_4^{2-}，其次是 Cl^-，而 SCN^- 则可阻止胶凝。

(3) 药物与囊材亲和力的影响　成囊时系统中含有互不溶解的药物、凝聚相和水三相。单凝聚法在水性介质中成囊，要求药物在水中不溶解，但也看药物与明胶的亲和力。一般来说，0°＜接触角 θ＜90°时，药物对明胶有较好的润湿性和亲和力，药物易被包裹成囊。药物或囊心物过于亲水或疏水均不易包入。

（4）酸碱度的影响　A 型明胶最适成囊 pH 范围为 3.2～3.8，此时明胶分子中有较多的—NH_3^+，可吸附大量的水分子，使凝聚囊的流动性改善，易于成囊；若 A 型明胶在 pH10～11 则不能成囊。B 型明胶的等电点低（pH4.7～5.0），制备时不调 pH 亦可成囊。

（5）交联剂的影响　加入交联剂可阻止已成囊重新溶解或粘连。常用的交联剂为甲醛，其与明胶交联形成不可逆的微囊，最佳 pH 为 8～9；若药物不适于在碱性环境中成囊，交联剂可改为戊二醛，在中性介质中使明胶交联。戊二醛通过希夫反应（Schiff reaction）使明胶交联固化：

$$R—NH_2+OHC\text{⫷}CH_2\text{⫸}_3CHO+H_2N—R'\longrightarrow RN=CH\text{⫷}CH_2\text{⫸}_3CH=NR'+2H_2O$$

单凝聚法常用的囊材除明胶、CAP 外，还可用白蛋白、EC 等。

2. 复凝聚法（complex coacervation）

系指利用两种具有相反电荷的高分子材料作为复合囊材，将囊心物分散、混悬或乳化在囊材的水溶液中，在一定条件下交联且与囊心物凝聚成囊的方法。

例如以明胶和阿拉伯胶作囊材，复凝聚成囊的原理如下：明胶分子结构中的氨基酸在水溶液中可以离解形成—NH_3^+ 和—COO^-。pH 低时，—NH_3^+ 的数目多于—COO^-；相反，pH 高时，—COO^- 的数目多于—NH_3^+；在两种电荷相等时的 pH 即为等电点。pH 在等电点以上明胶分子带负电荷，在等电点以下明胶分子带正电荷；在水溶液中阿拉伯胶分子仅解离形成—COO^-。将明胶溶液和阿拉伯胶溶液混合后，调节 pH 至 4～4.5，明胶的正电荷达到最高量，与负电荷的阿拉伯胶结合成为不溶性复合物，凝聚形成微囊，且生成量最大。以明胶和阿拉伯胶为囊材的复凝聚法工艺流程如图 3-3 所示。

复凝聚法中的水、明胶、阿拉伯胶三者的组成与产生凝聚现象的关系可由图 3-4 说明。阴影区 K 是低浓度的明胶和阿拉伯胶产生凝聚的复凝聚区，即形成微囊的区域；曲线以下（P）为两溶液不能混溶的相分离区，故不能成囊；曲线以上（H）为两溶液能混溶但不能囊化的溶液区。例如 A 点的溶液组成为 10％明胶、10％阿拉伯胶和 80％水，沿着 A→B 虚线加水稀释进入凝聚区才能发生凝聚。这一实验说明两溶液发生凝聚时，除 pH 为主要条件外，浓度也是重要的条件之一。

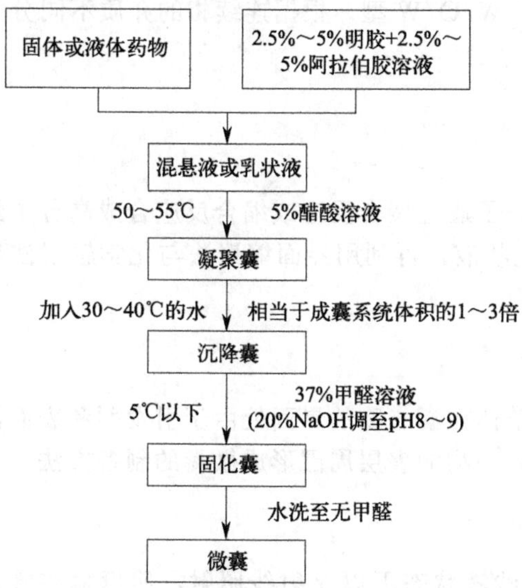

图 3-3　复凝聚法制备明胶-阿拉伯胶微囊的工艺流程

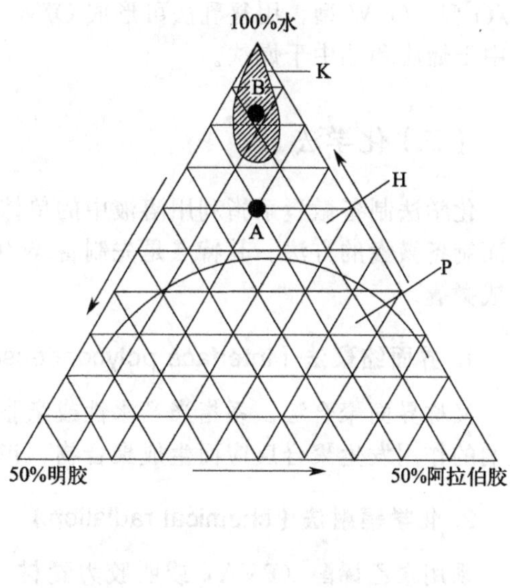

图 3-4　明胶和阿拉伯胶水溶液中（pH4.5）复凝聚的三元相图

采用单凝聚法和复凝聚法制备微囊时，药物表面应能被囊材溶液润湿，因此在某些情况下可适当加入润湿剂。此外，还应控制温度等，保持凝聚物具有一定的流动性，这也是保证良好囊形的必要条件。

天然植物胶如桃胶、杏胶、海藻酸盐及果胶等，纤维素衍生物如 CAP、CMC-Na 等同阿拉伯胶一样都含有—COOH 及—COO—，均能与明胶复凝聚，故也可用作复凝聚法制备微囊的囊材。此外，海藻酸盐-聚赖氨酸、海藻酸盐-壳聚糖、海藻酸-白蛋白、白蛋白-阿拉伯胶等组合也可作为复凝聚法囊材。

3. 其他方法

(1) 溶剂-非溶剂法（solvent-nonsolvent method） 系将囊材溶液加入一种对该聚合物不溶的液体（非溶剂）中，引起相分离而将囊心物包成微囊的方法。本法所用的囊心物可以是水溶性、亲水性的固体或液体药物，但在包囊溶剂与非溶剂中均不溶解，也无化学反应发生。本法使用的囊材种类很多，部分囊材及其溶剂和非溶剂的组合见表 3-1。

表 3-1 部分囊材及其溶剂和非溶剂的组合

囊材	溶剂	非溶剂
乙基纤维素	四氯化碳(或苯)	石油醚
醋酸纤维素	丁酮	异丙醚
聚氯乙烯	四氢呋喃(或环己烷)	水(或乙二醇)
聚乙烯	二甲苯	正己烷
聚醋酸乙烯酯	氯仿	乙醇
苯乙烯-马来酸共聚物	95%乙醇	乙酸乙酯

(2) 改变温度法 通过控制温度制备微囊。如用白蛋白作囊材时，先制成 W/O 型乳剂，再升高温度将其固化；用蜡类物质作囊材时，可先在高温下熔融，药物混悬于或溶解于其中，制成 O/W 型乳剂，然后降温固化成囊。

(3) 液中干燥法（in-liquid drying） 系指先把囊材溶液作为分散相分散于不溶性的溶剂中形成乳剂，然后除去乳滴中的溶剂而固化成囊的方法。根据所用溶剂的不同，可形成 W/O 型、O/W 型，用复乳法可形成 O/W/O 型、W/O/W 型。根据连续相的介质不同分为水中干燥法和油中干燥法。

（二）化学法

化学法制备微囊系指利用溶液中的单体或高分子通过聚合反应或缩合反应合成高分子囊材而制备微囊的方法。其特点是先制备 W/O 型乳状液，再利用界面缩聚法与化学辐射法制备成微囊。

1. 界面缩聚法（interface polycondensation）

又称界面聚合法。系指当亲水性或亲脂性的单体在囊心物的界面处由于引发剂和表面活性剂的作用发生聚合反应而生成聚合物，包裹在囊心物的表层周围形成微囊的制备方法。

2. 化学辐射法（chemical radiation）

系用聚乙烯醇（PVA）或明胶为囊材，在乳状液状态下以 γ 射线照射，使囊材在乳状液表面发生交联而成囊的方法。将得到的 PVA 或明胶微囊浸泡于药物的水溶液中，使其吸收药物，干燥后即得含药微囊。此法特点是工艺简单，成型容易，微囊大小在 50μm 以下。

由于囊材是水溶性的，交联后能被水溶胀，因此凡是水溶性的固体药物均可采用，但由于辐射条件所限，目前应用不多。

（三）物理机械法

主要是借助流化技术，使囊心物与囊材的混合液同时分散成雾滴并迅速蒸发或冻结成微囊，或将囊心物单独分散、悬浮，用囊材包被而成。常用的有喷雾干燥法、喷雾冷凝法、空气悬浮法等。物理机械法制备的微囊一般不适用于注射给药，主要是原材料和微囊产品的灭菌较困难。

四、微球的制备

微球的制备方法与微囊的制备方法大体相似，制备微囊的大多数囊材也可用作微球的载体。根据药物、载体材料的性质以及制备条件不同形成微囊或微球。目前，制备微球的常用方法主要有乳化分散法、凝聚法及聚合法三种。根据所需微球的粒度与释药性能及临床给药途径不同，可选用不同的制备方法。

（一）乳化分散法

乳化分散法（dispersion and emulsification）系指药物与载体材料溶液混合后，将其分散在不相溶的介质中形成类似于油包水（W/O）或水包油（O/W）型乳剂，然后使乳剂内相固化、分离制备微球的方法。

1. 加热固化法（heat solidification）

系指利用蛋白质受热凝固的性质，在 100～180℃的条件下加热使乳剂的内相固化、分离制备微球的方法。常用的载体材料为血清白蛋白，药物必须是水溶性的。常将药物与25%白蛋白水溶液混合，加到含适量乳化剂的油相（如棉籽油）中，制成油包水的初乳；另取适量油加热至 100～180℃，控制搅拌速度将初乳加入热油中，约维持 20min，使白蛋白乳滴固化成球，用适宜溶剂洗涤除去附着的油，过滤、干燥即得。

2. 交联剂固化法（crosslinking solidification）

系指对于一些遇热易变质的药物可采用化学交联剂如甲醛、戊二醛、丁二酮等使乳剂内相发生分子间交联，形成固态网络结构而制备微球的方法。要求载体材料具有水溶性并可达到一定浓度，且分散后相对稳定，在稳定剂和匀化设备配合下使分散相达到所需大小。常用的载体材料有白蛋白、明胶等。

3. 溶剂蒸发法（solvent evaporation）

系指将水不溶性载体材料和药物溶解在油相中，再分散于水相中形成 O/W 型乳液，蒸发内相中的有机溶剂，从而制得微球的方法。

（二）凝聚法

凝聚法（coacervation）：在药物与载体材料的混合液中，通过外界物理化学因素的影响，如用反离子、脱水、溶剂置换等措施使载体材料的溶解度发生改变，凝聚载体材料，从而包裹药物自溶液中析出。凝聚法制备微球的原理与微囊制备中的复凝聚法基本一致。常用的载体材料有明胶、阿拉伯胶等。

（三）聚合法

聚合法（polymerization）是以载体材料单体通过聚合反应，在聚合过程中将药物包裹，形成微球。此种方法制备微球具有粒径小、易于控制等优点。

1. 乳化/增溶聚合法（emulsion/solubilization polymerization）

系将聚合物的单体用乳化或增溶的方法高度分散，然后在引发剂的作用下使单体聚合，同时将药物包裹制成微球的方法。该法要求载体材料具有良好的乳化性和增溶性，且聚合反应易于进行。

2. 盐析固化法（salting-out coagulation）

又称交联聚合法，与单凝聚法制备微囊的原理类似，向含有药物的高分子单体溶液中加入适量的盐类沉淀剂如硫酸钠使溶液浑浊而不产生沉淀，制得的颗粒粒径为 1～5μm，然后再加入交联剂固化，可得到稳定的微球。

五、影响微囊与微球粒径的因素

粒径是微囊、微球的重要质量指标。口服粒径小于 200μm 的微囊或微球时，在口腔内无异物感。粒径还直接影响药物的释放、生物利用度、载药量、有机溶剂残留量以及体内分布与靶向效果。微囊及微球在制备过程中，其处方和工艺均会对粒径大小产生一定影响，具体影响因素有以下方面。

（一）影响微囊粒径的因素

1. 囊心物的大小

要求微囊的粒径约为 10μm 时，囊心物粒径应达到 1～2μm；要求微囊的粒径约为 50μm 时，囊心物粒径应在 6μm 以下。对于不溶于水的液态药物，用相分离法制备微囊，可先乳化再微囊化，可得到粒径均匀的微囊。

2. 囊材的用量

一般药物粒子越小，其表面积越大，要制成囊壁厚度相同的微囊，所需的囊材越多。在囊心物粒径相同的条件下，囊材的用量越多，微囊的粒径越大。

3. 制备方法

采用相分离法制备微囊，微囊粒径可小至 2μm；物理机械法制备微囊，其粒径一般大于 35μm。

4. 制备温度与搅拌速度

一般在不同温度下制得的微囊的收率、大小及其粒径分布均不同。一般来说，温度越低，粒径越大。在一般情况下，搅拌速度直接影响微囊的粒径大小，搅拌速度越大，粒径越小，有时搅拌速度过高，也可导致微囊合并生成较大的微囊。

5. 附加剂的浓度

附加剂的浓度影响微囊的粒径，但浓度与粒径不一定是正比或反比关系。如采用界面缩聚法制备微囊，在搅拌速度一致的情况下，分别加入0.5%与5%的司盘85，则分别得到100μm和20μm的微囊。又如采用PLGA为囊材，制备醋炔诺酮肟微囊时，加入高分子保护剂明胶的浓度不同，则微囊的粒径不同：1%、2%和3%明胶制得的微囊粒径分别约为70μm、80μm和60μm。

（二）影响微球粒径的因素

1. 药物浓度

药物浓度影响粒径与药物加入的方法有关。将药物加入微球中有两种方法：一种是药物在形成微球的过程中掺入微球内部；另外一种是先制备空白微球，再吸附药物从而将药物加入微球内部。随着药物浓度的增加、微球载药量的增加，微球的粒径也会变大。

2. 附加剂的影响

表面活性剂通过降低分散相与分散介质间的界面张力，改变制备过程中乳滴的大小，从而影响粒径的大小。不同的表面活性剂制备的微球不一定相同。分散介质不同对微球的粒径影响较大。

3. 制备方法

粒径对制备方法的依赖性较大，不同的制备方法可能得到的微球粒径不一定相同。同一种制备方法，采取不同的处理过程，得到的微球粒径也可不同。

4. 搅拌速度与乳化时间

一般来说搅拌速度快，微球粒子小，超声处理比搅拌法制备的微球粒子更小。乳化时间越长，微球粒子越小，粒度分布越均匀。

此外，固化时间和温度，交联剂、催化剂的用量和种类，Y射线的强度和照射时间等均对制备的微球大小有影响。

六、质量评价

（一）形态、粒径及其分布的检查

微囊与微球的外观及形态可采用光学显微镜观察，粒径＜2μm的可采用扫描电镜、透射电镜或原子力显微镜观察，均应提供照片。

应采用适当的仪器测定微粒的粒径平均值及其分布的数据或图形。测定方法有显微镜法、电子显微镜法、激光散射法和库尔特计数法等。粒径分布的表示法有重量分布法、体积分布法、数目分布法等。也可采用跨度（span）评价粒径分布，可按照式(3-1) 计算：

$$跨度=\frac{D_{90\%}-D_{10\%}}{D_{50\%}} \tag{3-1}$$

式中，$D_{90\%}$、$D_{10\%}$和$D_{50\%}$分别指低于一定百分率的微球的粒径，跨度越小，粒径分布越均匀。这种参数衡量粒径的分布，有利于质量检验与评价。

（二）载药百分量与包封率的检查

载药百分量（drug loading rate）是指微囊或微球中所包载药物的质量分数。一般采用溶剂提取法测定载药百分量。溶剂的选择原则为应使药物最大限度地溶出而最少溶解囊材，溶剂本身也不应当干扰测定。载药百分量可由式(3-2) 求得：

$$\text{载药百分量}(\%)=\frac{\text{微囊或微球中所含药物量}}{\text{微囊或微球的总量}}\times 100\% \tag{3-2}$$

包封率（entrapment efficiency）是指被实际包载于微囊或微球中的药物重量与制备时投入药物重量的比值百分数。包封率可由式(3-3) 求得：

$$\text{包封率}(\%)=\frac{\text{微囊或微球中所包载药物的量}}{\text{制备微囊或微球时投入的药物总量}}\times 100\% \tag{3-3}$$

制备微囊或微球时投入的药物一般会有一些没有被包载入微粒内，呈现为“游离状态”或被吸附在器皿或颗粒表面，应当通过适当方法如凝胶色谱柱法、离心法或透析法进行分离后测定。微粒制剂的包封率一般不得低于80%。

（三）释药速度的检查

为了掌握微囊、微球中药物的释放规律、释放时间，必须进行释药速度的测定。根据微囊、微球的特点，可采用《中华人民共和国药典》2020年版四部通则（0931）溶出度与释放度测定法进行测定。

（四）有机溶剂的限度检查

在生产过程中引入有害溶剂时，其残留量应当符合《中华人民共和国药典》2020年版四部通则（0861）残留溶剂测定法的要求。凡未规定限度的溶剂，可依据毒理试验结果或参考国际标准（如ICHQ3C指南）制定有害溶剂残留量的测定方法与限度。

（五）突释效应或泄漏率的检查

药物在微粒制剂中一般有三种情况，即吸附、包入或嵌入。

在体外释放试验时，表面吸附的药物会快速释放，称为突释效应（burst effect）。开始0.5h内的释放量要求低于40%。若微囊、微球产品分散于液体介质中贮存，应检查泄漏率，可由式(3-4) 计算：

$$\text{泄漏率}(\%)=\frac{\text{产品在贮存一定时间后渗漏到介质中的药量}}{\text{产品在贮存前包封的药量}}\times 100\% \tag{3-4}$$

（六）其他检查

微囊或微球制剂的质量控制，除应当符合《中华人民共和国药典》2020年版四部的相关指导原则要求外，还应当符合注射剂的规定。若微囊、微球制成缓释、控释、迟释制剂，则还应符合其相应指导原则的有关规定。

第二节 纳米粒

一、概述

（一）纳米粒的概念

纳米粒（nanoparticles）是指粒径在1～1000nm的粒子。药剂学中所指的药物纳米粒一般是指10～100nm的含药粒子。药物纳米粒主要包括药物纳米晶和载药纳米粒两类。

1. 药物纳米晶

药物纳米晶（drug nanocrystals）是将药物直接制备成纳米尺度的药物晶体，并制备成适宜的制剂以供临床使用。相对于普通药物制剂，药物纳米晶展现出诸多显著优势。由于药物制成纳米晶后其溶解度和溶出速度都会明显改善，因而本书将其归于速释药物递送系统具体介绍。

2. 载药纳米粒

载药纳米粒（drug carrier nanoparticles）是将药物以溶解、分散、吸附或包裹于适宜的载体或高分子材料中形成的纳米粒。一般由药物与天然高分子物质或合成高分子物质构成。

载药纳米粒作为现代药物递送系统的核心方向，当前研究聚焦于新型载体材料的开发与功能优化，纳米脂质体、聚合物纳米粒、无机纳米颗粒（如介孔二氧化硅）及生物源性外泌体等因具备生物相容性、载药效率高和可控释放特性而备受关注。然而，纳米粒规模化生产中的批次均一性控制、载药稳定性不足、体内代谢路径不清晰及潜在长期毒性等问题仍制约其发展。

（二）纳米粒的特点

（1）改善难溶性药物的口服吸收　在表面活性剂和水等存在的条件下直接将药物粉碎成纳米混悬剂，适合于口服、注射等途径给药，以提高生物利用度。

（2）延长药物的体内循环时间　亲水性材料如聚乙二醇衍生物对纳米载体表面修饰后，该纳米粒在体内可逃避体内网状内皮系统的快速捕获，有利于延长药物在体循环中的暴露时间，增强药物疗效。

（3）增强药物跨越血脑屏障的能力　提高药物的脑内浓度，改善脑内实质性组织疾病和脑神经系统疾病的治疗有效性。

（4）增强药物的靶向性　聚合物纳米粒有利于淋巴系统靶向给药，选择亲脂性材料或对纳米粒进行表面修饰，亲油性表面更容易被淋巴细胞所吞噬。表面连有单克隆抗体或配体的纳米粒可以增加病变部位的靶向性。

（5）可用作生物大分子的特殊载体　纳米载体有利于生物大分子药物的吸收、体内稳定性和靶向性。

（三）载药纳米粒的类型

已研究的载体纳米粒包括纳米脂质体、聚合物纳米囊（polymeric nanocapsules）、聚合物纳米球（polymeric nanospheres）、药质体（pharmacosome）、固体脂质纳米粒（solid lipid nanospheres）、纳米乳（nanoemulsion）和聚合物胶束（polymeric micelle）等，载药纳米粒可制备成适宜的剂型如静脉注射剂或输液剂给药。

1. 纳米脂质体

粒径控制在100nm左右，并用亲水性材料如聚乙二醇进行表面修饰的纳米脂质体在静脉注射后，兼具长循环和隐形或立体稳定的特点，对减少肝脏巨噬细胞对药物的吞噬、提高药物靶向性、阻碍血液蛋白质成分与磷脂等的结合、延长体内循环时间等具有重要作用。纳米脂质体也可作为改善生物大分子药物的口服吸收以及其他给药途径吸收的载体，如透皮纳米柔性脂质体和胰岛素纳米脂质体等。

2. 固体脂质纳米粒

与以磷脂为主要成分的脂质体双分子层结构不同，固体脂质纳米粒（SLN）是由多种类脂材料如脂肪酸、脂肪醇及磷脂等形成的固体颗粒。SLN性质稳定，制备较简便，具有一定的缓释作用，主要适合于难溶性药物的包裹，用作静脉注射或局部给药。它可以作为靶向定位和控释作用的载体。

3. 纳米囊和纳米球

主要由聚乳酸、聚丙交酯-乙交酯、壳聚糖、明胶等高分子材料制备而成。可用于包裹亲水性药物，也可包裹疏水性药物。根据材料的性能，适合于不同给药途径如静脉注射的靶向作用、肌内注射或皮下注射的缓控释作用。口服给药的纳米囊和纳米球也可用非降解性材料制备，如乙基纤维素、丙烯酸树脂等。

4. 聚合物胶束

这是近几年正在发展的一类新型的纳米载体。有目标地合成水溶性嵌段共聚物或接枝共聚物，使之同时具有亲水性基团和疏水性基团，在水中溶解后自发形成高分子胶束，从而完成对药物的增溶和包裹。因为其具有亲水性外壳及疏水性内核，适合于携带不同性质的药物，亲水性的外壳还具备“隐形”的特点。目前研究较多的是聚乳酸与聚乙二醇的嵌段共聚物，而壳聚糖及其衍生物因其优良的生物降解特性正在受到密切关注。

5. 纳米药物

在表面活性剂和水等附加剂存在下，直接将药物粉碎加工成纳米混悬剂，通常适合于包括口服、注射等途径给药，以提高吸收。通过对附加剂的选择，可以得到表面性质不同的微粒。特别适合于大剂量的难溶性药物的口服吸收和注射给药。

二、载体材料

（一）天然高分子材料

天然高分子材料因其安全、来源广泛、性能优良、便于化学结构改造等特点，在制备药物纳米粒中应用广泛，尤其是多糖类和蛋白质类，很早便开始应用于各种药物纳米粒的研究及应用。

1. 多糖类

（1）海藻酸盐 海藻酸盐是一种无支链的阴离子多糖，具有黏膜黏附性和抗氧化活性等生物学特性。它可以通过螯合促氧化金属离子为亲脂性活性物质提供屏障效应，并且可以利用离子诱导形成具有不同特性的凝胶。海藻酸盐纳米载体制备条件温和，适用于负载敏感、易挥发的亲脂性活性物质。有学者研制出一种具有离子响应性和生物相容性的海藻酸盐覆盖纳米粒（Ce-ALG NPs）。这种纳米粒专为β-1,3-葡聚糖（一种有效的伤口愈合剂）设计，旨在用于角膜磨损（CA）的治疗。通过海藻酸钠表面修饰的纳米治疗剂显著提高了眼部生物利用度，从而加速了角膜上皮损伤的恢复。

（2）琼脂糖 琼脂糖作为一种具有优异生物相容性的天然来源多糖，在生物医药领域中是一种良好的载药/控释材料。目前，采用生物/物理/化学修饰方法，改变琼脂糖的分子结构可以获得良好的性能扩展。琼脂糖基的生物材料可以应用于药物递送、组织工程、分离和包被敷料等一系列领域。以癌症应用为例，肿瘤它不仅是一个肿块，而是由肿瘤细胞所组成，肿瘤细胞被包括免疫细胞、肿瘤干细胞在内的一系列基质所包围。化疗、放疗和手术这些常见的治疗方法往往具有包括剂量高、副作用大和特异性差在内的诸多缺点。基于聚合物靶向递送药物体系（水凝胶、纳米颗粒等）可以最大化解决上述问题。还有研究表明，琼脂糖纳米载体可用于递送核酸（DNA）。

（3）壳聚糖 壳聚糖（chitosan）是甲壳素（几丁质）经N-脱乙酰基得到的衍生物。甲壳素（几丁质）、壳聚糖与纤维素三者具有相近的化学骨架结构，其主要区别在于C2位取代基：纤维素在C2位上是羟基，甲壳素、壳聚糖在C2位上分别被一个乙酰氨基和氨基所代替。甲壳素和壳聚糖具有生物降解性、细胞亲和性和生物效应等许多独特的性质，尤其是含有游离氨基的壳聚糖，是天然多糖中唯一的碱性多糖。其结构单元含有羟基、氨基等官能团，可用于连接细胞外或细胞内的靶向配体，从而构建靶向药物载体用于靶向给药治疗。以壳聚糖为载体材料的靶向制剂有很多，主要以纳米粒和微球为主。研究人员设计了一种多功能纳米复合伤口敷料系统（GH-C@Z），其核心由掺铒碳点修饰的ZIF-8纳米异质结（Er-CDs@ZIF-8，简称C@Z）构成。该异质结通过配位自组装方式包封于壳聚糖基质中，随后整合至具有机械韧性与组织黏附性的双网络水凝胶载体（GelMA/PHEAA）。

2. 蛋白质类

（1）白蛋白 白蛋白一般指人血白蛋白，其是人体血浆中最主要的蛋白质，维持机体营养与渗透压。白蛋白纳米粒，是将药物包载于白蛋白纳米粒递送系统中，药物可以通过共价结合在白蛋白的空间结构内，也可以通过物理吸附附着于递送系统的表面，目前也有更先进的技术将药物掺杂入纳米粒的基质中。如果药物吸附于递送系统的表面，存在一定的稳定性和安全性隐患，毕竟物理吸附并非紧密连接。而共价结合于白蛋白的三维结构内或者掺杂于基质中，则能保证药物分子在整个产品周期内不被降解。白蛋白分子上存在许多药物结合位点，可以较好地结合多种药物；另外白蛋白可以作为肿瘤和炎症组织的能量和氨基酸来源在这些部位富集。利用白蛋白制备纳米粒，既可以较好地载药，改善药物特性，也可以增加药物在肿瘤部位的累积，是一种较好的策略。学者利用白蛋白共载多西他赛（DTX）和槲皮苷（QT）形成纳米粒，白蛋白纳米粒可以保护DTX，延长DTX的半衰期，提高DTX的生物利用度，避免正常细胞如血细胞与药物接触从而降低药物的副作用。其中QT通过抑制

P-gp 或者其他外排转运蛋白的表达从而增加 DTX 在肿瘤细胞中的累积，增强 DTX 的抗肿瘤效果。

（2）酪蛋白 酪蛋白是一种磷酸化钙结合蛋白，对酸敏感，pH 值较低时会沉淀。酪蛋白是哺乳动物包括母牛、羊和人奶中的主要蛋白质，酪蛋白是一种具有大脑靶向能力的天然食物蛋白。研究发现薄荷醇修饰的酪蛋白纳米粒子（M-CA-NP）对肿瘤的渗透能力比未修饰的纳米粒子强得多。体内成像进一步证实，M-CA-NPs 比未修饰的纳米粒子表现出更高的脑肿瘤分布。用 HCPT-MCA-NPs 治疗的胶质瘤小鼠的中位生存时间比用游离 HCPT 或 HCPT-CA-NPs 治疗的小鼠显著延长。器官的 HE 染色表明纳米颗粒的安全性可靠。

（3）明胶 明胶是一种从动物胶原蛋白水解而成的天然高分子材料，相对分子质量为 17.5 万～45 万。它在水中形成透明溶液，能够有效包裹药物，通过调节其交联程度和物理性质，控制药物的释放速率，从而提高药物的稳定性和生物利用度。盐酸小檗碱是一种从多种植物中提取的天然生物碱，具有显著的抗菌、抗炎和抗肿瘤活性。明胶载盐酸小檗碱纳米粒是将盐酸小檗碱包裹在明胶基质中形成的纳米颗粒，通常具有较小的粒径，能够提高药物在体内的生物相容性和靶向性。

（二）合成高分子材料

药用合成高分子材料大多有明确的化学结构和相对分子质量，来源稳定，性能优良，可供选择的品种及规格较多。目前用于药物纳米材料的合成高分子材料主要是聚合物如聚氰基丙烯酸烷酯（polyalkylcyano acrylate，PACA）、PLA 和 PLGA。此外还有合成的脂类如硬脂酸酯等。目前，美国 FDA 批准可用于注射给药的载体材料为 PLA 和 PLGA。

三、聚合物纳米粒

纳米聚合物具有许多既异于原子和分子又异于药品的性质。聚合物纳米粒子是纳米聚合物的重要组成部分，聚合物纳米粒（polymer nanoparticle，PN）又称毫微粒，是尺寸大小介于 10～1000nm 的固态胶体颗粒，一般由天然高分子物质或合成高分子物质构成，可作为传导或输送药物的载体。它具有稳定的形态结构，可通过选择聚合物方式和聚合单体从分子水平上来设计合成和制备，且易控制其尺寸大小和粒子的均一性，使之在具有小尺寸效应、表面效应和量子隧道效应的同时，还具有其他特定功能，如温度、pH、电场和磁场等响应性。

由于材料和制备工艺的差异，可以形成纳米球（nanosphere）与纳米囊（nanocap-sule），二者统称纳米粒（图 3-5）。纳米球为基质骨架型结构，药物分散其中或吸附在其表面；纳米囊属药库膜壳型，有一个聚合材料构成的膜壳，药物（一般为液状核）包封于其中，但也可以吸附于其表面。一般而言，纳米粒的表面亲脂性越大，其对调理蛋白的结合力越强。所以增加纳米粒表面的亲水性可以延长纳米粒在体内的循环时间。

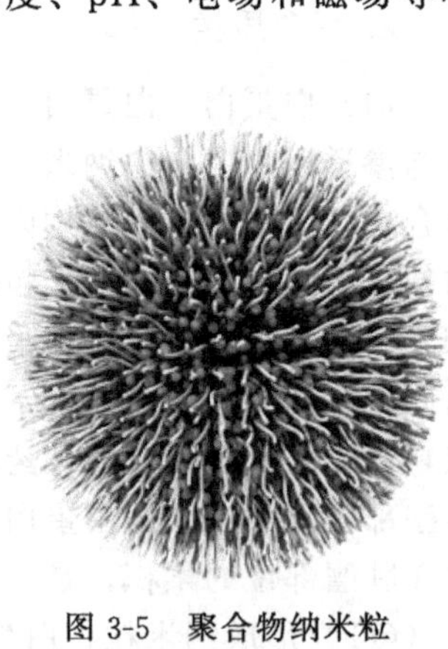
图 3-5 聚合物纳米粒

聚合物纳米粒子的制备方法主要有乳液聚合法、微乳液聚合法、自组装法、有机合成法、分散共聚法（大分子单体法）、机械粉碎法、聚合物后分散形成纳米粒子法、相反转技术和模板法等。这些方法各具显著特点，如微液聚合很容易获得聚合物纳米粒子，但需要大量表面活性剂，表面活性剂残留在产品中很难除净，聚合物性能因此受到很大影响，使其应用受到限制，特别是表面活性剂的存在对纳米粒子在生物体系中的应用十分不利。嵌段共聚物和接枝共聚物在溶液中可以发生自胶束化，从而形成聚合物纳米粒子，这种制备聚合物纳米粒子的方法越来越引起人们的关注。另外，将不同功能性组分组合到聚合物纳米粒子中，将赋予纳米粒子特殊的功能，并具有特殊的应用前景，因此聚合物纳米粒子功能也越来越受到瞩目。

四、固体脂质纳米粒

（一）固体脂质纳米粒的概念及特点

固体脂质纳米粒（solid lipid nanoparticles，SLN）系指以固态的天然或合成类脂，如卵磷脂、三酰甘油等为载体材料，将药物包裹或内嵌于类脂核中，或将药物吸附或包裹于脂质膜中，制成粒径为 50～1000nm 的固体胶粒给药系统，这是第一代脂质纳米粒。固体脂质纳米粒是以脂质材料作为药物载体形成的纳米粒，也称脂质纳米粒（图 3-6）。

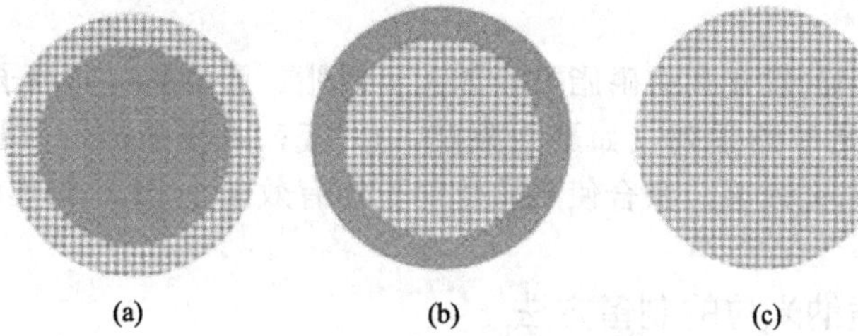

(a)　　(b)　　(c)

图 3-6　固体脂质纳米粒示意图

(a) 药物位于脂质膜；(b) 药物位于类脂核；(c) 药物位于整个脂质纳米粒

SLN 的最大特点：一是采用生理相容性好、毒性低的类脂材料为载体，降低对人体的副作用；二是可采用已有成熟工艺的高压均质法等进行工业化生产。同时，固体基质又使它具有聚合物纳米粒的优点，如可以控制药物的释放、避免药物的降解以及良好的靶向性等，主要适合于载亲脂性药物，亦可先将亲水性药物通过酯化等方法制成脂溶性较强的前体药物后，再制备 SLN。此外，SLN 的水分散系统可以进行高压灭菌，具有长期的物理化学稳定性，也可通过冻干或喷雾干燥法制成固体粉末，然后加工成片剂、胶囊剂、丸剂等剂型，以改善患者的顺应性。

SLN 与传统的载体相比具有独特的优点。但是，初期的 SLN 完全采用高熔点的固态脂质也有一个较大的缺点，即在脂质重结晶的过程中，形成具有较少缺陷的完美晶体，这样便没有足够的空间容纳药物分子，以致载药量低，且在长期贮存的过程中，微粒包载的药物还可能以结晶析出。

为了克服上述缺点，20 世纪 90 年代末人们开发出第二代 SLN：纳米结构脂质载体（nanostructured lipid carriers，NLC）和药脂结合体（lipid drug conjugate，LDC）。NLC 包括三种类型：①缺陷型，将空间结构不同的固体脂质混合，从而增大甘油酯脂肪链间的距离而导致结晶缺陷，可以提高载药量；②多元型，固体脂质中添加一定量的液态脂质，由于相分离而在固体脂质中形成许多油相小室，药物溶解在液态油中；③无定形，某些特定固体脂质（如羟基硬脂酸酯和异丙豆蔻酸酯）混合使用时，可避免冷却过程中结晶形成及晶型转换，从而有效降低药物析出。目前，已经开发出局部给药的NLC，且其在注射给药方面存在巨大的潜力。LDC是将药物与固体脂质通过成盐反应或形成共价键结合在一起，加入一定的乳化剂高压均质形成纳米颗粒，可以超细小的囊状、胶束或聚集体存在，一般粒径范围为10～200nm。药物与脂质结合，可大大提高亲水性药物的包封率，且可避免各种传统药物载体存在的药物从载体中渗漏或骨架没有足够稳定性的缺陷。

（二）固体脂质纳米粒的制备材料

通常制备材料按组分可以分为固体脂质和乳化剂两类。

（1）固体脂质　用于制备SLN的固体脂质材料有多种，针对不同的给药途径，应使用不同的脂质材料。常用的高熔点脂质为生理相容性好、可生物降解的饱和脂肪酸甘油酯、脂肪酸、混合脂质等。包括：三酰甘油类，如三棕榈酸甘油酯、三硬脂酸甘油酯、单硬脂酸甘油酯、二十二酸甘油酯；脂肪酸类，如硬脂酸、棕榈酸等；类固醇类，如胆固醇；蜡质类，如鲸蜡醇十六酸酯、鲸蜡醇棕榈酸酯等。其中硬脂酸应用较多，因硬脂酸是机体脂肪的主要成分和能量来源，作为一种长链饱和脂肪酸，在室温下呈固态，理化性质稳定，体内有现成的降解途径，生理相容性好，是一种理想的载体材料。此外也可通过使用混合脂质来提高载药量。

（2）乳化剂　常用的乳化剂有磷脂类，如大豆磷脂、卵磷脂；非离子表面活性剂类，如泊洛沙姆系列、聚山梨醇酯系列（如聚山梨酯80）等；胆酸盐类，如胆酸钠、甘胆酸钠、牛磺胆酸钠等。许多研究表明，联合使用乳化剂更能有效阻止SLN聚集而保持其稳定性。

（三）固体脂质纳米粒的制备方法

1. 高压均质法

高压均质法是目前最有效、可靠和常用的SLN生产方法，市场上有不同规格的高压均质机可供选择，也可以利用现有的静脉乳生产线进行工业化大生产。包括两种基本技术，即热均质法和冷均质法。

（1）热均质法　热均质法是在高于脂质熔点温度以上制备SLN，载药熔融脂质和相同温度的水、乳化剂的初乳可以用高剪切混合设备制备，再在脂质熔点以上温度进行初乳的高压均质，冷至室温或以下即得。SLN粒径与均质压力和均质次数有关，一般来说，温度越高，由于内相的黏度降低，SLN粒径越小，但同时高温也使药物和载体的降解增加。

（2）冷均质法　由于热均质法存在高温易诱导热稳定性差的药物降解等问题，因此冷均质法发展起来。该法是将药物溶解于熔融脂质材料中，由于低温能够增加脂质的脆碎度从而有助于粒子的粉碎，故物料固化后应在液氮或干冰等介质中快速冷却，用球磨机粉碎成粒径为50～100μm的粉末，然后在高速搅拌下分散于冷的表面活性剂溶液中得到初乳。再将初乳于室温下以更高压力通过高压均质机多次循环，就得到SLN。冷均质法可以克服由于高温引起的敏感性药物降解，降低均质过程中药物在水相中的分布，同时避免纳米乳结晶步骤复杂化所引起的几种中间相的形成，适用于对热不稳定的药物和熔点低的脂类，但制备的SLN具有较大的粒径和较广的粒子分布。

高压均质法用于SLN的大生产不存在明显的技术障碍，因为其生产工艺与现有的静脉脂肪乳等很接近，包括灭菌方法都是相似的。

2. 微乳法

又称乳化-分散法，先将低熔点的脂肪酸（如硬脂酸）在 65～70℃下加热熔化，再加入药物、乳化剂、辅助乳化剂和水制成外观透明、热力学稳定的 O/W 型微乳，搅拌条件下将微乳分散至 2～3℃的冷水中，即可形成 SLN 分散体系，一般微乳和水的体积比为 1∶(25～50)。冷却时，微乳和冷水的温度差对制备小粒径的 SLN 非常重要，微乳中的油滴快速结晶有助于形成小粒径的 SLN，并且避免油滴之间的融合。与高压均质法相比，微乳分散法制备设备简单，不需耗费大量能量。缺点是稀释步骤使得分散液的固体含量较低，且需要使用大量的乳化剂和辅助乳化剂。

3. 溶剂乳化挥发法

溶剂乳化挥发法是将药物与脂质溶于有机溶剂中构成油相，将表面活性剂溶于水中构成水相，加热至相同温度，在机械搅拌下将油相倾入水相中，继续搅拌将有机溶剂蒸发，所得混合物快速分散于另外的低温水相中，搅拌即得。此方法装置简单，操作简便，但是制备过程中使用的有机溶剂难于除尽，使药物具有潜在的毒性，而且制备过程中易析出晶体。

4. W/O/W 型复乳法

本法以溶剂乳化挥发法为基础，用于制备亲水性药物 SLN。亲水性药物被包裹在 W/O/W 型复乳的内水相中，同时还需在内水相中加入稳定剂以阻止在有机溶剂挥发的过程中药物分配到外水相。

5. 薄膜-超声分散法

此方法与制备脂质体的方法相似，具体为：将脂质材料和药物等溶在合适的有机溶剂中，减压除去有机溶剂，成膜，注入适量的乳化剂水溶液，超声分散，即可制成粒径小而且分布均匀的 SLN。该方法操作简单，易于控制。

另外，还有溶剂乳化扩散法、溶剂分散凝聚法、熔融-高速剪切超声法等制备 SLN 的方法，在此不再赘述。SLN 与脂质体类似，除应符合药典有关制剂通则的规定外，还要对 SLN 的形态、粒径及其分布、表面电位、再分散性、载药量、包封率、突释效应/泄漏率、有机溶剂残留量等项目指标进行控制。

（四） SLN 作为药物载体的应用

1. 作为口服给药系统的载体

SLN 可直接以液体形式口服，或经冷冻干燥、喷雾干燥制成粉末后再加工成其他剂型口服，如片剂、丸剂、粉剂、胶囊等。将难溶性药物或易被胃酸破坏的药物，如抗生素、多肽类、酶类药物等制成 SLN 口服制剂后，具有独特的药物保护作用及明显的纳米粒整体淋巴吸收特性，还可提高药物的生物利用度，减少不规则吸收。

2. 作为注射给药系统的载体

SLN 注射给药途径主要包括静脉注射、皮下注射、肌内注射、关节腔注射、腹腔注射等。研究较多的是 SLN 静脉注射给药。SLN 平均粒径均小于 1μm，可以制成胶体溶液或冻干粉针，或喷雾干燥后用于静脉注射，不会引起血液凝块、聚结及毛细血管栓塞，可以达到缓释、靶向的目的。

3. 作为肺部给药系统的载体

SLN 水分散体雾化后形成气溶胶可用于肺部给药，其最大优点是可以控制药物释放，延长释放时间，且雾化前后粒径分布基本一致，仅观察到少量粒子聚结，对肺部给药不会产生明显的影响。与聚合物纳米粒相比，SLN 可较快降解，具有较好的生理相容性和耐受性。肺部的吞噬细胞极易吞噬 SLN 用于治疗肺部单核吞噬细胞 MPS 系统感染，尤其像真菌等感染，使用传统治疗药物载体难以到达感染菌体。

此外，SLN 作为经皮给药系统、眼部给药系统等的载体，具有促进药物吸收、控制药物释放、提高疗效的作用。

（五）固体脂质纳米粒存在的问题

虽然 SLN 给药系统自身具备诸多优点，应用前景广阔，但目前还存在着一些不足之处。

1. 载药量低

SLN 载药量一般只有 1%～10%。通常采用单一的脂质材料载药量有限，且药物易从晶格中漏出。使用甘油单酯、双酯和三酯的混合物作为脂质材料或由不同链长脂肪酸组成混合脂质可降低结晶度，以容纳更多的药物分子，但混合脂质易形成过冷熔融液而非固态粒子，从而无法达到缓释效果。

2. 突释现象

药物在 SLN 中的分布主要由药物性质（如熔点、极性等）、脂质材料性质、表面活性剂浓度和工艺参数（如制备温度等）决定，若药物熔点高于脂质材料的熔点，冷却时药物会优先凝固形成药物核心，表现出缓释行为和高包封率；若药物熔点低于脂质材料，脂质优先重结晶形成脂质核心，药物分布在其外层，则表现出突释行为和包封率低。药物亲脂性越强，分布于脂质核心的药物就越多；药物分子极性越大，包封率越低。

3. SLN 中药物的渗漏

三酰甘油类脂质在加热或贮存过程中会发生晶型转变，通常是从亚稳态 α 晶型经过 β' 变为具有完整结晶态的 β 晶型，随着晶格的有序性提高，容纳药物的能力降低，药物逐渐渗漏出来。

4. SLN 的稳定性

SLN 的粒径很小，是一种热力学不稳定体系，长期放置的物理稳定性仍然是一个难题。

总之，为了解决上述问题，需要从分子水平上进一步了解 SLN 的结构特征，借助于 NMR、ESR、同步辐射等一些新的手段研究药物与脂质是否真正结合、结合的方式以及 SLN 分散体样品中是否存在游离的脂质或药物的纳米粒子等，以及研究 SLN 在体内生物环境中的吸附与解吸附过程、聚结过程、酶降解情况以及被吞噬细胞吞噬等情况。此外，开发新型脂质材料也是 SLN 未来发展的需要。

五、纳米乳

（一）纳米乳的定义及特点

纳米乳（nanoemulsion），又称微乳（microemulsion），是由水、油、表面活性剂和助表面活性剂等自发形成，粒径为1～100nm的热力学稳定、各向同性，透明或半透明的均相分散体系。纳米乳可过滤除菌，可热压灭菌或离心仍不分层，是胶体分散系统，也是热力学稳定体系。一般来说，纳米乳与普通乳一样也分为三种类型，即水包油型纳米乳（O/W）、油包水型纳米乳（W/O）以及双连续型纳米乳（B. C.），1943年由Hoar和Schulman首次发现并报道了这一分散体系，直到1959年，Schulman才正式提出“microemulsion”这一概念。此后，纳米乳的理论和应用研究获得了迅速发展，尤其在改善药物溶解度、生物利用度及靶向输送等方面显示出广阔前景。纳米乳化技术已渗透到日用化工、精细化工、石油化工、材料科学、生物技术以及环境科学等领域，成为当今国际上具有巨大应用潜力的研究领域。

纳米乳具有许多其他制剂无可比拟的优点：①为各向同性的透明液体，属热力学稳定系统，经热压灭菌或离心也不能使之分层；②工艺简单，制备过程不需特殊设备，可自发形成，纳米乳粒径一般为1～100nm；③黏度低，可减少注射时的疼痛；④具有缓释和靶向作用；⑤提高药物的溶解度，减少药物在体内的酶解，可形成对药物的保护作用并提高胃肠道对药物的吸收，提高药物的生物利用度。因此纳米乳作为一种药物载体受到广泛的关注。

（二）纳米乳的处方组成

纳米乳液系统的成分包括油相、乳化剂、助乳化剂和水等的混合体系。在纳米乳液的处方中，油相包括甘油三酯，如三酰基、二酰基或单酰基甘油、植物油、矿物油、游离脂肪酸等。油相的选择通常基于药物的溶解度。具有高载药量的油相通常用于开发纳米乳液。

纳米乳液的乳化剂种类与普通乳剂一样，天然的有阿拉伯胶、西黄蓍胶、明胶、磷脂与胆固醇等；合成乳化剂中常用的是非离子型的Tween类、Span类、Myrj类、Brij类、poloxamer、聚氧乙烯氢化蓖麻油（Cremophor RH40）、蔗糖脂肪酸酯类和单硬脂酸甘油酯等。乳化剂的选择要参照纳米乳的类型、油相和药物的亲油亲水均值（HLB）值。

助乳化剂能增加乳化剂的溶解度，协助乳化剂降低界面张力，增加界面膜的流动性，调节乳化剂的HLB值，使纳米乳滴能够自发形成。常用的助乳化剂是小分子的醇类，如乙醇、乙二醇、丙二醇、丙三醇、丁醇、戊醇等，还有PEG200、PEG400、PEG600等。

处方组成筛选是制备纳米乳的关键，其目的为获得稳定的纳米乳，获得小至粒径和小至多分散系数的纳米乳，获得具有特定功能的纳米乳。处方筛选实质是确定油相、乳化剂、助乳化剂的种类以及与水相的较佳配比。若处方组成及比例不当，就不能形成纳米乳或形成的纳米乳区域太小，不能达到增溶药物的目的。处方筛选一般通过实验对比并结合相图绘制来进行。相图的绘制有2种方法，一种是三元相图（Ternary phase diagram），另一种是伪三元相图（Pseudo-ternary phase diagram），也称改良的拟三元相图。

（三）纳米乳的制备方法及原理

只要纳米乳的处方选择适当，就能自发形成纳米乳，且与各成分的加入顺序无关。纳米乳制备方法大致可分为机械法和物理化学法两大类。纳米乳是非平衡体系，它的形成需要外加能量，一般来自机械设备或来自化学制剂的结构潜能。利用机械设备的能量（高速搅拌器、高压均质机和超声波发生器）这类方法通常被认为是高能乳化法。而利用结构中的化学潜能的方法通常被认为是浓缩法或低能乳化法。

（1）机械法制备纳米乳剂　机械法制备纳米乳剂的常规过程有两步：首先是粗乳液的制备，通常按照工艺配比将油一水，表面活性剂及其他稳定剂成分混合，利用搅拌器得到一定粒度分布的常规乳液；然后是纳米乳剂的制备，利用动态超高压微射流均质机或超声波与高压均质机联用对粗乳液进行特定条件下的均质处理得到纳米乳剂。

利用高压均质机或超声波发生器能量的方法通常被叫作高能乳化法。研究表明，这些设备能在最短的时间内提供所需要的能量并获得液滴粒径最小的均匀流体。动态超高压微射流均质机在国内外纳米乳剂领域的研究中被广泛应用。超声波乳化在降低液滴粒径方面相当有效，仅仅适用于小批量生产。

（2）低能乳化法　低能乳化法是利用在乳化作用过程中曲率和相转变发生的原理。乳剂转换点 EIP（emulsion inversion point）法由 Marszall 和 Shick 首先发明。在恒定温度下，乳化过程中不断改变组分就可以观察到相转变。Sadurni 等研制的 O/W 型纳米乳剂，粒径小至 14nm，同时还具有高的动力学稳定性。转相乳化 PIT（phase inversion temperature）法由 Shinoda 和 Saito 首先发明。在恒定组分条件下，调节温度得到目标乳化体系。此法在实际应用中多用来制备 O/W 型乳液。研究表明，在不添加任何表面活性剂的情况下，自发的乳化也会产生，并获得纳米乳剂。

（四）纳米乳在药物递送系统中的应用

纳米乳作为一种药物递送载体，不仅能解决难溶性药物的给药问题，还能降低药物不良反应和提高疗效。目前，已经有多个纳米乳的产品上市销售。1988 年，前列地尔载药脂肪乳注射液首先在日本上市。1989 年丙泊酚脂肪乳注射液在美国上市，商品名为得普利麻。为减轻注射引起的疼痛感，2005 年，丙泊酚中长链脂肪乳注射液开发上市。1992 年，氟比洛芬酯注射液在日本上市。

纳米乳在药物递送系统中的应用主要体现在以下几个方面：

1. 提高难溶性药物的溶解度和生物利用度

纳米乳的液滴尺寸通常在 20～500nm 范围内，巨大的界面面积可显著增加难溶性药物（如抗癌药多柔比星 Dox）的溶解度和释放速率。例如，姜黄素（curcumin）通过纳米乳递送可避免降解，并在黑色素瘤细胞中显示出更好的生物活性。对于 BCS Ⅱ类药物（如抗精神病药伊潘立酮），纳米乳通过鼻腔给药可将其口服生物利用度从 28%显著提升。

2. 靶向递送与减少副作用

在癌症治疗中，纳米乳可被动靶向肿瘤组织（EPR 效应），同时通过表面修饰（如壳聚糖）实现主动靶向。例如，载有紫杉醇和植物成分的纳米乳可克服耐药性，而多柔比星纳米乳能减轻心脏毒性；纳米乳还能提高药物的脑部递送能力，通过鼻-脑通路递送神经药物（如帕金森病治疗药物），纳米乳可绕过 BBB，提高脑部药物浓度。

3. 多途径给药适应性

在透皮/黏膜给药中，纳米乳的小尺寸和表面活性剂成分可增强皮肤渗透性，用于局部药物（如抗真菌药硝酸咪康唑）或化妆品成分的递送。口腔黏膜递送则能延长药物滞留时间；2017～2022 年的研究显示，静脉纳米乳在稳定性、载药量和缓释性能上优于聚合物胶束。

4. 保护药物活性与控释

纳米乳可包裹易氧化的生物活性物质（如精油、维生素），提高其抗氧化和抗菌性能。例如，胡椒碱纳米乳的抗菌效果优于游离药物。通过调节配方（如 pH 敏感型乳化剂），可实现药物的环境响应性释放。

5. 联合治疗与诊断（诊疗一体化）

纳米乳可同时负载多种药物（如雷帕霉素、贝伐珠单抗），通过协同作用治疗复杂疾病（如海绵状血管瘤）；部分纳米乳兼具成像功能，可用于癌症的诊疗一体化。

六、纳米胶束

根据国际纯粹与应用化学联合会（IUPAC）的定义，胶束是表面活性剂在溶液中形成的胶体尺寸的聚集体且表面活性剂分子和所形成聚集体之间存在着一种平衡。两亲性聚合物在选择性溶剂中也能形成胶束，即聚合物胶束。利用嵌段聚合物制备的纳米胶束发展于 20 世纪 90 年代，是由具有亲水基团和疏水基团的两亲性嵌段聚合物在水溶液中自组装形成的纳米级大小的独特的核-壳结构，亲水性片段形成外壳，疏水性片段形成内核，粒径一般为 5～100nm。两亲性嵌段聚合物自组装形成胶束是嵌段大分子间两种力，即促使聚合物聚集的引力和阻止其聚集的斥力共同作用的结果，其胶束化过程和小分子表面活性剂形成胶束的过程类似。在很低的浓度下，聚合物以游离的单链形式存在；当浓度高于临界胶束浓度（CMC）时，聚合物链开始自发的聚集以减少共聚物疏水嵌段部分和水相的接触面积，进而疏水嵌段不断缔合形成疏水内核，而亲水的外壳覆盖在外部，形成壳-核形态的胶束结构。

对于难溶性的药物分子，胶束是一种很好的纳米药物控释系统选择。由聚合物形成的纳米胶束具有载药量高、载药范围广、稳定性好、体内滞留时间长、独特的体内分布以及增加药物的稳定性、提高生物利用度和降低毒副作用等特点。这些优点使得纳米胶束作为载体在难溶性药物、靶向给药、基因治疗药物或蛋白质药物载体给药和中药制剂方面具有广阔的应用前景。

（一）纳米胶束的制备方法及影响载药能力的因素

1. 纳米胶束的制备方法

纳米胶束制备方法主要有 3 种：直接溶解、透析法和自组装溶剂蒸发。这主要取决于聚合物在水中的溶解性。水溶性好的聚合物在浓度高于羧甲基纤维素（CMC）时，常温或高温下可直接溶于水，形成透明澄清的胶束溶液；而水溶性不好或难溶于水的聚合物则需先溶于水与有机溶剂［如二甲亚砜（DMSO）、N，N-二甲基甲酰胺（DMF）和四氢呋喃（THF）］形成的混合溶液，再搅拌透析或溶剂蒸发而除去有机溶剂，制成胶束。载药纳米胶束形成过程中，可通过物理、化学结合和静电作用 3 种途径包埋药物。

（1）物理方法　药物与聚合物只需通过物理方法处理，疏水性药物就可直接被裹进胶束内核中。此法操作简单，载药范围广。

① 透析法　学者利用透析法制得两性霉素B的聚乙二醇-聚乳酸胶束。将药物和两亲聚合物于搅拌下溶解于少量DMF中，于45℃的恒温水浴中温育5min，然后将该溶液在搅拌下缓慢滴入一定量的纯化水中。然后将此混合溶液转移至透析袋中，用纯化水透析24h，其间每隔3～4h更换新鲜纯化水，将此透析液冷冻干燥即可。

② 水包油乳状液法　LA等将难溶药溶解于三氯甲烷等有机溶剂，而聚合物以合适的方法先制成澄清的胶束水溶液，然后在剧烈搅拌下，将药物的有机溶液滴入胶束溶液中，形成乳状液，继续在开放系统中搅拌，使有机溶剂挥发，滤去未结合药物与小分子杂质，冷冻干燥即可。此法所得胶束的载药量比透析法略高。

(2) 化学结合法　药物分子与聚合物疏水段的官能团在一定条件下发生化学反应，将药物通过共价键结合在聚合物上，然后用直接溶解法或透析法制备。Yokoyama等利用多柔比星的氨基与聚乙二醇-聚天冬氨酸共聚物的羧基在偶合剂1-乙基-3-(3-二甲氨基丙基)碳二亚胺（EDC）作用下发生缩合反应制得胶束。

(3) 静电作用　药物与带相反电荷的聚合物胶束疏水区通过静电作用而紧密结合，将药物包封于胶束内。这种方法的优点是制备简单，制得胶束稳定。

2. 影响纳米胶束载药能力的因素

根据共聚物和药物的种类，纳米胶束的载药量一般为0.5%～45.0%，包封率一般为20%～95%。

影响胶束载药能力的因素如下。①药物与疏水嵌段的相容性：相容性越大，增溶性就越好，胶束所能负载药物量就越高。②共聚物疏水段的长度：在亲水链长度固定的情况下，疏水链长度增加可提高药物在胶束和介质之间的分配系数。透析法制备的两性霉素B的聚乙二醇-聚乳酸胶束中随着疏水链段的增长，胶束粒径逐渐增大，两性霉素B的量也增大。③投药量：胶束核-药物间的疏水相互作用和疏水药物颗粒沉淀是相互竞争的过程，较低投药量能保证药物被胶束有效包裹，但载药量低；过高投药量往往发生药物颗粒聚集，同样会产生低载药量的载药胶束。载药量和投药量的关系呈如下规律：胶束载药量随投药量增加先增大后减小。开始阶段加大投药量导致载药量上升是由于胶束核对药物的包覆未达饱和；而随后载药量的减少是由于胶束制备中过量的药物分子重新结合形成大的药物颗粒，由于这些颗粒聚集的速度明显高于药物被胶束包裹的速度，因此导致载药量显著降低。④水浴温度和搅拌速度：高界铭等在9-硝基喜树碱纳米胶束的制备及体外释药研究中发现，水浴温度增加导致胶束载药量增加、胶束尺寸减小、粒径更加均一和产率提高。在较高的搅拌速率下，溶液的分散性好，胶束粒径稳定。

（二）纳米胶束在药剂中的应用

1. 作为难溶性药物的载体

纳米胶束用以负载一些难溶性药物的实验已取得良好的效果，这类药物主要包括抗癌药物，如紫杉醇、羟喜树碱和多柔比星等。喜树碱类药物（CPTs）为油、水皆难溶的药物，在Pluronic-PAA聚合物制备的胶束中，喜树碱类药物的水溶性增大了3～4倍，药物不仅被增溶在疏水胶束核中，而且在亲水性的聚氧化乙烯-聚丙烯酸（PEO-PAA）壳中也有溶解。与游离的药物相比，胶束提高了CPTs的活性内酯环的稳定性，在血浆中的水解速度明显减慢。Kwon等综述了两亲性纳米胶束在对难溶性药物的增溶的应用进展，药物溶解的影响因素主要是药物与疏水核心的相容性。

2. 靶向给药载体

（1）被动靶向　使纳米胶束具有被动靶向的因素有：①纳米胶束的相对分子质量一般大于 10^6，所以不会被肾排泄；②10～100nm 的粒径范围及亲水性且柔韧性的外壳，使其被网状内皮系统（RES）识别和摄取的机会也大大下降；③利用肿瘤特有的高通透性和高截留性，纳米级的胶束能穿透肿瘤部位的毛细血管壁进入肿瘤组织，又由于肿瘤组织的淋巴系统发育不完善，不能通过淋巴导管将胶束排出，造成胶束在肿瘤部位蓄积并释药，从而达到治疗肿瘤的目的。Shuai 等利用聚己内酯-甲氧基聚乙二醇（PCL-MPEG）聚合物制备多柔比星的纳米胶束，与游离的多柔比星相比，聚集到细胞质中的多柔比星增加，细胞毒性降低。

（2）主动靶向　胶束的主动靶向主要有以下几种方式。①胶束的表面修饰：在其表面结合靶向配基如聚氧乙烯或聚乙二醇末端有羟基可以通过化学反应接上抗体或配体（如半乳糖、转铁蛋白、叶酸等），在体内达到特异性的靶向。②利用表面活性剂改变胶束对温度的敏感性，制备温敏性胶束，依据特定部位的温度改变来控制药物的释放和分布。③pH 敏感性聚合物制备胶束：由于肿瘤和炎症部位的 pH 值比较低而使药物在靶组织释放。Kabanov 等将胰岛素化学结合在聚乙二醇-聚氧丙烯上形成的主动靶向胶束包埋抗精神病药氟哌啶醇，以靶向载体给药，不仅增强了氟哌啶醇的组织渗透性，而且在给药 3h 后大鼠才有明显的中毒现象。表明靶向纳米胶束可有效地提高生物利用度，降低药物的副作用。

3. 作为基因药物或蛋白质药物的载体

生物降解型的载体材料制备的纳米胶束用于基因输送治疗有很多优点，如稳定、无毒、无抗原性，对基因具有保护作用。Katayose 等通过 DNA 质粒与左旋多聚赖氨酸（PLL）之间的静电作用制备了载 DNA 质粒的聚乙二醇-PLL 纳米胶束。由于聚乙二醇的保护作用，使该胶束具有抵御核酸酶的能力，随 PLL 嵌段相对分子质量的增加，抵御能力增强。

4. 作为中药有效成分递送载体

纳米中药概念提出后，纳米技术在中药药剂中的应用日益增多，但较多的是在中草药的加工领域。将纳米胶束应用于中药有效成分、单方甚至复方的研究中，不仅有助于中药剂型的改良，也有利于中药疗效的提高，已成为中药现代化进程中的一个亮点。Molavi 等以聚氧乙烯-聚己内酯和聚氧乙烯-聚-α-苯甲酸己内酯两种材料，采用共溶剂蒸发法制备了两种包封葫芦素 B、I 的聚合物胶束，粒径均小于 90nm，实现了较高的载药量。

七、纳米粒的质量评价

纳米制剂的质量要求基本上与微囊、微球、脂质体制剂一致，采用《中华人民共和国药典》2025 年版四部的指导原则，其中说明了控制质量应检查的项目。纳米粒粒径较小及其贮存和应用要求较高，其质量评价指标主要包括以下几项内容。

1. 形态和粒度分布

通常采用扫描电镜和透射电镜观察形态，并提供照片。应为球形或类球形，无粘连。粒度分布采用动态光散射粒度分析或电镜分析，经软件处理，绘制直方图或粒度分布图，亦可用跨距表示，平均粒径和粒度分布应符合其使用要求。

2. 再分散性

纳米粒制剂一般为冻干品，其外观应为细腻疏松的块状物，色泽均匀；加一定量水振摇，应立即均匀分散成几乎澄清或半透明的胶体或混悬液。再分散性可以用纳米粒介质的浊度变化表示。浊度与介质中纳米粒的量基本上呈线性关系，说明能再分散；直线回归的相关系数越接近 1，表示再分散性越好。

3. 包封率与泄漏率

分别测定系统中的总药量和纳米粒中所含的药量，然后计算出纳米粒中包载的药量占系统总药量的百分率，即包封率。贮存一定时间后再同法测定包封率，即可计算贮存后的泄漏率，即最初药物的包封率和贮存一段时间后的包封率的差值。

4. 突释效应

纳米粒在最初 0.5h 内的释放量应低于包封药物总量的 40%。

5. 有机溶剂残留

在制备纳米粒的过程中若采用有机溶剂，需检查其残留量，残留量应符合《中华人民共和国药典》2025 年版所规定的要求。

6. 其他检查

注射用纳米制剂除应符合以上要求外，还应分别符合注射剂的相关要求。

第三节 脂质体

一、概述

当两性分子如磷脂分散于水相时，分子的疏水尾部倾向于聚集在一起，避开水相，而亲水头部暴露在水相，形成具有双分子层结构的封闭囊泡（vesicles），在囊泡内水相和双分子膜内可以包裹多种药物，类似于超微囊结构，这种将药物包封于类脂质双分子层薄膜中间所制成的超微球形载体制剂称为脂质体（liposomes）。脂质体一般由磷脂和胆固醇构成，脂质体囊泡的结构示意图见图 3-7。

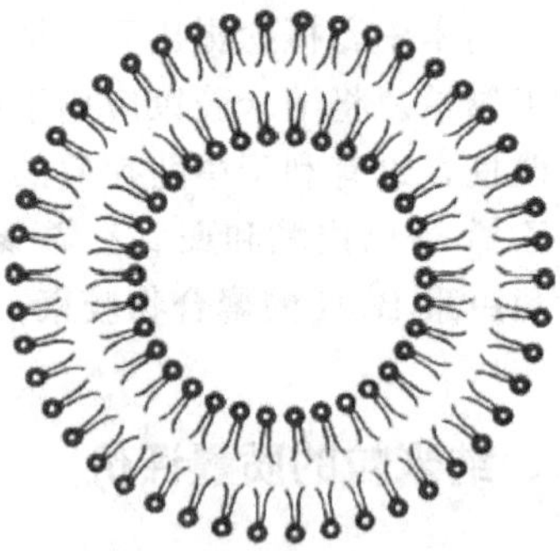

图 3-7 脂质体囊泡结构示意图

脂质体最早于 1965 年由英国的 Bangham 等提出，他们发现当磷脂分散在水中时形成多层封闭囊泡，类似于洋葱结构。现用于临床治疗的脂质体制剂有益康唑脂质体凝胶（Pevaryl® Lipogel）、两性霉素 B 脂质体（AmBisome®）、两性霉素 B 脂复合物（Abelcet®）、多柔比星脂质体（Doxil®）、柔红霉素脂质体（DaunoXome®）、阿糖胞苷脂质体（DepoCyt®）、制霉菌素脂质体（Nyotran®）、甲肝疫苗脂质体（Epaxal®）等。其中多柔比星脂质体（Doxil®）于 1995 年在美国获得 FDA 批准，此脂质体的组成中含有亲水性聚合物——聚乙二醇（polyethylene glycol，PEG）与二硬脂酸磷脂酰乙醇胺的衍生物（PEG-DSPE），其作用是在体内阻止血浆蛋白吸附于脂质体表面，阻止其调理作用（opsonization），从而避免单核巨噬细胞系统快速吞噬脂质体，延长血液循环时间，有利于增加脂质体达到病变部位的相对聚积量，这种脂质体称为长循环脂质体，也称为隐形脂质体。在实体瘤生长部位、感染或炎症部位，病变导致毛细血管的通透性增加，适当粒径范围内的载药长循环脂质体在这些病变部位的渗透性和滞留量增加，称为高渗透长滞留效应（enhanced permeability and retention effect，EPR effect）。

二、脂质体的分类组成

脂质体可以按照结构、性能、荷电性等方式进行分类。

（一）按脂质体的结构分类

1. 单层脂质体（unilamellar vesicles）

是由一层双分子脂质膜形成的囊泡，又分为小单层脂质体（small unilamellar vesicles，SUVs）和大单层脂质体（large unilamellar vesicles，LUVs）。小单层脂质体的最小直径约为 20nm，大单层脂质体的直径一般大于 100nm。LUVs 与 SUVs 相比，对水溶性药物的包封率高、包封容积大。

2. 多层脂质体（multilamellar vesicles， MLVs）

是双分子脂质膜与水交替形成的多层结构的囊泡，一般由两层以上的磷脂双分子层组成多层同心层（concentric lamellae）。仅仅由较少层数的同心层组成的囊泡（如 2～4 层的多层脂质体）又称为寡层脂质体（oligolamellar vesicles，OLVs）。

（二）按脂质体的性能分类

1. 普通脂质体

由一般脂质组成的脂质体，包括上述的小单层脂质体、大单层脂质体和多层脂质体。

2. 长循环脂质体

也称为隐形脂质体。脂质体被神经节苷脂（GM_1）、磷脂酰肌醇、聚乙二醇等在脂质体表面高度修饰，交错重叠覆盖在脂质体表面，形成致密的构象层，也称为空间稳定脂质体（sterically stabilized liposomes，SSLs）。这种立体保护作用取决于聚合物的柔性、位阻、亲水性及形成的水化层，可避免脂质体被血液中的调理素（opsonin）识别，从而降低单核吞噬细胞系统的摄取速率，延长血液循环时间与药物作用时间。

3. 特殊功能脂质体

利用某些特殊的脂质材料赋予脂质体具有特定功能。

① 热敏脂质体：由相变温度（T_m）略高于体温（如 41～42℃）的脂质（如 DPPC）组成的脂质体，其药物释放具有温度敏感性。

② pH 敏感脂质体（pH-sensitive liposomes）：由对 pH（特别是低 pH）敏感的脂质［如二油酰磷脂酰乙醇胺（DOPE）、磷脂酰胆碱（PC）和胆固醇（CHOL）］组成，当环境 $pH<6.0$ 时释放内容物。

③ 配体修饰脂质体：通过化学偶联将靶向配体（如叶酸、RGD 肽）嵌入或连接至脂质体表面，形成靶向递送系统。

④ 免疫脂质体（immunoliposomes）：通过化学偶联将抗体修饰于脂质体表面，形成抗体修饰的免疫靶向脂质体。

（三）按脂质体的荷电性分类

按脂质体的荷电性可以将脂质体分为中性脂质体、负电荷脂质体和正电荷脂质体。中性脂质体是由中性磷脂材料制备而成，例如磷脂酰胆碱；负电荷脂质体、正电荷脂质体分别由一种中性磷脂作为辅助材料与多种阴性或阳性材料混合制备而成，阴性材料是指磷脂酸、磷脂酰肌醇、磷脂酰丝氨酸以及磷脂酰甘油酯等；阳性材料常见以下几类：十八胺、二十八烷-二甲基胺盐（DODAC）等双链季铵盐表面活性剂。脂质体的电荷性直接影响其多方面性质，如包封率、透膜能力、靶向性和稳定性等。

三、脂质体的膜材料

制备脂质体的膜材料主要为类脂成分，有磷脂和胆固醇等。很多类脂可用于制备脂质体，而磷脂最常用。常用的磷脂材料简介如下：

（一）两性及中性磷脂

磷脂酰胆碱（phosphatidylcholine，PC）是最常见的两性磷脂，有天然和合成两种来源，可从蛋黄和大豆中提取。与其他磷脂比较，它具有价格低、中性电荷、化学惰性等性质。磷脂酰胆碱是细胞膜的主要磷脂成分，也是脂质体的主要组成部分。天然来源的磷脂酰胆碱是一种混合物，每一种磷脂酰胆碱具有不同长度、不同饱和度的脂肪链。人工合成的磷脂酰胆碱衍生物有二棕榈酰磷脂酰胆碱（dipalmitoyl phosphatidyl choline，DPPC）、二硬脂酰磷脂酰胆碱（distearoyl phosphatidyl choline，DSPC）、二肉豆蔻酰磷脂酰胆碱（dimyristoyl phosphatidyl choline，DMPC）、磷脂酰乙醇胺（phosphatidylethanolamine，PE）。除此之外，其他中性磷脂还有鞘磷脂（sphingomyelin，SM）等。

（二）负电荷磷脂

又称为酸性磷脂，常用的负电荷脂质（negative-charged lipids）有磷脂酸（phosphatidic acid，PA）、磷脂酰甘油（phosphatidyl glycerol，PG）、磷脂酰肌醇（phosphatidylinositol，PI）、磷脂酰丝氨酸（phosphatidyl serine，PS）等。在负电荷磷脂中，有三种相互作用力共同调节双分子层膜头部基团的行为，这三种力即空间位阻效应、氢键作用和静电荷相互作用。

酸性磷脂组成的膜（尤其是二价离子如钙和镁）可形成强配位结合。由于这种结合降低了头部基团的静电荷，使双分子层排列紧密，从而升高了相变温度。在适当的环境温度下，加入阳离子能引起相变。由酸性和中性脂质组成的膜，加入阳离子能引起相分离。

（三）正电荷脂质

制备脂质体所用的正电荷脂质均为人工合成产品，目前常用的正电荷脂质（positively-charged lipids）有：①硬脂酰胺（stearamide）；②油酰基脂肪胺衍生物，如 N-[1-(2,3-二油酰基)丙基-]-N,N,N-三甲基氯化铵(N-[1-(2,3-dioleyloxy)propyl]-N,N,N-trimethylammonium chloride,DOTMA)，又如 N-[1-(2,3-二油酰氧基)丙基]-N-(2-(精氨酸基酰胺)乙基)-N,N-二甲基三氟乙酸铵(N-[1-(2,3-dioleyloxy)propyl]-N-(2-(sperminecarboxamido)ethyl)-N,N-dimethylammonium trifluoroacetate，DOSPA)；③胆固醇衍生物 3β-[N-(N′,N′-二甲基胺乙烷)胺基甲酰基]胆固醇盐酸盐等。正电荷脂质常用于制备基因转染脂质体。

（四）胆固醇

胆固醇（cholesterol）是生物膜的重要成分之一。它是一种中性脂质，亦属于两亲性分子，但是亲油性大于亲水性，其结构见图 3-8。由于胆固醇本身相聚合的能量较大，故常难于和蛋白质结合，而主要与磷脂相结合，阻止磷脂凝集成晶体结构。胆固醇趋向于减弱膜中类脂与蛋白质复合体之间的连接，它如同“缓冲剂”起着调节膜结构“流动性”的作用。胆固醇本身不形成脂质双分子层结构，但它能以高浓度方式掺入磷脂膜。胆固醇作为两性分子，能嵌镶入膜，羟基基团朝向亲水面，脂肪族的链朝向并平行于磷脂双分子层中心的烃链，参见图 3-9。当胆固醇在磷脂双分子层膜所占的摩尔比约为 50%时，胆固醇可以改变膜的流动性。

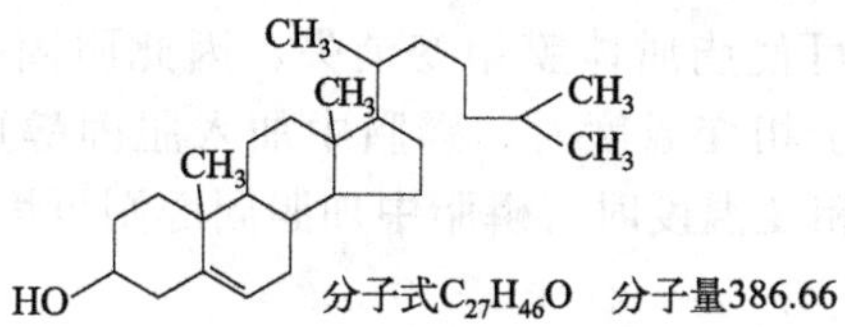

图 3-8　胆固醇的结构

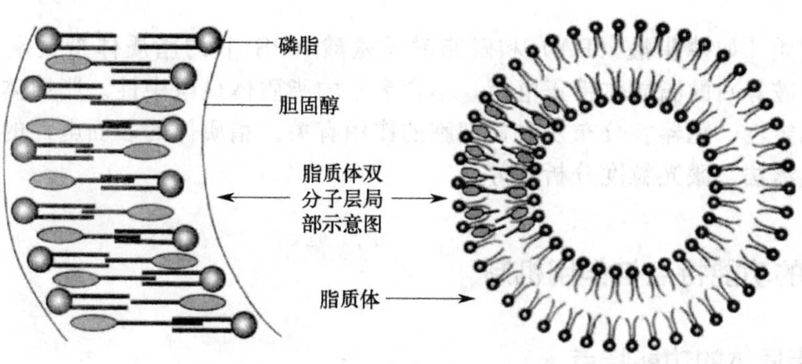

图 3-9　胆固醇与磷脂在脂质体双分子层中的排列示意图

四、脂质体的理化性质

（一）相变温度

当升高温度时，脂质双分子层中的酰基侧链从有序排列变为无序排列，这种变化引起脂膜的物理性质发生一系列变化，可由“胶晶”态变为“液晶”态。此时，膜的横切面增加，双分子层厚度减小，膜的流动性增加。这种转变时的温度称为相变温度（phase transition temperature，Tc)。所有磷脂都具有特定的 Tc 值，这依赖于极性基团的性质、酰基链的长度和不饱和度。一般酰基侧链越长或增加链的饱和度，相变温度愈高；反之链短或饱和度低，则相变温度愈低。当磷脂发生相变时，可有液态、液晶态和胶晶态共存，出现相分离，使膜的流动性增加，易导致内容物的泄漏。

（二）膜的通透性

脂质体双分子层膜具有选择性渗透特性，不同离子、分子扩散跨膜的速率有极大的不同。对于在水和有机溶液中溶解度都非常好的分子，易于穿透磷脂膜。极性分子如葡萄糖和高分子化合物通过膜非常慢，而电中性小分子如水和尿素能很快跨膜。荷电离子的跨膜通透性有很大差别。水合质子和羟基离子表现出异常高的膜渗透性，这与其 Grotthuss 质子传导机制有关；钠和钾离子跨膜则非常慢。在体系达到相变温度时，质子的通透性增加，并随温度的升高而进一步提高。钠离子和大部分物质在相变温度时通透性最大。

（三）膜的流动性

在相变温度时膜的流动性增加，被包裹在脂质体内的药物具有最大释放速率，因而膜的流动性直接影响脂质体的稳定性。胆固醇具有调节膜流动性的作用，当在脂质体膜中加入50%（质量分数）的胆固醇可使脂质体膜相变消失，因此胆固醇也被称为“流动性缓冲剂(fluidity buffer)”，因在低于相变温度时，磷脂中加入胆固醇可使膜分子排列的有序性降低、膜的流动性增加；高于相变温度时，磷脂中加胆固醇则可增加膜排列的有序性、膜的流动性降低。

（四）脂质体的荷电性

含酸性脂质［如磷脂酸（PA）和磷脂酰丝氨酸（PS)］的脂质体带负电荷，含氨基脂质（例如十八胺等）的脂质体带正电荷，不含离子的脂质体显电中性。脂质体的表面电性与其包封率、稳定性、靶器官分布及对靶细胞的作用有关。脂质体的表面电性的测定方法有荧光法、显微电泳法、激光粒度分析仪等。

五、脂质体的功能特点与作用机制

（一）脂质体的功能特点

脂质体作为药物载体的功能特点表现在以下几个方面。

1. 淋巴系统趋向性

抗癌药物包封于脂质体中，能使药物选择性地杀伤癌细胞或抑制癌细胞的繁殖，增加药物对淋巴的定向性，降低抗癌药物对正常细胞和组织的损害或抑制作用，改变药物在组织中的分布。

2. 被动靶向性

在实体瘤生长部位、感染、炎症部位，病变导致毛细血管的通透性增加，适当粒径范围内的载药长循环脂质体在这些病变部位表现 EPR 效应。

3. 主动靶向性

脂质体本身无特异主动靶向性，必须在脂质双分子层上修饰抗体、激素、糖残基和受体配体等。主动靶向性是利用靶器官的结构和功能特点，人为设计和制备能选择性分布于靶器官的脂质体药物载体，将药物输送到特定的组织器官、细胞或亚细胞器。

4. 物理化学靶向性

物理化学靶向性是指在脂质体中掺入某些特殊脂质或包载磁性物质，使脂质体对 pH、温度、磁场等的变化具有响应性，以使脂质体携带的药物作用于靶向位点，如 pH 敏感脂质体、热敏感脂质体、光敏感脂质体、磁性脂质体等具有物理靶向性能。

（二）脂质体的作用机制

脂质体在体内的组织分布及在细胞水平上的作用机制有吸附、脂质交换、内吞、融合、渗漏和酶解作用等。

1. 吸附（adsorption）

是脂质体作用的开始，在适当条件下，脂质体通过静电等作用力的引导下，非特异性地吸附到细胞表面，或通过脂质体特异性配体与细胞表面结合而特异性地吸附到细胞表面。吸附使细胞周围的药物浓度增高，药物可慢慢地渗透到细胞内。

2. 脂质交换（lipid exchange）

是指脂质体膜上的脂质成分与细胞膜的脂质成分进行交换，脂质体内载药物在交换过程中进入细胞。磷脂与细胞膜脂质的交换可能是由特异性转运蛋白介导，因为某些磷脂如 PC、PE 在用膜蛋白酶处理后，交换过程减慢。脂质交换过程发生在吸附之后，在细胞表面特异性交换蛋白的介导下，特异性地交换脂质的极性头部基团或非特异性地交换酰基链。交换发生在脂质体双分子层中外部的单分子层和细胞质膜外部的单分子层之间。

3. 内吞（endocytosis）

是脂质体作用的主要机制。具有吞噬活动的细胞摄取脂质体进入吞噬体（endosomes），质膜内陷形成亚细胞空泡，由于膜结合质子泵的作用，使空泡内的 pH 变为 5.0～5.5，这些吞噬体与溶酶体（lysosomes）融合形成次级溶酶体（局部环境的 pH 约 4.5），发生细胞消化，溶酶体溶解脂质体，释放药物。磷脂被水解成脂肪酸，重新循环再掺入宿主质膜磷脂。内吞作用与脂质体的粒径有关。

4. 融合（fusion）

是指脂质体的膜插入细胞膜的脂质层中，而将内容物释放到细胞内，在多层脂质体情况下，脂质体内膜层与胞质接触，这样脂质体与亚细胞器之间按融合方式相互作用。

5. 渗漏（leakage）

脂质体可通过膜融合方式将内容物递送至细胞内。具体机制为脂质体膜与细胞膜脂质双层发生融合：在多层脂质体情况下，脂质体内层膜可与胞质直接接触；通过这种融合作用，脂质体能够与亚细胞器（如内体、溶酶体等）发生相互作用。

6. 酶解作用（enzymatic digestion）

是脂质体药物释放的重要机制之一。在体内，脂质体磷脂成分可被磷酸酯酶（如磷脂酶A2）降解，其降解速率与局部组织的酶活性呈正相关。由于肿瘤微环境中磷酸酯酶（特别是分泌型磷脂酶 A2-ⅡA）的表达水平显著高于正常组织（可高达 5～10 倍），使得载药脂质体在肿瘤部位表现出增强的药物释放特性。

六、脂质体的制备方法

制备脂质体的方法一般都包括 3～4 个基本步骤：①磷脂、胆固醇等脂质与所要包裹的脂溶性物质溶于有机溶剂形成脂质溶液，过滤除去少量不溶性成分或超滤除去致热原，然后在一定条件下去除溶解脂质的有机溶剂使脂质干燥形成脂质薄膜；②使脂质分散在含有需要包裹的水溶性物质的水溶液中形成脂质体；③纯化形成的脂质体；④对脂质体进行质量分析。

（一）薄膜分散法

薄膜分散法（film dispersion method）最早由 Bangham 报道，这是最早而至今仍常用的方法。系将磷脂等膜材溶于适量的三氯甲烷或其他有机溶剂中，脂溶性药物可溶在有机相中，然后在减压旋转下除去有机溶剂，使脂质在器壁上形成薄膜，加入含有水溶性药物的缓冲液，进行振摇，则可形成粒径范围 1～5μm 的多层脂质体，然后可用各种机械方法分散薄膜法形成的类脂膜，形成 MLV 脂质体。

由于通过水化制备的脂质体（MLV）太大而且粒径不均匀，为了修饰脂质体的大小和它的特性，尤其是将 MLV 转变成大单室脂质体（LUV）或小单室脂质体（SUV），设计了许多可以使粒径能够匀化的技术，主要有薄膜超声法、过膜挤压法、French 挤压法。

（二）过膜挤压法

过膜挤压法（membrane extrusion）系将磷脂等脂质材料溶于适量的三氯甲烷或其他有机溶剂中，脂溶性药物可溶在有机相中，然后在减压旋转下除去有机溶剂，使脂质在器壁上形成薄膜，加入含有水溶性药物的缓冲液，进行振摇，则可形成大多层脂质体，其粒径范围为 1～5μm，这一过程同薄膜分散法；然后可将粗分散脂质体通过不同孔径大小的聚碳酯膜（polycarbonate membrane）挤压粉碎。聚碳酯膜有 1μm、0.8μm、0.6μm、0.4μm、0.2μm 和 0.1μm 等多种规格，聚碳酯膜放置于不锈钢挤压器中，通过人工挤压或气压挤压，一般按照由大至小的顺序将大粒径脂质体通过挤压器，即可得到粒径均一的小粒径的脂质体。

（三）French 挤压法

French 挤压法（French pressure extrusion）超声制备脂质体的最大问题是生物材料遭受超声辐射，这样不仅使脂质变性，而且使包裹在脂质体内的大分子和其他敏感化合物也发生变性。目前有几种方法在温和的情况下使膜破碎和重建，其中之一是将经过薄膜分散法形成的大脂质体放入 French 压力室，在很高的压力下挤压。这种方法产生直径为 30～80nm

的单层或寡层脂质体。除了制备条件温和，适于作为敏感大分子载体外，其稳定性比超声脂质体更好。另外，高压挤压对于重组稳定的膜蛋白也是非常有用的方法。French 挤压法是以发明人 Charles S. French 命名的脂质体均质化技术。French 挤压器的中央是压力室，由不锈钢材料制成，能持续耐受 137.8MPa 甚至 275.6MPa 的压力，有不同大小的压力室，分别为小于 4mL 和 4～40mL。French 挤压法操作简单，节约时间，一般几分钟内可使 90% 的多层脂质体转变为单层脂质体，重复性好。

（四）逆相蒸发法

逆相蒸发法（reverse-phase evaporation vesicles，REVs）最初由 Szoka 提出。一般的制法系将磷脂等膜材溶于有机溶剂如三氯甲烷、乙醚等中，加入待包封药物的水溶液［水溶液∶有机溶剂＝1∶(3～6)］进行短时超声，直至形成稳定的 W/O 型乳剂，减压蒸发有机溶剂，形成脂质体。用逆相蒸发法制备的脂质体一般为大单层脂质体。

制备的一般过程为：①脂质（33mmoL 磷脂、33mmol 胆固醇和一定量的脂溶性药物）加入 50mL 茄形瓶中，加入 3mL 三氯甲烷溶解，在旋转蒸发器上减压蒸发三氯甲烷，在内壁形成一层脂质薄膜。②加入 3mL 乙醚或三氯甲烷，溶解脂质膜后，加入 1mL 含水溶性物质的缓冲液形成两相系统。③在水浴型超声仪上超声至混合物形成均匀的 W/O 型乳剂，可放置 30min 不分层。④将 W/O 型乳剂在旋转蒸发仪上减压蒸发去除有机溶剂至凝胶形成。⑤继续减压蒸发 5～10min，形成水性悬浊液即脂质体悬液，或在混匀器上机械振荡，凝胶块崩溃转成液体。如果第一次不发生崩溃，继续上述干燥过程，再次机械振荡至形成液体。⑥悬液形成后，继续在蒸发器上干燥 5～10min，进一步去除残留的有机溶剂，最后充氮气至醚味消失。⑦最后可通过透析去除残余的痕量有机溶剂。

操作中要注意以下几个问题。①形成凝胶后，在去除有机溶剂的过程中混合系统会产生大量气泡，因此真空度不要过大，以防脂质丢失。②当每 1mL 水溶液的脂质浓度低于 7.5mmol 时，凝胶相过程不明显。③一般脂质旋转蒸发的温度在 20～25℃，超声温度为 4℃。Tc 高的脂质旋转蒸发温度在 45℃。④有机溶剂的选择：当有机溶剂的密度与缓冲液相等时易完成乳化过程，因此常用乙醚。⑤水相与有机相的比：用乙醚时，水∶有机相为 1∶3；用异丙醚时，其比为 1∶6。⑥脂质体的大小：脂质体的大小与脂质的组成和使用的有机溶剂有关。该方法可用于包裹基因和耐受有机溶剂的物质。逆相蒸发与前述的聚碳酸酯膜压力过滤联合使用，可制备 100nm 的单层均匀脂质体。

（五）化学梯度法

化学梯度法（chemical gradient method）包括 pH 梯度法和硫酸铵梯度法。

1. pH 梯度法（pH gradient method）

是一种主动包封法，该法使得制备高包封率脂质体成为可能，从根本上改变了难以制备高包封率脂质体的局面。但是主动包封技术的应用与药物的结构密切相关，不能推广到任意结构的药物，因而应用受到了限制。主动包封法也称为遥控包封装载技术，对于弱碱性的药物可采用 pH 梯度法、硫酸铵梯度法等，对于弱酸性的药物可采用醋酸钙梯度法等。

以 pH 梯度法包封多柔比星为例，简述具体操作过程如下。①空白脂质体的制备：以 pH 为 4 的 300mmol/L 枸橼酸水溶液为介质，采用逆相蒸发法或薄膜法制备空白脂质体（脂质体囊泡内部的 pH 为 4）。②用 1mol/L 氢氧化钠溶液或碳酸钠溶液调节上述空白脂质体混悬液的 pH 至 7.8，使脂质体膜内外形成质子的梯度，即得到脂质体膜的内部为酸性(pH4.0)、外部为碱性（pH7.8）的脂质体。③将多柔比星用 pH7.8 的 Hepes 缓冲液溶解，60℃孵育。④在 60℃孵育条件下，将脂质体混悬液与多柔比星溶液混合并轻摇，孵育 10～15min 即可。

在形成空白脂质体后，可以采用挤压法使脂质体通过聚碳酸酯膜减少和调节脂质体的粒径。如果用卵磷脂制备脂质体，孵育温度可以在室温下进行，一般孵育温度要求略高于脂质的相变温度 10～20℃。在脂质体膜内部的 pH 为 4、脂质体膜外部的 pH 为 7.8 的条件下，弱碱性药物多柔比星在脂质体膜外呈分子型，可穿透脂质体膜，进入脂质体膜后即在酸性条件下质子化，而质子化的多柔比星不易穿透膜，因而多柔比星被包封于脂质体内。pH 梯度法制备的多柔比星脂质体的包封率可达 90%以上。

2. 硫酸铵梯度法（ammonium sulfate gradient method）

包封脂质体是根据化学平衡移动原理设计的，也是一种主动包封的方法，下面仍以多柔比星脂质体的制备为例，简述具体操作过程。①空白脂质体的制备：以 120mmol/L 硫酸铵水溶液为介质，采用薄膜分散法制备空白脂质体（脂质体囊泡内部为硫酸铵）。②随后在 5%葡萄糖溶液中透析除去脂质体外部的硫酸铵，使脂质体膜内外形成硫酸根离子的梯度，即脂质体内部为高浓度的硫酸根、脂质体膜外为低浓度的硫酸根。③将盐酸多柔比星用少量的水溶解。④在 60℃孵育条件下，将脂质体混悬液与多柔比星溶液混合并轻摇，孵育 10～15min 即得多柔比星脂质体。硫酸铵梯度法制备的多柔比星脂质体的包封率可达 90%以上。

（六）其他制备方法

制备脂质体的方法还有很多，如钙融合法（Ca^{2+}-induced fusion），在磷脂酰丝氨酸(phosphatidylserine，PS）等带负电荷的磷脂中加入 Ca^{2+}，使之相互融合成蜗壳状结构，随后加入络合剂 EDTA，除去 Ca^{2+}，即产生单层脂质体。此方法的特点是形成脂质体的条件非常温和，可用于包封 DNA、RNA 和酶等大分子。

七、脂质体的质量评价

（一）包封率与载药量

脂质体包封率的定量评估一般采用重量包封率（Q_w），其定义为脂质体包封药物量与初始投料量的质量百分比，用式(3-5）表示：

$$Q_w(\%)=\frac{W_e}{W_t}\times 100\% \tag{3-5}$$

式中，Q_w 为药物包封率,%；W_e 为包封于脂质体内的药量，mg；W_t 为药物总投料量，mg。

载药量（loading efficiency，LE）指脂质体中所包封药物质量占脂质体总质量的百分率，可用式(3-6）计算：

$$LE(\%)=\frac{W_e}{W_m}\times 100\% \tag{3-6}$$

式中，LE 为脂质体中药物的载药量百分数,%；W_e 为包封于脂质体内的药量，mg；

W_m 为载药脂质体的总质量（包括脂质和药物），mg。载药量可以明确制剂中药物的百分含量，对脂质体的工业化生产具有实用价值。

（二）形态与粒径

脂质体粒径大小和分布均匀程度与其包封率和稳定性有关，直接影响脂质体在机体组织内的分布和代谢，影响脂质体载药的治疗效果。脂质体形态与粒径的观察方法主要有以下几种方法。

1. 光学显微镜法

将脂质体混悬液稀释，取 1 滴放入载玻片上或滴入细胞计数板内，放上盖玻片，观察脂质体大小和数目，然后按其大小分档计数，以视野见到的粒子总数求出各档次的百分数，观察其形态并在显微镜下拍照。该方法仅适于粒径较大的脂质体。

2. 电子显微镜法

这是直接测定粒径最精确的方法。负染和冷冻蚀刻均可用于分析小脂质体，尤其是负染技术应用简便。如果粒径$>5\mu m$，样品在蒸发过程中扭曲。

负染的方法一般有两种：喷雾法和点滴法。喷雾法在标本制备过程中会改变脂质体的分布。用于检测脂质体的两种重金属为磷钨酸（phosphotungstic acid，PTA）和钼酸铵（ammonium molybdate，AM）。这两种染料均是阴离子，适用于中性和负电性的脂质体染色。如果脂质体由正电荷脂质（SA）组成，负离子能引起脂质体的聚集和沉淀；如果负染正电荷脂质体，可用阳离子双氧铀盐（cationicuranyl salts）如醋酸双氧铀，注意磷酸盐离子可以使双氧铀盐沉淀，在磷酸盐缓冲液中制备的脂质体在染色前应该冲洗去除磷酸盐离子。

冷冻蚀刻（freeze-etching）法是将标本置于－100℃的干冰或－196℃的液氮中进行冷冻，然后用冷刀骤然将标本断开，升温后，冰在真空条件下迅即升华，暴露出断面结构，称为蚀刻（etching）。蚀刻后，向断面以 45°角喷涂一层蒸气铂，再以 90°角喷涂一层碳，加强反差和强度。然后用次氯酸钠溶液消化样品，把碳和铂的膜剥下来，此膜即为复膜（replica）。复膜显示出了标本蚀刻面的形态，在电镜下得到的影像即代表标本中脂质体断裂面处的结构。

3. 激光散射法

激光散射法又称为光子相关光谱法（photon correlation spectroscopy，PCS）或动态光散射法（dynamic light scattering，DLS）。该方法能快速简单地测定脂质体粒径。它仅测定出脂质体样品的平均粒径。样品溶液必须没有其他颗粒性物质。激光散射法也可较为方便地测定脂质体的表面电性。

（三）泄漏率

脂质体中药物的泄漏率表示脂质体在贮存期间包封率的变化情况，是衡量脂质体稳定性的主要指标，可用式(3-4) 表述。

（四）磷脂的氧化程度

磷脂容易被氧化，在含有不饱和脂肪酸的脂质体混合物中，磷脂的氧化分为 3 个阶段：

单个双键的偶合、氧化产物的形成、乙醛的形成与键断裂。因各阶段的产物不同，氧化程度难以用一种试验方法评价。

1. 氧化指数的测定

氧化指数是检测双键氧化偶合程度的指标。氧化偶合后的磷脂在 230nm 波长处具有紫外吸收峰，因而有别于未氧化的磷脂。测定时，将磷脂溶于无水乙醇中，配制成一定浓度的澄明溶液，分别测定其在 233nm 及 215nm 波长处的吸光度，按式(3-7) 计算氧化指数：

$$氧化指数=\frac{A_{233nm}}{A_{215nm}} \tag{3-7}$$

磷脂的氧化指数一般应低于 0.2。

2. 氧化产物的测定

卵磷脂氧化产生丙二醛（MDA）和溶血磷脂，MDA 在酸性条件下可与硫巴比妥酸（TBA）反应，生成红色染料（TBA-pigment）。该化合物在波长 535nm 处有特异性吸收，吸收值的大小即反映磷脂的氧化程度。实验证明，当每 1mL 含卵磷脂的生理盐水中的丙二醛含量超过 2.3μg 时，在 37℃放置 1～2h 即产生溶血。除上述方法可估计磷脂的氧化程度外，根据聚合不饱和脂肪酸链在氧化最后阶段发生断裂或缩短，也可用液相-质谱联用技术测定了解这些酰基链的变化。

八、脂质体的应用

脂质体由于具有良好的生物相容性和靶向性，广泛应用于药物递送、基因治疗、疫苗研发等领域。

1. 作为抗肿瘤药物载体

由于抗肿瘤药物一般都具有较严重的副作用，在临床上的应用上已经受到限制，脂质体作为抗肿瘤药物载体，因其生物相容性高、可靶向递送及缓释特性，已成为肿瘤治疗的重要工具。其核心优势在于通过增强渗透与滞留（EPR）效应被动靶向肿瘤组织，或通过表面修饰抗体、配体等实现主动靶向，可以使药物在靶器官释放来降低药物对其他器官的生物毒性，与此同时，脂质体可包裹亲水性或疏水性药物，改善药物溶解性，提高药物的稳定性，避免药物在体内因被体液稀释、降解、与血清蛋白结合等产生失活现象，延长体内循环时间。

阿霉素脂质体（Doxil®）是首个 FDA 批准的脂质体抗肿瘤药物，用于卵巢癌、多发性骨髓瘤等的治疗。其聚乙二醇（PEG）修饰的长循环特性显著减少心脏毒性，通过 EPR 效应在肿瘤组织富集，延长药物释放周期。

2. 作为感染性疾病药物载体

脂质体作为抗感染药物载体，在细菌、真菌、胞内病原体及寄生虫感染治疗中展现出独特优势。脂质体可以通过感染部位炎症血管通透性增加而被动靶向至感染部位，或通过主动修饰（如抗体偶联）提高感染组织药物浓度，减少全身暴露导致的副作用。

广谱抗真菌药物两性霉素 B 的传统制剂肾毒性显著，限制其临床应用。脂质体包裹后，通过单核巨噬细胞系统靶向递送至真菌感染部位（如深部组织或内脏），显著降低肾毒性，同时提高药物在病灶的蓄积。该制剂已成为侵袭性念珠菌病、曲霉病及内脏利什曼病的一线治疗药物。针对非结核分枝杆菌（NTM）肺部感染，脂质体包裹阿米卡星后可延长药物在肺部的滞留时间，通过雾化吸入直接递送至肺泡巨噬细胞（NTM 主要宿主细胞），突破生物膜屏障，显著提高胞内杀菌效率。2018 年获 FDA 批准用于难治性 NTM 肺病。

肝脏是寄生虫的重要繁殖场所，同时也是脂质体的重要靶器官，所以利用脂质体的肝靶向性来携带抗寄生虫药物，可以达到治疗寄生虫感染病人的效果。

3. 作为心血管疾病载体

脂质体作为心血管疾病药物载体，通过靶向递送、降低毒性和延长药物作用时间等优势，成为改善传统疗法局限性的重要策略。利用脂质体包裹疏水性或易降解药物（如抗炎剂、抗氧化剂），提高溶解度和稳定性；通过表面修饰（如抗体、肽配体）或被动靶向（如病变血管通透性增加）将药物精准递送至动脉粥样硬化斑块、缺血心肌等病灶区域，减少全身副作用。

用于治疗慢性动脉闭塞症及缺血性心脏病。脂质体包裹前列地尔（前列腺素 E1 衍生物），显著延长其体内半衰期，通过靶向受损血管内皮细胞释放药物，扩张微血管、抑制血小板聚集，改善局部血液循环。该制剂在日本等国家已获批，临床显示可减少肢体疼痛并促进溃疡愈合。

4. 治疗皮肤疾病

脂质体作为皮肤疾病药物载体，凭借其优异的透皮吸收能力、局部缓释特性及降低系统毒性等优势，在银屑病、湿疹、真菌感染、痤疮等的治疗中广泛应用。其双层磷脂结构与皮肤脂质层相似，可增强药物对角质层的渗透，靶向毛囊或炎症部位，同时减少药物刺激性与全身吸收，提升局部疗效与安全性。

5. 用于疫苗佐剂及基因药物递送

脂质体在疫苗佐剂与基因药物递送领域具有独特优势，其通过模拟病原体结构或保护核酸分子，可以显著提升免疫应答与基因递送效率。

脂质体作为佐剂可增强抗原呈递，激活体液与细胞免疫。其通过包裹抗原（如蛋白亚单位、病毒样颗粒）或直接整合免疫刺激分子（如 TLR 激动剂），形成类似病原体的颗粒结构，促进树突状细胞摄取并触发适应性免疫。采用脂质体包裹灭活甲肝病毒抗原，表面嵌入流感病毒血凝素（HA）。脂质体模拟病毒结构，通过 HA 介导与免疫细胞膜融合，增强抗原呈递效率，刺激强效中和抗体与 T 细胞应答。单剂接种即可诱导长期免疫保护，临床验证安全高效，是脂质体作为佐剂的经典应用范例。

脂质体在基因药物递送中通过包封核酸（如 siRNA、mRNA 或质粒 DNA），保护其免受核酸酶降解，并借助表面修饰（如阳离子脂质或靶向配体）促进细胞摄取及胞内释放。其优势在于高效转染、低免疫原性及可靶向特定组织。

6. 其他

脂质体在血红蛋白载体领域具有潜在应用价值，可用于治疗人体酶缺陷病、抑制免疫反应、金属中毒等疾病。

第四节　微丸

一、概述

（一）微丸的定义与分类

微丸是指药物粉末和辅料构成的直径在 0.5～1.5mm 范围内的球形或类球形制剂。制成的微丸除直接用于临床外，也可再包缓释衣，亦可用脂蜡类物质如脂肪酸、脂肪醇及酯类、蜡类等包衣，然后再将这些包衣微丸压成片剂或装入胶囊等。也可作为功能粒子用于制作片剂，如时控片、口腔速崩片等。微丸可分为速释微丸、骨架型缓释微丸和包衣型缓控释微丸（肠溶衣或不溶衣）三种，近来也有树脂型及脉冲释药微丸的研制报道。

1. 速释微丸

是将药物与辅料制成具有快速释放速度的微丸，要求其 30min 内释药量不低于 70%，所以常加入优良的崩解剂或表面活性剂，以保证快速崩解及药物溶出。

2. 骨架型缓释微丸

主要由药物与难溶基质（脂肪、蜡类等）组成，无孔隙或有极少孔隙，通过磨蚀、溶蚀、分散等溶出药物，一般释药模式符合 Higuchi 方程，影响释药速度的主要因素有药物溶解度、微丸的孔隙率及孔径等，较适用于水溶性药物。

3. 肠溶衣型微丸

是在微丸表面包上肠溶包衣材料，适合对胃有刺激或在胃中不稳定的药物；不溶衣型微丸是将微丸用水不溶性高分子材料与适当比例的致孔剂制成混合物包衣，可达零级释药目的，可通过控制小丸半径、衣层厚度及致孔剂含量来调节微丸的释药速度。在释药后期，随药物不断减少，药物达不到饱和，释药速度随浓度变化而呈一级释药。

4. 树脂型微丸

是利用药物交换到树脂上，经聚合物包衣制成微丸。口服后，胃肠道中的离子可将药物从树脂上置换下来，从而发挥缓释作用。有研究以磺酸型离子交换树脂为载体骨架，以苯丙醇胺盐酸盐（PPA·HCl）为模型药物，并以乙基纤维素为包衣材料制成苯丙醇胺缓释树脂。该研究考察了树脂粒径、衣膜厚度、聚合物黏度及介质离子强度、pH 值对树脂溶出度的影响。

5. 脉冲释药微丸

以定时控制方式在胃肠道特定部位如胃、结肠释药，其释药方式符合人体昼夜节律变化，是近期药物制剂研究的一个新领域。脉冲释药微丸亦称时控爆裂系统（time-controlled explosion system，TES），这种微丸从内到外分为四层：丸芯—药物层—膨胀层—水不溶性聚合物外层衣膜。水分通过外层衣膜向系统内渗透并与膨胀层接触，当水化膨胀层的膨胀力超过外层衣膜的抗张强度时，衣膜便开始破裂，从而触发药物释放。可通过改变外层衣膜厚度来控制时滞。有人以糖丸为惰性丸芯，分别装载亲水性药物及疏水性药物作为药物层，再裹以膨胀层，最后以乙基纤维素（EC）为外层衣膜做成 TES。他们发现 TES 的大小取决于丸芯大小、药物层及膨胀层厚度，释药速度取决于药物的溶解性，而不依赖于外界的 pH 值（因为膜的破裂不受 pH 值的影响）。有研究将法莫替丁速释微丸与脉冲控释微丸按一定比例混合，装于硬胶囊壳中制成法莫替丁脉冲控释胶囊剂，使药物体内有 2 个释药峰，在一天口服一次的情况下也能有效地抑制晚间胃酸分泌。

（二）微丸的特点

与装填粉末或颗粒的胶囊相比，微丸胶囊有许多独特的优点：①微丸外观光洁，粒度一致，流动性好，易于填装，重量差异小，且易于复方制剂的制备；②球形微丸表面积小，储存时受湿、热、空气的影响最小，因而储存稳定性好，保证产品质量稳定；③由于微丸一般内部结实，含药量大，所以比粉末、颗粒装填量大，单粒胶囊的最大剂量可达 600mg；④微丸在胃肠道表面分布面积增大，崩解溶化性优，疗效发挥快，同时由于具有较固定的释药面积，释药速度稳定均匀，在胃肠道分布面积大，生物利用度高，刺激性小，受消化道输送食物节律影响小；⑤属于多剂量剂型，易于制成缓控释微丸，通过骨架、包衣等来调节，零级或一级或快速释药制剂，无时滞现象；⑥有效成分高，是一般中成药的 10～20 倍，保证药物稳定性，掩盖不良味道；⑦制备机械化程度高，质量易于控制。

二、常用辅料

制备微丸丸芯的辅料主要是稀释剂和黏合剂，通常以淀粉、糊精单独或按一定比例制成，如阿司匹林肠溶微丸、布洛芬缓释微丸、盐酸强力霉素缓释微丸等，其中阿司匹林肠溶微丸主药∶淀粉＝0.6∶1。中药浸膏可兼做黏合剂。有些微丸采用空白丸芯，将药物包裹于丸芯表面。

微晶纤维素（MCC）作为一种成丸促进剂具有良好的流变学性质，不仅使物料具有塑性，而且起黏合作用，是制备微丸应用最广泛的辅料。MCC 种类较多，研究不同 MCC 制备微丸的差异，有利于制得物理性质及释药性质最佳的微丸。此外 MCC 与某些药物有相互作用，寻找完全替代或部分替代 MCC 的辅料，以避免不良作用或降低生产成本成为近来制备微丸辅料研究的热点。

其他常用辅料有粉状纤维素、壳聚糖、k-角叉菜胶、果胶衍生物、聚乙二醇脂肪酸甘油酯、交联聚维酮、淀粉等。大多数微丸需要进行薄膜包衣，通过膜的厚度或微丸增重的方法来控制其溶出速率，达到缓控释目的。包衣材料有以下类型。

（一）水溶性包衣材料

聚乙烯醇、聚乙烯吡咯烷酮、甲基纤维素、羟丙基纤维素、羟丙基甲基纤维素等。

（二）水不溶性包衣材料

乙基纤维素、乙酸纤维素、丙酸纤维素、乙酸丙酸纤维素、聚丙烯酸树脂、聚乙烯、聚丙烯等。

聚丙烯酸树脂是一类常用的制剂薄膜包衣材料，是由丙烯酸和甲基丙烯酸或它们的酯，如甲酯、丁酯、二甲胺基乙酯、氯化二甲胺基酯等单体以一定比例共聚而成的一类高分子化合物。丙烯酸树脂有多种类型，由于构成的成分不同、比例不同、聚合度不同，所得产品的型号、规格也不同，性状差异较大。由于聚丙烯酸树脂具有成膜性能优良、各型号间相容性好等优点，并且安全无毒，在体内不被酶破坏，不被吸收和代谢，该类聚合物已广泛应用于缓释微丸、缓释骨架片、中药制剂、固体分散体、微球和微囊、口服结肠定位给药系统及透皮给药系统。

1. 渗透型丙烯酸树脂的应用

甲基丙烯酸（β-三甲铵基）乙酯-甲基丙烯酸酯共聚物在消化液环境中不溶解，但其亲水基团允许水分子渗透入聚合物结构，将药物慢慢溶出释放。具有渗透性的聚丙烯酸树脂包括 Eudragit RL、Eudragit NE、Eudragit RS，分别为高、中、低渗透型材料，三者的相容性好，通过调节不同比例可获得理想渗透性而制得不同性质的制剂。单独或混合使用这些材料包衣，可以制备薄膜包衣缓控释制剂。

2. pH 值依赖型丙烯酸树脂的应用

胃溶型丙烯酸树脂的应用：胃溶型丙烯酸树脂包括 Eudragit® E100、Eudragit® EPO 等几种不同的类型。Eudragit E 在 pH 值 5.0 以下消化液能快速成盐溶解，在口腔内能滞留 30～60s 而不溶解，有效避免口腔、食管等部位释药，但又不影响药物的溶出时间，故主要用于遮盖异味及做隔离型包衣。在中药微丸包衣中也有广泛应用，如金蟾定痛微粒丸的制备，很好地解决了其成分易氧化变色、上色不均匀、崩解慢及吸潮等现象。

在普通肠溶制剂中的应用：普通肠溶丙烯酸树脂包括 Eudragit® L30D-55、Eudragit® L100-55、Eudragit® L100、Eudragit® S100 等型号。Eudragit® L、S 分别于 pH6.0 和 pH7.0 开始溶解，Eudragit® L100-55 在 pH5.5 下便可溶解。形成的包衣薄膜无色透明，略带脆性，需加入较大量（10%～40%）的增塑剂，如聚乙二醇、柠檬酸三乙酯等。在包衣时应注意药物与溶剂有无显著溶解作用，否则将不能直接喷涂于丸芯表面，而宜采用先包内粉衣隔离层，再喷包衣溶液的工艺。

对于溶解度具有 pH 值依赖性的药物，通过采用具有 pH 值敏感性的载体以固体分散技术处理，可有效改善其溶出行为，通过调节处方的组成和配比，制成体外释放具有 pH 值非依赖性的制剂。

在脉冲、定位制剂中的应用：近年来，脉冲和定位给药越来越受到关注，丙烯酸树脂辅料也在这两个领域发挥了重要作用。

3. 两种材料的混合应用

随着制剂技术的发展，目前制剂中经常将渗透型和 pH 值依赖型的丙烯酸树脂混合包衣，以达到不同的释药目的。

（三）水分散体薄膜包衣材料

常用的有聚丙烯酸树脂水分散体、乙基纤维素伪乳胶、乙酸苯二甲酸纤维素乳胶、聚苯二甲酸乙酸乙烯酯水分散体和醋酸琥珀酸羟丙基甲基纤维素水分散体等。水分散体可延缓药物的释放。

（四）增塑剂

增塑剂用于微丸薄膜包衣中以提高膜的性能。水溶性增塑剂有丙二醇、甘油、聚乙二醇等。非水溶性增塑剂有甘油三醋酸酯、苯二甲酸二乙酯、乙酰甘油一酯、蓖麻油、油酸等。

（五）致孔剂

致孔剂遇体液产生许多微孔，使药物分子易于溶出。常用的致孔剂有亲水性液状载体（甘油、PEG200）、电解质（NaCl、KCl）、糖类（乳糖、果糖、甘露醇等）、表面活性剂（聚山梨酯 80、十二烷基硫酸钠）、微晶纤维素、高分子物质（PEG、PVP）、少量亲水凝胶（HPMC、CMC 等）。

三、微丸的制备

制备微丸的主要工艺如图 3-10 所示。

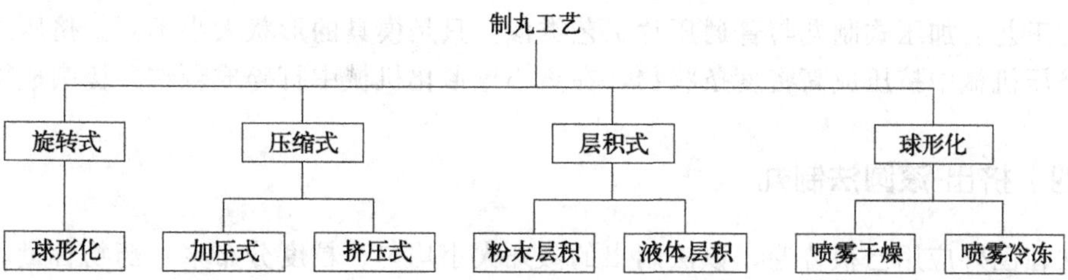

图 3-10　制备微丸的主要工艺

微丸的制备方法主要包括旋转式制丸、层积式制丸、压缩式制丸、球形化制丸、离心-流化造丸法、流化床制备微丸、普通及改进包衣锅制备微丸等。

（一）旋转式制丸

旋转式制丸是研究最多和最充分的一种制丸过程，亦是最早的机械制丸工艺，其机理是成核、聚结、层积过程。原粉粒子随机碰撞形成较大粒子（成核），最终形成丸核（聚结），丸核以一定速度随容器旋转，丸核间相互碰撞、摩擦形成球状丸芯（层积）。在制备过程中，原粉粒子大小、水分、黏合剂以及干燥速度等均影响丸核的大小和性质，微丸的成长速度与机器的旋转速度呈同方向变化。旋转式制丸技术制备的微丸粒径大小分布区域宽，易形成不规则形状，因此在检测小丸质量时，尤应注意测定微丸的粒度和圆整度。

旋转式制丸法的主要设备是旋转金属容器，常用包衣锅制备微丸。硫酸沙丁胺醇控释微丸可采用此法制备，经健康志愿者服用后，血药浓度平缓，达峰时间、半衰期明显延长，具有缓释效果。优布芬缓释微丸采用球状成形机制备，还有离心-流化造粒亦属于旋转式造粒法，得到的微丸圆整性好、粒径分布集中。

（二）层积式制丸

层积式制丸是指药物以溶液、混悬液或干燥粉末的形式沉积在预制成形的丸核表面的过程，沉积物可能是结晶、颗粒或丸核。包括液相层积法和粉末层积法两种工艺。

1. 液相层积法

该方法操作简便、工艺稳定，微丸质量较好。根据药物溶解度，采用水或有机溶剂作为溶液介质，尽量配制高浓度的药物溶液以缩短操作时间，对于溶解度低的药物，可将其微粉化后配成混悬液上药，亦可制得较好的微丸。

2. 粉末层积法

该法适用于大剂量药物的微丸制备。操作关键是：①协调供粉速率和黏合剂喷液速率，避免过湿和供粉过快影响微丸质量；②药物微粉化应小于 10μm，以利于微丸的表面光洁度、含药层致密性和较低脆碎度。若流动性差则可加入适量助流剂，如微晶纤维素、微粉硅胶、滑石粉等；③控制物料批量、转盘转速和流化风量，使微丸呈螺旋运动状态，保证上药的均匀性。粉末层积法常常形成含量不均、大小不一的微丸，值得注意。

（三）压缩式制丸

压缩式制丸是指用机械力把药物和赋形剂压制成一定大小微丸的过程，分为加压式和挤压式两种工艺。加压式制丸与普通压片工艺类似，只是模具的形状大小不同。挤压式制丸工艺是在挤压机械中挤压成高密度条状物，在离心球形化机械中打碎成颗粒并搓圆成微丸。

（四）挤出-滚圆法制丸

此法在国外应用已很普遍，该法制出的微丸大小均匀、粒度分布窄、药物含量均匀。制备小丸时操作条件不同会在很大程度上影响小丸的成形和质量。挤出速率影响小丸的产量，滚圆速率影响成丸大小，干燥的方法和时间对小丸的机械性能和骨架结构可产生影响，因此在制备小丸时应严格控制其工艺条件以保证获得高质量的产品。扑热息痛控释微丸可采用挤出-滚圆法制备，将药物与辅料混匀湿法造粒并经 18 目筛挤压过筛，将条状湿粒置包衣造粒机内，以 30r/min 转速滚制成微丸，取出后于 60℃ 干燥 6h，筛选 24～30 目微丸作包衣处理。国内研制出了带有导流装置的挤出滚圆机。由于导流装置的引进，大大增加了颗粒翻动、切割和磨圆效果，明显提高了微丸的圆整度和得率。该法常用微晶纤维素为辅料，所含水分与小丸粒径有很大关系，水分越少粒径越小。挤出滚圆法可制得质地沉重、光滑均匀、圆整度好的微丸。

（五）球形化制丸

将热融物、溶液或混悬液喷雾形成球形颗粒或微丸的过程。包括喷雾干燥和喷雾冷冻两种方法。由于液体被雾化产生很大的表面积，因此大大增加了雾滴的干燥和冷却效果，直接得到球形颗粒。两种方法的装置原理大同小异，喷雾干燥法的物料溶液介质为水或有机溶剂，在喷干室中热空气使之快速干燥，喷雾冷冻法的物料介质是低熔点蜡、氢化油或酯类，在喷干室内由循环冷风使熔融物料冷凝成丸。该技术制备的微丸具有多孔性，不适于控释、缓释药物的制备，多用于掩盖药物苦味与臭味，或将液状物料变成固态物料等目的。

（六）流化床制备微丸

流化床制备微丸是目前常用的方法之一，主要通过层积过程完成。该法集制粒、干燥、包衣在同一容器完成，原辅料无损失，得到的微丸大小均匀、形状较好，生产过程劳动强度小，质量易控制。吲哚美辛（消炎痛）控释微丸即可采用流化床制丸法。有人分别采用液相层积法和粉末层积法在流化设备中制备盐酸苯丙醇胺微丸，通过测定微丸收率、含量、均匀度、脆碎度、堆密度、粒径分布，评价微丸质量，结果表明两种方法均可制得质量优良的微丸。

微丸的制备方法还有在液相中制备、振动喷嘴制微丸、熔合法制微丸、利用微囊技术制微丸等，其中熔合法制丸优于湿法制丸，是制备缓释小丸的最简便方法，且重现性好。压缩式制丸技术也正在研究之中，一旦此类制丸机械问世，微丸生产将有大的飞跃，它的制备过程可以像片剂生产那么简单。

四、质量评价

1. 堆密度

取适量定量微丸缓缓通过玻璃漏斗倾倒至量筒内，测出微丸的松容积，即可计算出微丸的堆密度。

2. 表面形态和圆整度

由目测法观察判定微丸的表面形态。采用测定微丸的平面临界稳定性反映圆整度。取适量微丸置于一平板上，将平板一侧缓慢抬起，当微丸突然滚动时，测量倾斜平面与水平面的夹角（即平面临界角），夹角越小表明微丸圆整度越好。

3. 休止角的测定

休止角是表示微丸流动性的最常用方法之一。休止角（angle of repose）采用固定圆锥槽法，将两个串联漏斗固定在圆形表面皿的中心上方，使含药丸芯从其中流出，至微丸堆积得到最高的锥体为止，测出锥体高度，表面皿半径，算出休止角，评价微丸流动性。休止角既可反映微丸的流动性，又可间接反映其圆整度。一般休止角小于 30°就说明微丸的流动性及圆整度均较好。

4. 脆碎度

脆碎度是衡量微丸剥落趋势的指标。测定方法是取定量微丸置于四用仪中脆碎仪盒内，加 7mm 的 20 个不锈钢珠一起放在脆碎仪中振荡 10min，然后将物料置于 80 目的筛中，收集并称定通过筛的细粉量，计算细粉占微丸重的百分率。

5. 振实密度的测定

称取一定量的微丸置于 100mL 量筒中，从距离桌面 5cm 处下落，振动 10 次，测定其体积，计算振实密度（tap density）。

6. 收率

采用筛分法，将最终产品过筛收集一系列筛目下的微丸，以干燥后 20～30 目粒径的微丸重量与所有微丸重量相比，计算出收率（yield）。

7. 体外释放度

体外释放度试验方法：按照《中华人民共和国药典》2020 年版四部通则〈0931 释放度测定法〉第一法（篮法）与〈0931 溶出度测定法〉第二法（桨法）规定进行试验。

第四章

靶向药物给药系统

第一节　概述

药物进入体内会经历四个主要过程：吸收（药物从给药部位进入血液）、分布（药物从血液分布到不同组织）、代谢（药物分解）和排泄（药物排出体外），这些过程主要受药物理化性质与机体生理环境的影响。这些过程在很大程度上决定了药物的起效速度和程度以及总体效能。普通药物制剂给药后，药物通常会全身分布，到达病灶部位的药物量相对少，治疗作用持续时间短。如果要提高病灶部位的药物浓度，就必须增加剂量，这不仅会造成药物的浪费，而且可能引起其他组织或器官的毒性。特别是一些具有细胞毒性的抗肿瘤药物，在杀灭肿瘤细胞的同时也会损伤大量的正常细胞，造成严重副作用，导致肿瘤患者难以耐受。

靶向给药系统（targeted drug delivery system）又称靶向制剂，是指借助载体、配体或抗体等的作用将药物选择性地浓集至靶组织、靶器官或细胞内的给药系统。靶向给药系统设计的目的，是希望通过选择性地将药物传递至靶区（药理部位），从而最大限度地提高疗效，减少不良反应。

影响药物在靶区作用效果的因素主要有：靶向制剂分布到靶区的能力；到达靶区的制剂释放有效成分的能力；靶向制剂和游离药物在靶区的消除；靶向制剂和游离药物可从靶区扩散或转运至非靶区，同时，血液和淋巴液的流动也会将药物带离靶区，流向非靶区。

靶向给药系统的核心原理是通过载体将药物选择性递送至靶组织（如病变器官、特定细胞或亚细胞结构），同时最大限度地降低非靶部位的药物暴露。这种策略具有三重优势。①增强疗效：通过提高靶区药物浓度，克服生理屏障（如血脑屏障）。②减少副作用：避免药物与非靶组织的非特异性相互作用。③改善药代动力学：调控药物释放速率以维持治疗窗浓度。理想的靶向给药系统须具备无毒性、低免疫原性、生物可降解性；高载药量、可控释放、物理化学稳定性；制备工艺简便、成本可控、储存期长等优点。

一、靶向给药系统的发展历程

靶向给药系统的概念起源于德国科学家 Paul Ehrlich 在 1906 年提出的“魔弹”（magic bullet）构想。他发现有些化合物能够特异性地对细菌染色。于是提出采用这些化合物作为靶向分子将药物或毒物带至病灶部位，进而减少对正常组织或细胞损伤的“魔弹”构想。Ehrlich 教授通过两个连续步骤来实现他的“魔弹”构想：首先筛选有毒药物，然后利用靶向分子对其进行修饰，进而得到对病原体具有专属亲和力并对宿主无亲和力的药物。该药物可在对生物体内寄生虫产生专属性致死作用的同时，对人体产生最小的有害影响，因此被称为“魔弹”。基于该构想，他设计了“魔弹”——抗梅毒药“606”。但，因受到当时科学认知的限制，“606”虽然对梅毒有治疗效果，但并非真正意义上的靶向制剂，它的治疗过程缓慢、痛苦，且具有风险。理想的“魔弹”需要具备以下三大核心要素：定位浓集（targeting and accumulation）、控制释药（controlled drug release）、载体无毒并可生物降解（non-toxic and biodegradable carrier）。

1948 年，Pressman 和 Keightley 首次系统性地提出“以抗体作为细胞生长抑制剂和放射性核素载体”的构想，标志着“魔弹”概念从理论迈入实践阶段。他们的研究为抗体药物偶联物（antibody-drug conjugate，ADC）的靶向递送奠定了早期基础。此后，相关技术探索迅速发展。1951 年，Beierwaltes 团队首次尝试用放射性碘标记抗体治疗黑色素瘤。1953 年，Pressman 与 Korngold 进一步优化标记技术，并将其用于检测大鼠肿瘤。1958 年，Mathe 等开创性地将甲氨蝶呤与抗体偶联，用于白血病治疗。1970 年，Moolten 和 Cooperband 构建了抗体-白喉毒素免疫毒素。1972 年，Ghose 团队则实现了抗体与氯丁氮芥（一种烷化剂）的偶联，并应用于黑色素瘤治疗。这些研究初步验证了“魔弹”的可行性，但仍存在明显局限。比如，因使用的多克隆抗体表位识别混杂，导致靶向特异性不足，且偶联技术不稳定，疗效有限。转折性突破出现在 1975 年，Köhler 和 Milstein 开发出单克隆抗体杂交瘤技术。单抗能高特异性地识别特定抗原，甚至单一表位，显著提升肿瘤细胞表面标志物的区分能力，推动靶向治疗进入精准化时代。

近年来，药理学、病理生理学、生物药剂学及纳米材料学等学科的交叉发展，为靶向给药系统提供了坚实的理论支撑与技术突破。自 20 世纪 80 年代起，靶向给药系统逐渐成为全球医药研究的热点领域，对其靶向机制、载体设计、制剂工艺及体内药代动力学特性已形成系统化认知。我国“十四五”规划将生物医药列为战略性产业，科技部“重大新药创制”专项与国家自然科学基金均重点资助纳米药物与靶向递送技术研发，进一步推动该领域的快速发展。

尽管，靶向给药系统研究已取得显著进展（如抗体偶联药物、核酸脂质体等制剂获批临床），当前技术仍面临多重挑战。比如，载体局限性：脂质体包封率低（通常<50%），聚合物微球粒径分布不均。靶向精度不足：被动靶向（EPR 效应）受肿瘤异质性影响，主动靶向（如配体-受体结合）存在脱靶风险。转化障碍：磁导向系统需精密磁场调控设备，生物材料规模化生产成本高昂。未来靶向给药系统的发展需融合人工智能辅助设计、器官芯片筛选模型等新兴技术，以突破现有瓶颈。随着多学科协同创新，靶向递送系统有望实现从“相对富集”到“精准定位”的跨越。

二、靶向给药系统的分类

（一）根据药物到达靶部位的水平分类

根据药物到达靶部位的水平不同，可将靶向制剂分为一级靶向制剂、二级靶向制剂、三级靶向制剂和四级靶向制剂四大类。

1. 一级靶向制剂（器官/组织水平）

以特定组织或器官（如肝脏、肺脏）为靶标递送药物的制剂。这种靶向方式提高了药物在目标部位的浓度，降低了其在全身其他部位的分布，从而增强药物的疗效并减少其副作用。

2. 二级靶向制剂（病灶水平）

以特定组织或器官的特定部位（如肝硬化结节）为靶标递送药物的制剂。这种靶向方式需要更精确的控制，以确保药物能够到达病变部位并发挥作用。二级靶向是以一级靶向为基础。

3. 三级靶向制剂（细胞水平）

以病变部位的细胞（如肝癌细胞、巨噬细胞）为靶标递送药物的制剂，也称为细胞内靶向制剂。这种靶向方式需要更精细的技术手段，以确保药物能够穿透细胞膜并进入细胞内，从而直接作用于病变细胞。三级靶向制剂是建立在一级靶向和二级靶向基础之上的靶向制剂。

4. 四级靶向制剂（亚细胞水平）

以特定的亚细胞结构（如线粒体、溶酶体、细胞核等）为靶标递送药物的制剂。这种靶向方式需要更高级的技术手段，以确保药物能够精确地作用于特定的亚细胞结构，从而实现对病变细胞的精确打击。四级靶向制剂是建立在一级靶向、二级靶向和三级靶向基础之上的靶向制剂。

（二）根据靶向机制分类

根据靶向机制，可将靶向制剂分为主动靶向制剂、被动靶向制剂和物理化学靶向制剂三大类。

1. 被动靶向制剂

被动靶向制剂（passive targeted preparations）又称自然靶向制剂，是通过载体系统的固有物理化学特性与机体的病理生理学特征协同作用，实现药物在靶部位蓄积的递药系统。不依赖生物分子识别元件（如抗体、配体）是被动靶向制剂区别于主动靶向制剂的核心特征。药物的物理化学性质包括粒径、疏水性/亲水性、溶解性、表面电荷等。目标细胞或组织的病理生理特征包括血管结构、血流和淋巴液流、细胞形态等的差异。例如，根据机体内组织和器官对不同大小微粒的滞留性不同，将药物包封或嵌入不同类型的微粒（如脂质体、微囊、微球、乳剂等）中，或将药物与大分子聚合物嫁接形成药物大分子复合物，从而使药物被靶组织、器官或细胞阻留并摄取。

2. 主动靶向制剂

主动靶向制剂是通过在药物载体表面修饰特异性识别分子（如抗体、配体等），使其能够主动识别并富集于靶组织、靶细胞或特定亚细胞结构的制剂。这类制剂具有分子识别能力，可通过配体-受体、抗体-抗原等特异性相互作用，改变制剂在体内的自然分布，使其到达特定的靶部位。多数主动靶向制剂还能通过受体介导的内吞作用进入细胞，实现有效治疗。比如，根据肿瘤细胞表面过表达叶酸受体这一特点，利用叶酸分子修饰纳米粒或脂质体，可实现肿瘤靶向药物递送。

3. 物理化学靶向制剂

物理化学靶向制剂（physicochemical targeting preparations）是指通过载体材料对特定物理或化学刺激产生响应性变化，从而实现药物在靶部位可控释放的制剂。根据响应信号的不同药物递送系统可分为热敏感制剂、pH 敏感制剂、磁导向制剂和动脉栓塞制剂等。物理化学靶向制剂可实现药物在病灶部位的靶向释放，显著提高药物的治疗效果。例如，在肿瘤热疗中，通过局部加热使肿瘤区域温度升高，温度敏感脂质体在达到一定温度时会发生相变，释放包裹的药物。这种方法不仅可提高药物在肿瘤部位的浓度，还能增强药物的细胞摄取效率，显著提升治疗效果，减少副作用。再比如，在炎症或肿瘤微环境中，由于代谢异常导致局部 pH 值偏酸性，pH 敏感聚合物纳米粒能够响应这种变化而释放药物。这种智能释放机制可减少药物在正常组织中的分布，提高了治疗的选择性和效率。

（三）其他分类

按疾病领域分为肿瘤靶向制剂、中枢神经系统靶向制剂、炎症靶向制剂、感染性疾病靶向制剂。按靶向制剂功能的复杂度分为单功能靶向制剂、双功能靶向制剂和多功能靶向制剂。

第二节　被动靶向制剂

被动靶向是通过利用药物载体（如纳米颗粒、脂质体等）的物理化学特性（如尺寸、表面电荷、疏水性等）以及生物体内的生理特性（如血管通透性、血流动力学等），使药物能够自然富集至特定组织或细胞中的一种药物递送策略。通过被动靶向策略设计和制备的药物递送系统称为被动靶向制剂。被动靶向制剂是一种依赖生物体内的自然过程而实现靶向的制剂。广义上，被动靶向制剂是利用载体的组成、粒径、电荷等特征，通过生物体内各组织细胞的内吞、吸附、细胞膜融合作用，毛细血管截留作用，或病变组织毛细血管的高通透性特征等，定位浓集于靶区的剂型。狭义上，被动靶向制剂是指载药微粒被单核-巨噬细胞系统（尤其是肝的 Kupffer 细胞）摄取，通过正常生理过程转运至肝、脾等器官的剂型。被动靶向制剂的体内分布主要受循环系统生理和载药微粒自身理化性质的影响。

一、循环系统生理

循环系统生理对被动靶向制剂的影响主要涉血液循环系统对药物分布的影响和淋巴循环系统对药物分布的影响。

（一）血液循环系统对药物分布的影响

1. 血流动力学

血液循环的动态特性是决定载药微粒体内分布的首要因素。肝脏和脾脏作为双重血供器官，具有丰富的血流量（肝脏总血流量达 1500mL/min）和特殊的血管结构（肝窦内皮间隙 100～150nm，脾脏红髓裂隙 2～5μm），成为静脉注射微粒的主要截留器官。未修饰的纳米粒经静脉注射后，5min 内 60%～80%被肝脏捕获。血流速度（如微粒-内皮接触时间在低速区较长）、剪切力（高剪切力促使微粒边缘化分布）及血管分叉（分叉处湍流导致微粒碰撞沉积）共同调控微粒的初始分布。病理状态下，肿瘤组织的血流速度仅为正常组织的 1/10，且内皮细胞间隙较大，有利于被动靶向。通过动脉栓塞术降低肿瘤血流，还可进一步增加被动靶向效率。通过如红细胞仿生载体、聚乙二醇修饰优化微粒弹性，减小剪切力，可防止微粒边缘化分布。控制微粒的粒径＜7μm，有利于避免肺栓塞效应。

通过粒径设计及血流响应载体（如剪切力触发释放），可优化分布效率。因此，利用计算流体力学模拟指导载体设计，实现血流动力学的精确调控，是提升被动靶向效率的核心突破点。

2. 血管通透性

载药微粒向靶组织分布的前提是从毛细血管渗出，这使得毛细血管通透性成为影响被动靶向制剂靶向性的关键因素。不同器官的毛细血管通透性存在显著差异。肝窦毛细血管壁存在大量缺口，允许较大微粒渗出并富集于肝脏组织。脑部与脊髓的毛细血管内壁呈连续无孔结构（血脑屏障），使普通微粒难以穿透。

毛细血管通透性受组织生理/病理状态调控。在炎症、肿瘤等病理条件下，通透性改变会显著影响微粒分布。例如，正常血管内皮细胞紧密排列，通透性低；而肿瘤血管内皮细胞间隙较大（孔径100～2000nm），通透性高，允许微粒通过间隙进入肿瘤组织。同时，肿瘤组织因毛细淋巴管缺失或功能异常，导致淋巴回流速度降低，微粒无法通过淋巴循环有效清除，从而在肿瘤组织中蓄积，这种现象称为实体瘤的渗透与滞留增强（enhanced permeability and retention，EPR）效应。EPR效应通过异常血管结构使药物载体优先滞留于肿瘤部位，提升局部药物浓度，成为肿瘤被动靶向的核心机制（图4-1）。尽管基于EPR效应的肿瘤被动靶向制剂在动物模型中效果显著，但其临床转化尚未达到预期，需进一步研究其跨物种机制差异。

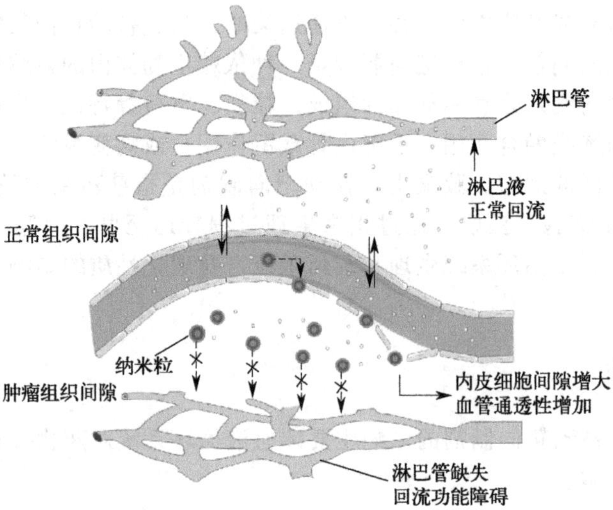

图4-1 渗透和滞留增强效应示意图

3. 组织器官的血液灌注速度

血液灌注速度（单位时间内流经组织的血流量）直接影响药物递送系统的分布效率。被动靶向制剂通常在血液灌注速率高的器官中分布较多，在血液灌注速率较低的组织（如结缔组织、脂肪组织）中，被动靶向制剂的分布显著减少。

（二）淋巴循环系统对药物分布的影响

1. 淋巴结的截留作用

淋巴结作为淋巴循环的核心组件，在免疫系统中承担回收组织液成分（液体、蛋白质、细胞）和执行免疫监视的双重功能。淋巴系统与血液循环系统相互独立，其结构特性使药物递送呈现独特靶向性。淋巴结的淋巴窦是淋巴液的通道，其内壁由巨噬细胞覆盖，这些巨噬细胞可以捕获并吞噬淋巴液中的微粒。当载药微粒（如纳米粒）进入淋巴系统后，会被淋巴结内的巨噬细胞与树突状细胞捕获，从而富集于淋巴结。

淋巴结截留作用可产生两个关键效应：首先，局部药物浓度提升可增强对免疫细胞（T/B细胞）的作用效率，这在免疫治疗中尤为重要；其次，淋巴滞留时间延长会减少药物进入全身循环的比例，从而降低非靶组织分布。例如，研究证实通过淋巴靶向递送PD-1/PD-L1抗体可显著提升免疫检查点抑制剂在淋巴结中的蓄积，进而强化抗肿瘤免疫反应。

2. 淋巴回流特性

淋巴回流是淋巴液经组织间隙通过淋巴管返回血液循环的过程。由于淋巴液流速较慢且淋巴管内皮具有选择性通透，药物在淋巴系统中的分布显著区别于血液循环。比如，在肿瘤等病变组织，由于高间质压力、淋巴管结构异常及内皮损伤等原因，会导致淋巴液流动受阻，使载药微粒无法通过正常淋巴循环清除，从而在肿瘤部位长期滞留。

二、微粒的理化性质

（一）粒径

载药微粒进入血液循环之后，粒径大小是影响其在体内分布的首要因素。粒径大于7μm的载药微粒易被肺毛细血管机械截留，主要蓄积于肺泡。粒径小于7μm的微粒经体循环优先分布于肝脾。粒径在200～400nm的载药微粒聚集于肝脏后迅速被肝清除。粒径在100～200nm的载药微粒易被单核巨噬细胞系统（mononuclear phagocyte system）吞噬，进而富集于肝脏的Kupffer细胞。粒径在50～100nm的载药微粒可穿透肝血窦内皮间隙进入肝实质细胞。粒径小于50nm的载药微粒可通过骨髓血窦内皮间隙蓄积于骨髓。

（二）表面电荷

表面电荷性质不仅影响载药微粒的稳定性，还直接影响其体内行为，包括血液循环时间、组织分布、细胞摄取效率及药物释放特性。具体而言，带负电的微粒因生物相容性较高，不易与血液成分相互作用，从而延长血液循环时间，但易被肝脏和脾脏吞噬细胞捕获。带正电的微粒虽能通过静电作用提高细胞摄取效率，但易与血液中的蛋白和细胞相互作用，导致被单核吞噬系统快速清除。中性或轻微负电荷的微粒与血浆蛋白的非特异性结合较少，在血液循环系统中的稳定性较好。

带负电的纳米粒子由于减少了与生物分子的非特异性相互作用，在肿瘤组织中具有更强的渗透和积累能力。中性或负电纳米粒子在淋巴结靶向中效率更高，可增强抗原呈递细胞（antigen-presenting cells）的摄取并促进免疫反应。带正电的微粒虽因与细胞表面负电荷的相互作用更易被细胞内吞，但可能导致非靶组织积累并增加副作用风险。因此，设计药物递送系统时需平衡表面电荷对细胞摄取和靶向效率的影响。例如，设计pH响应型载体（如聚乙二醇-聚组氨酸嵌段共聚物），在血液循环（pH 7.4）中维持电中性以延长循环时间，到达肿瘤微环境（pH 6.5～6.8）后因质子化转变为负电荷以增强肿瘤组织的EPR效应。这种动态调控可显著提升药物的靶向性和生物利用度。

（三）表面疏水性和亲水性

载药微粒表面的亲疏水性显著影响其体内分布。微粒表面吸附的调理素可调控单核巨噬细胞系统对微粒的识别与清除，而其吸附的程度与微粒表面的亲/疏水性密切相关。表面疏水性越强，越易吸附血浆调理素，导致被单核巨噬细胞系统识别与吞噬，加速清除。

疏水性微粒与细胞的相互作用较强，在细胞中展现出更高的内化效率，可更有效地将药物递送至细胞内部，但易吸附血浆调理素，被单核巨噬细胞系统快速清除。亲水性微粒则具备更优的生物相容性和稳定性。亲水特性可减少微粒与血液成分的非特异性相互作用，延长其血液循环时间（这对需长效循环的递送系统尤为重要），同时增加其靶部位的蓄积。为此，常通过表面修饰聚乙二醇、聚维酮等亲水性分子，增加空间位阻减少调理素吸附（隐性效应），延长循环时间并增强被动靶向性，降低非靶组织积累从而减少副作用。

（四）形状

单核吞噬系统作为免疫系统核心组分，通过吞噬细胞碎片、病原体等异物发挥功能。在药物递送过程中，单核吞噬系统对载药微粒的吞噬效率受多重因素调控，其中微粒与巨噬细胞的接触角是重要因素。接触角定义为微粒表面与细胞表面的夹角。当接触角较小时（通常＜90°），微粒与细胞间接触面积较大，有利于细胞膜对微粒的包裹，使微粒易被内吞。微粒形状直接影响接触角大小，进而调控吞噬效率。球形或类球形微粒与细胞接触时，形成的接触角较小（通常呈半球形包裹），更易被单核吞噬系统内吞。相反，棒状或不规则形状微粒由于接触角偏大（通常＞90°），导致细胞膜包裹困难，吞噬效率下降。

三、隐形化原理

被动靶向制剂可通过优化载体的理化性质，使其在靶部位（如肿瘤组织）自然富集，而无需依赖配体-受体相互作用。隐形化（stealth modification）是实现这一目标的关键策略，其核心是通过表面修饰或材料设计，减少免疫系统对载体的识别和清除，延长血液循环时间，从而提高载体在靶部位的累积效率。

（一）隐形化的核心机制和生物学基础

1. 免疫清除与逃逸机制

免疫清除与逃逸机制是隐形化的核心机制。单核吞噬系统（包括肝脏 Kupffer 细胞、脾脏巨噬细胞等）负责清除血液循环中的外源性颗粒（如细菌、纳米载体）。未经修饰的纳米颗粒因表面疏水性或正电荷特性，易被调理素（如免疫球蛋白、补体蛋白）吸附，触发单核吞噬系统的识别与清除。隐形化就是通过表面修饰，在载体表面形成物理或化学屏障，阻断调理素与载体结合，减少调理素吸附，从而避免被免疫系统清除。此外，还可利用仿生膜（如红细胞膜）或天然生物分子（如白蛋白）伪装载体，使其被免疫系统识别为“自身成分”而避免被清除。

2. 血液循环时间与 EPR 效应

被动靶向依赖于 EPR 效应，即肿瘤或炎症部位血管的高通透性和不完整淋巴引流导致的纳米颗粒局部蓄积。载体在血液中的循环时间（半衰期，$t_{1/2}$）直接决定 EPR 效应的效率。较长的循环半衰期可使载体有更多机会通过肿瘤组织的高通透性血管外渗并滞留，从而显著提高药物在靶部位的蓄积量。血液循环时间与载体尺寸、表面亲水性及电荷等参数密切相关。20～200nm 的颗粒既能有效通过肿瘤血管内皮间隙（＜200nm），又可避免肾脏快速清除（＞10nm），因而具有较好的 EPR 效应。亲水性修饰（如 PEG 化）能减少载体与血液成分的相互作用，延长半衰期。中性或弱负电表面（Zeta 电位接近 0mV）可降低与带负电血管壁的吸附作用，延长半衰期。

此外，还可通过采用亲水性聚合物或仿生膜蛋白进行表面修饰，精确控制载体尺寸和调节表面电荷，优化载体的生物分布特性，减少在非靶器官（肝、脾）中的蓄积，可在分子层面、纳米尺度和宏观方面对隐形化进行多尺度调控。

（二）常用的隐形化策略

1. 亲水性聚合物修饰

（1）聚乙二醇　在载体表面修饰聚乙二醇（PEG），形成亲水性保护层，可减少载体与血浆蛋白和免疫细胞的相互作用，达到隐形化作用。通过聚乙二醇化，可减少肝脏和脾脏的清除，延长血液循环时间，从而提高药物在靶组织中的积累。该方法广泛应用于脂质体、纳米颗粒和蛋白质类药物等的隐形化，例如 Doxil®（PEG 化阿霉素脂质体）通过 PEG 修饰延长血液循环时间，并依靠 EPR 效应在肿瘤组织中积累，从而减少心脏毒性。Genexol-PM®（紫杉醇聚合物胶束）使用 PEG-PLA 两亲性嵌段共聚物形成胶束，其 PEG 外层可提供隐形保护。

（2）其他亲水性聚合物　除 PEG 外，聚乙烯吡咯烷酮（PVP）、透明质酸（HA）、壳聚糖等亲水性聚合物也可用于隐形化。这些聚合物可在载体表面形成亲水层，减少蛋白吸附和免疫识别。比如，利用 PVP 包裹纳米颗粒，可增强纳米粒的稳定性，防止纳米的聚集。同时，还可以通过屏蔽表面电荷降低巨噬细胞吞噬，减少免疫清除。因此，PVP 被广泛用于难溶性药物（如紫杉醇）的增溶和被动靶向递送。

2. 仿生膜修饰

仿生膜修饰是使用细胞膜（如红细胞膜、白细胞膜）包裹药物载体，使其具有与细胞相似的表面特性，从而逃避免疫识别。该方法具有高度生物相容性和天然隐形特性等优点。常见的具有隐形功能的细胞膜修饰有以下几类。

（1）红细胞膜修饰　红细胞膜修饰纳米载体是通过提取红细胞膜并将其包裹在聚合物或脂质纳米颗粒表面制备而成。红细胞膜表面的 CD47 蛋白可抑制巨噬细胞吞噬，显著延长纳米的血液循环时间，并通过 EPR 效应在肿瘤部位选择性富集，减少肝脏和脾脏的药物清除。该技术已被广泛用于阿霉素、紫杉醇等化疗药物的递送，能够显著增强其在肿瘤组织的蓄积，并降低全身毒性。

（2）癌细胞膜修饰　利用同源肿瘤细胞膜包裹纳米颗粒，可减少免疫系统识别，延长循环时间。同时，癌细胞膜表面的黏附分子（如整合素）可增加载体与肿瘤组织的亲和性，增强肿瘤穿透能力。

（3）白细胞膜修饰　白细胞膜修饰的纳米颗粒是近年来生物仿生递药系统的研究热点。白细胞膜（如中性粒细胞/巨噬细胞）修饰的纳米颗粒能保留源细胞的趋化因子受体（如 CXCR1/2、CCR2），从而响应病灶高表达的趋化信号（如 IL-8、MCP-1），实现主动靶向。

这种仿生策略通过天然受体-配体相互作用，显著提升纳米颗粒在感染或肿瘤部位的富集效率。另外，中性粒细胞/巨噬细胞膜表面的CD47蛋白通过“别吃我”信号（与SIRPα互作）抑制巨噬细胞吞噬，延长循环时间。白细胞膜介导的仿生黏附分子（如整合素）可促进纳米颗粒与炎症血管内皮相互作用，通过变形或旁细胞途径穿透血管壁（类似白细胞外渗）。有研究者用中性粒细胞膜修饰的纳米颗粒包载地塞米松，在小鼠关节炎模型中显示较好的滑膜靶向性，可显著增加地塞米松的疗效，降低其全身副作用。

（三）隐形化的优势与局限性

隐形化载体能够延长药物的血液循环时间，提高其靶向效率，并减少不良反应。该技术可增强抗肿瘤药物的疗效，适用于肿瘤靶向治疗。此外，隐形化载体能靶向炎症部位，用于炎症性疾病的治疗，也可通过淋巴系统分布，实现淋巴结靶向治疗或疫苗递送。隐形化技术还能用于开发长效制剂，延长药物在体内的作用时间。然而，隐形化载体目前仍存在一些亟待解决的问题，如潜在的免疫原性、制备工艺复杂、稳定性较差以及药物释放难以控制等。这些问题仍需进一步研究和探讨。

四、常见的被动靶向载体

常见的被动靶向载体有脂质体、纳米粒、聚合物胶束、纳米乳与亚微乳等。

（一）脂质体

脂质体具有靶向性、长效性、组织细胞相容性、可降低药物毒性和提高药物稳定性等特点。

1. 靶向性

脂质体经静脉注射后，可被单核巨噬细胞作为异物吞噬，70%～89%分布于肝和脾，因此是治疗肝肿瘤、肝寄生虫病等疾病的理想载体。例如，将抗肝利什曼原虫药锑酸葡胺包封于脂质体后，其在肝脏的药物浓度可提高200～700倍。

2. 长效性

许多药物在体内代谢或排泄较快，作用时间短。将药物包封于长循环脂质体中可延长其在血液中的滞留时间，从而增强疗效。该技术已成功应用于多款上市产品，如Doxil®（阿霉素脂质体注射液）、Caelyx®（聚乙二醇化阿霉素脂质体）等。

3. 组织细胞相容性

脂质体具有类似生物膜的结构，对正常细胞和组织毒性低，具有良好的细胞亲和性和组织相容性，可长时间滞留于靶细胞周围，促进药物向靶细胞渗透。

4. 降低药物毒性

脂质体包封的药物主要被单核巨噬细胞摄取并富集于肝、脾，减少心、肾中的药物的累积，从而降低药物对心、肾的毒性。

5. 提高药物稳定性

脂质体双层膜可保护包封的药物，提高其稳定性。例如，青霉素 G 钾盐易被胃酸破坏，制成脂质体制剂后可减少胃酸降解，显著提高其口服生物利用度。

（二）纳米粒

纳米粒属于胶体系统，物理稳定性较好，便于加热灭菌和储存。其粒径小、表面能高，有利于在黏膜处滞留并延长药物的作用时间；可被单核巨噬细胞系统摄取，被动靶向至肝、脾和骨髓；还能改善药物对生物膜的透过性，促进透皮吸收和细胞内靶向递送。常用的载药纳米粒材料包括聚己内酯、聚氰基丙烯酸烷酯、聚乳酸、乙交酯-丙交酯共聚物等。

（三）聚合物胶束

聚合物胶束可增加药物溶解度、提高其稳定性、延缓药物释放、增强药效、降低毒性并提高靶向性。常用的亲水段材料有聚乙二醇、聚氧乙烯或壳聚糖，疏水段材料主要有聚氨基酸、聚乳酸、聚己内酯等。

（四）纳米乳与亚微乳

纳米乳与亚微乳对淋巴系统亲和力较高。研究表明，纳米乳与亚微乳经皮下或肌内注射后主要向淋巴转移，经静脉注射也有淋巴转移倾向。将抗癌药制成 W/O 型乳剂可有效抑制癌细胞经淋巴转移，可用于淋巴系统肿瘤的局部治疗。

第三节　主动靶向给药系统

主动靶向给药系统是一种通过特异性识别机制将药物精确递送至目标组织、细胞或细胞器的先进给药策略。其核心在于利用目标部位（如肿瘤细胞、炎症组织或特定器官）表面特有的生物标志物（如受体、抗原或过度表达的蛋白质），通过功能化载体（如纳米粒、脂质体或聚合物胶束）表面修饰的靶向分子（如抗体、肽类、核酸适配体或小分子配体），实现药物在目标部位的高效富集。主动靶向给药系统主要包括抗体介导的主动靶向给药系统和配体介导的主动靶向给药系统。

一、抗体介导的主动靶向给药系统

（一）抗体药物偶联物

抗体药物偶联物（antibody drug conjugate，ADC），是通过将单克隆抗体与高效细胞毒性药物通过化学连接子共价结合，实现药物的精准递送。其核心在于利用抗体的特异性识别能力，将药物定向输送至目标细胞（如肿瘤细胞），从而提高疗效并减少对正常组织的损伤。抗体药物偶联物由抗体（识别靶细胞表面抗原）、连接子（控制药物释放）和细胞毒性药物

（杀伤靶细胞）三部分组成。抗体与靶细胞结合后，ADC 通过内吞作用进入细胞，连接子在溶酶体中被裂解，释放药物并发挥细胞毒性作用。ADC 可实现药物的高效、低毒递送，是肿瘤靶向治疗的重要策略。

1. 抗体和药物

ADC 的抗体主要靶向抗原有：B 细胞过表达抗原（如 CD20、CD22、CD37、CD79 等），T 细胞过表达抗原（如 CD25、CD30、CD52 等），肿瘤特异性抗原（如 HER2、PSMA 等），肿瘤血管内皮抗原（如 endolin）。理论上，任何靶向这些肿瘤相关抗原的单克隆抗体均可用于 ADC 的开发。

相较于抗体，目前可用于 ADC 开发的细胞毒性药物种类有限。早期 ADC 多采用临床已应用的化疗药物（如阿霉素、长春碱等），但这些药物抗癌效果较弱而疗效不佳。目前用于 ADC 的高效细胞毒素主要包括以下几类。

（1）微管蛋白抑制剂，主要有单甲基澳瑞他汀 E（MMAE）、单甲基澳瑞他汀 F（MMAF）、美坦新衍生物（DM1/DM4）等，其作用机制为抑制微管蛋白聚合或解聚，破坏细胞骨架，阻断细胞有丝分裂，导致细胞凋亡。

（2）DNA 损伤剂，主要包括卡奇霉素（calicheamicin）、杜卡霉素（duocarmycin）、吡咯并苯二氮䓬类（PBD），其作用机制为通过直接破坏 DNA 或抑制 DNA 修复，导致细胞死亡。

（3）拓扑异构酶抑制剂，主要代表药物有喜树碱衍生物（SN-38）、依托泊苷衍生物等，其作用机制为抑制拓扑异构酶Ⅰ或Ⅱ，阻止 DNA 复制和转录。

（4）RNA 聚合酶抑制剂，主要代表药物为 α-鹅膏蕈碱（amanitin）。其作用机制为抑制 RNA 聚合酶，阻断基因转录，导致细胞死亡。表 4-1 列举了部分已上市的 ADC 药物。

表 4-1 部分已上市的 ADC 药物

上市年份	通用名	中文名	商品名	药物	适应证	靶标
2013	Trastuzumab Emtansine	曲妥珠单抗-美坦新偶联物	Kadcyla®	DM1（微管抑制剂）	HER2 阳性乳腺癌	HER2
2019	Trastuzumab Deruxtecan	德曲妥珠单抗	Enhertu®	Deruxtecan（拓扑异构酶Ⅰ抑制剂）	HER2 阳性/低表达乳腺癌、HER2 阳性胃癌	HER2
2011	Brentuximab Vedotin	本妥昔单抗-维多汀	Adcetris®	MMAE（微管抑制剂）	霍奇金淋巴瘤、系统性间变性大细胞淋巴瘤、皮肤 T 细胞淋巴瘤	CD30
2020	Sacituzumab Govitecan	戈沙妥珠单抗	Trodelvy®	SN-38（拓扑异构酶Ⅰ抑制剂）	转移性三阴性乳腺癌、局部晚期/转移性尿路上皮癌	Trop-2
2019	Enfortumab Vedotin	恩诺单抗-维多汀	Padcev®	MMAE（微管抑制剂）	局部晚期/转移性尿路上皮癌	Nectin-4
2020	Belantamab Mafodotin-blmf	贝兰他单抗-莫福汀	Blenrep®	MMAF（微管抑制剂）	复发/转移性多发性骨髓瘤	BCMA（B 细胞成熟抗原）
2017	Inotuzumab Ozogamicin	伊珠单抗-奥佐米星	Besponsa®	卡奇霉素（DNA 损伤剂）	复发/难治性急性淋巴细胞白血病	CD22
2019	Polatuzumab Vedotin	泊洛妥珠单抗-维多汀	Polivy®	MMAE（微管抑制剂）	复发/难治性弥漫大 B 细胞淋巴瘤（联合疗法）	CD79b
2021	Tisotumab Vedotin	替索妥单抗-维多汀	Tivdak®	MMAE（微管抑制剂）	复发/转移性宫颈癌	TF（组织因子）

2. 靶点的选择

一个成功的 ADC，不仅需要特异性抗体和高效细胞毒性药物，还需要理想的靶点。靶点是 ADC 发挥作用的基础，其选择直接影响药物的疗效和安全性。理想的靶点需满足以下条件。

（1）特异性表达　靶点应在目标细胞（如肿瘤细胞）表面高表达，而在正常组织中表达极低或不表达。例如 HER2 在乳腺癌细胞中过表达，而在正常组织中表达较低。

（2）内化能力强　靶点应能够介导 ADC-抗原复合物的内吞作用，使药物进入细胞内释放。例如 CD22 在 B 细胞恶性肿瘤中高表达且内化能力强，适合作为 ADC 靶点。

（3）生物学相关性　靶点应参与目标细胞的生长、存活或增殖，以确保药物能够有效杀伤目标细胞。例如 EGFR 在多种实体瘤中过表达，并参与肿瘤细胞的增殖和存活。

（4）稳定性　靶点应在细胞表面稳定表达，避免因抗原下调或突变导致耐药性。例如 CD30 在霍奇金淋巴瘤中稳定表达，是 Brentuximab vedotin 的理想靶点。

（5）临床验证　靶点应在临床研究中被验证为有效的治疗靶点，具有明确的生物学意义和治疗潜力。例如 TROP-2 在多种实体瘤中过表达，Sacituzumab govitecan（靶向 TROP-2）已获批用于乳腺癌治疗。

3. 连接子的选择

连接子是 ADC 的关键组成部分，负责连接抗体和细胞毒性药物，并控制药物的释放。理想的连接子需满足以下条件。

（1）血液循环中的稳定性　连接子应在血液循环中保持稳定，避免药物过早释放导致全身毒性。

（2）靶细胞内的高效释放　连接体应在目标细胞内被高效裂解并释放活性药物。例如二硫键连接子可在细胞内高浓度谷胱甘肽作用下裂解，从而释放药物。

（3）可调控的释放速率　连接子应能根据治疗需求调控药物释放速率以实现最佳疗效。例如 pH 敏感连接子可在肿瘤微环境酸性条件下释放药物。

（4）低免疫原性　连接子应尽量减少免疫原性以避免引发免疫反应。例如使用非天然氨基酸或聚乙二醇（PEG）修饰连接子。

（5）化学稳定性　连接子应具有良好的化学稳定性以便于 ADC 的制备和储存。

此外，连接子的连接方式也会影响 ADC 的稳定性、药物释放特性和治疗效果。目前 ADC 中连接子的主要连接方式包括化学偶联（半胱氨酸、赖氨酸、非天然氨基酸）、酶促偶联（转谷氨酰胺酶）和非共价耦联（亲和力、静电作用）。根据在靶细胞内的行为，连接子可分为可裂解和不可裂解两类。每种连接方式各有优缺点，需根据具体应用场景优化设计，以实现 ADC 的高效、稳定和精准递送。

4. ADC 的研究现状

2000 年，首个 ADC 药物吉妥单抗-卡奇霉素偶联物（Gemtuzumab ozogamicin/Mylotarg）获批用于急性髓性白血病治疗，标志着 ADC 药物的诞生。然而，作为第一代 ADC，其临床应用受到疗效有限、肝毒性、骨髓抑制、免疫原性和耐药性等问题的限制，最终于 2010 年撤市。近年来，随着靶点多样化、适应证扩展和连接子技术的优化，ADC 药物在临床上取得了显著进展。例如，Enhertu®（德曲妥珠单抗）在 DESTINY-Breast04 试验中显著延长 HER2 低表达乳腺癌患者的生存期。Padcev®（恩诺单抗-美坦新）在 EV-301 试验中显示出对晚期尿路上皮癌患者的生存获益。

ADC药物具备抗体的特异性和细胞毒性药物的高效性，可实现肿瘤的精准治疗。但目前仍面临诸多挑战，包括靶点选择限制，药物抗体比不均一，连接子设计优化，免疫原性问题，耐药性机制，生产成本控制。随着抗体工程、连接子技术和药物化学的发展，ADC药物有望在更广泛的疾病领域发挥重要作用。

（二）抗体修饰的载药微粒

1. 免疫脂质体

免疫脂质体是将单克隆抗体或抗体片段通过化学键（如酰胺键、硫醚键）或连接分子（如PEG）与载药脂质体结合而形成的。免疫脂质体借助其表面抗体对靶细胞表面抗原在分子水平上的特异性识别作用，经内吞进入靶细胞内，降解并释放药物而发挥作用，实现精准治疗。比如，靶向鼠源性抗胰岛素受体的单抗83-14修饰的免疫脂质体，能特异性地结合脑毛细血管内皮细胞上的胰岛素受体（IGF1R），通过转胞吞作用进入中枢神经系统，大大增强脂质体穿透血脑屏障的能力，提高脑组织内荧光强度。

2. 免疫纳米粒

免疫纳米粒是通过抗体与载药纳米粒之间的吸附或共价结合而形成。通过静脉注射即可实现主动靶向。例如，抗膀胱癌单抗BDI-1与阿霉素白蛋白纳米粒结合制成的免疫纳米粒，对人膀胱癌BIU-87细胞具有显著杀伤作用。

3. 免疫微球

免疫微球是一种将抗体（或抗体片段）修饰在微球表面的靶向递送系统。微球通常由聚合物（如可降解聚乳酸-羟基乙酸共聚物、工程化聚苯乙烯）或天然材料（如明胶、阳离子壳聚糖）制成，具有较大的比表面积和良好的生物相容性。免疫微球结合了微球的药物载体功能和抗体的特异性靶向能力，能够将药物、基因或其他治疗药物精准递送至特定的细胞或组织。免疫微球不仅可以用于药物递送，还可以用于细胞分离、诊断成像和免疫分析。例如，抗HER2抗体修饰的紫杉醇壳聚糖微球，在HER2阳性乳腺癌模型中可显著抑制肿瘤生长，提高紫杉醇的疗效。

4. 免疫磁性材料

免疫磁性材料给药系统是一种结合了免疫学和磁性材料的靶向给药技术。该系统利用磁性纳米颗粒作为载体，表面修饰特异性抗体或配体，能够在外加磁场引导下将药物精准递送至目标部位（如肿瘤组织）。例如，抗EGFR抗体修饰的磁性微球可通过磁场引导靶向乳腺癌组织。

二、配体介导的主动靶向给药系统

配体介导的主动靶向给药系统是利用特定受体与配体的专一结合特性，通过配体修饰药物载体实现靶向递送的给药系统。目前常用的配体包括糖类、蛋白类、多肽类、核酸类物质以及一些小分子化合物。

（一）糖类配体

恶性肿瘤细胞表面常过度表达特异性糖类识别受体（较正常细胞高 10～100 倍），可与透明质酸、半乳糖、甘露糖等糖类配体特异性结合。透明质酸是由重复二糖组成的线性材料，具有良好的生物相容性和可降解性，其特异性受体（如 CD44）在多种高转移性恶性肿瘤细胞表面过度表达，因此透明质酸被广泛用于抗肿瘤药物的靶向递送。

（二）蛋白类配体

常见蛋白类配体包括白蛋白、转铁蛋白、乳铁蛋白和低密度脂蛋白等。由于肿瘤细胞生长较快，对铁的需求量也很大，其表面往往会过度表达转铁蛋白受体，故转铁蛋白可作为肿瘤靶向给药的有效导向分子。比如，在神经胶质瘤细胞中就有过度表达的乳铁蛋白受体，因此利用乳铁蛋白作为靶分子可用于神经胶质瘤的靶向药物递送。低密度脂蛋白是存在于哺乳类动物血浆中的脂蛋白，为内源性物质，可避免被单核巨噬细胞系统清除，半衰期长，且其脂质成分有利于包裹脂溶性成分，是一种优秀的药物载体。研究显示，低密度脂蛋白的受体活性及数量在一些癌细胞中高出正常细胞 20 倍以上，故低密度脂蛋白可作为肿瘤靶向的配体。

（三）多肽类配体

相较于蛋白类配体，多肽类配体的性质更稳定，易于大规模生产，且对载体理化性质影响较小。常见的多肽类配体有 RGD 肽（特异性识别肿瘤细胞表面过表达的整合素 $\alpha\nu\beta3$）、LHRH 肽（靶向卵巢癌和乳腺癌细胞高表达的 LHRH 受体）、NGR 肽（特异性识别肿瘤血管表面的 CD13 受体）等。

（四）核酸类配体

核酸类配体是一类有 20～60 个碱基的单链核酸，对特定靶标具有高亲和力和特异性。与抗体相比，核酸类配体具有分子量小、易合成、免疫原性低等优势，且易于化学修饰，可作为抗体的替代品用于靶向递送。此外，小干扰 RNA（siRNA）、微小 RNA（miRNA）和反义寡核苷酸（ASO）等核酸分子也能通过与细胞表面受体的特异性结合，实现药物的精准递送。

（五）小分子类配体

一些小分子物质（分子量通常小于 1000Da）也有其特异性受体。常见的小分子类配体包括叶酸、生物素和甘草甜素等。这些小分子类配体价格便宜、毒性低、无免疫原性且易于改造，因此也被广泛用于靶向微粒的修饰。

1. 叶酸

叶酸是一种小分子量维生素，无免疫原性。研究表明，多种肿瘤细胞（如 90% 的卵巢癌细胞株）表面高表达叶酸受体，因此可将叶酸作为靶向分子修饰药物载体，实现肿瘤特异性药物递送。

2. 生物素

生物素（维生素 B_7/辅酶 R）是一种水溶性维生素。生物素受体是一种糖蛋白，与生物素及其衍生物具有高亲和力。该受体在多数肿瘤细胞表面过表达，而在正常细胞中低表达或不表达。生物素修饰的药物或载体（如纳米粒子、抗体等），进入体内后，可与肿瘤细胞表面的生物素受体特异性结合，通过受体介导的内吞作用进入细胞，释放药物发挥杀伤作用。

3. 甘草甜素

甘草甜素作为天然三萜皂苷，通过β-葡萄糖醛酸基团特异性结合 CD44 受体，其亲和力显著高于透明质酸。鉴于 CD44 在乳腺癌、胃癌等恶性肿瘤中的过表达（较正常组织高 10～50 倍）及其对转移的促进作用，甘草甜素修饰的纳米载体（如 GL-PLGA）可提升肿瘤靶向性并阻断 CD44 下游促转移通路。

第四节　物理化学靶向制剂

物理化学靶向制剂（physical and chemical targeting）是指通过特殊物理化学方法实现靶向给药的制剂。主要包括动脉栓塞靶向制剂、磁性靶向制剂、pH 敏感靶向制剂和热敏靶向制剂等。

一、动脉栓塞靶向制剂

动脉栓塞靶向制剂（arterial embolization targeting systems）是通过血管介入技术将载药栓塞剂递送至靶动脉，实现机械性栓塞，阻断血流并局部缓释药物的双重治疗技术。该技术主要应用于肿瘤治疗。肿瘤动脉栓塞疗法就是将抗癌药物制剂（直径 200～500μm 的动脉栓塞制剂）选择性地注入癌组织的微动脉内，使微动脉发生机械性栓堵，以阻断癌细胞增殖所需营养来源，并定向释出药物，杀伤癌细胞。其作用机制包括机械栓塞和药物靶向释药两种。

目前动脉栓塞靶向制剂主要有栓塞微球或微囊类，其基质主要有乙基纤维素、聚乳酸、白蛋白、淀粉、硅橡胶及琼脂聚糖等。制备动栓制剂的基质应具有一定机械强度和理化稳定性，能在靶区缓慢释放药物并维持较长时间的治疗浓度。此外，基质还应具有良好的生物相容性，长时间滞留于栓塞部位，无抗原性和不良反应等。

二、磁性靶向制剂

磁性靶向制剂（magnetic targeted drug delivery system）是一种将药物与磁性材料共同包裹于载体中的给药系统。该系统在外部磁场作用下可实现药物的定向移动、靶区浓集和定位释放，具有高效、低毒的特点。其主要组成包括药物活性成分、磁性材料和骨架材料（用于包裹前两种组分）。

磁性靶向制剂目前主要应用于肿瘤靶向化疗（如阿霉素磁性脂质体），局部炎症治疗

（如关节炎药物靶向递送）以及基因和蛋白类药物递送（如 siRNA 磁性纳米复合物）。磁性靶向制剂通过静脉注射、动脉导管介入、口服或局部注射等途径给药后，可在外加磁场引导下，选择性到达并定位于靶区。Widder 等率先开展了载药磁微球的制备与基础研究。研究证实，在足够强度的体外磁场引导下，磁微球可避免被网状内皮系统快速清除，选择性定位于肿瘤靶区，使药物在肿瘤组织的细胞或亚细胞水平发挥作用，对正常组织影响较小。该给药系统具有高效、低毒和高滞留性等特点。

除了用于实体瘤的治疗，磁性微球还可用于骨髓净化，清除骨髓中的癌细胞，便于自体骨髓移植。例如，采用 $FeSO_4$ 将多孔聚苯乙烯微球磁化，并在其表面偶联单克隆抗体，制备磁性靶向微球。将该微球加入患者的骨髓后，微球可通过单抗与骨髓中的癌细胞结合，并在外加磁场的作用下将癌细胞与骨髓分离。

（一）磁性靶向制剂的分类及制备方法

常见的磁性靶向制剂有磁性微球、磁性脂质体、磁性纳米微粒等。磁性微球可用一步法制备，即在成球前加入磁性物质，成球时将磁性物质包裹；也可用两步法制备，即先制成微球，再将微球磁化。比如采用一步法制备磁性明胶微球，即将超细磁流体分散于明胶溶液中，成乳后用甲醛交联固化，得磁性明胶微球。经静脉注射后，于头颈部加磁场 20min，该磁性微球在靶区分布的量为未加磁场时的 15 倍。

（二）常用磁性材料

1. 氧化铁类磁性材料

（1）四氧化三铁（Fe_3O_4） Fe_3O_4 是应用最广泛的磁性材料。它具有亚铁磁性，立方尖晶石结构，饱和磁化强度为 92emu/g（理论值），并表现出超顺磁性。当粒径＜20nm 时，能在磁场中快速磁化，撤去磁场后无剩磁，可避免粒子团聚。通过羧基、氨基或聚乙二醇（PEG）修饰，可增强其生物相容性及靶向配体偶联能力。例如，用于阿霉素磁性脂质体时，在 0.5T 磁场下，肿瘤部位的药物浓度比游离药物提高 4 倍。

（2）氧化 γ-三氧化二铁（γ-Fe_2O_3） γ-Fe_2O_3 为纯 Fe^{3+} 氧化物。γ-Fe_2O_3 的化学稳定性显著优于 Fe_3O_4，且晶体结构同为尖晶石型（缺铁型），磁性与 Fe_3O_4 接近（饱和磁化强度稍低但可通过掺杂优化）。其磁响应可控性强，可通过调节粒径（10～50nm）匹配不同血管截留需求。当粒径＜20nm 时，γ-Fe_2O_3 呈现超顺磁性（避免磁团聚），适合全身循环的磁靶向递送。当粒径＞30nm 时，表现为铁磁性，适用于血管截留（如肿瘤栓塞治疗）。通过调控粒径和表面电荷（如羧基化、PEG 化），可优化其在血管中的滞留时间和靶向效率。

2. 合金类磁性材料

（1）铁钴合金（FeCo） 具有超高饱和磁化强度（230emu/g）远高于铁氧体，可显著增强磁靶向效率和 MRI 造影灵敏度。高磁矩使其在低浓度下即可实现有效磁响应，可减少材料用量。在交变磁场（AMF，频率 100～500kHz）下，FeCo 通过涡流热效应（eddy current heating）和磁滞损耗产生局部升温（可达 43～46℃），诱导肿瘤细胞热凋亡。与化疗联用可增强药物释放（如热敏脂质体）或逆转肿瘤多药耐药性。但 FeCo 易氧化且细胞毒性较高。

（2）铁铂合金（FePt） Pt的惰性可显著抑制Fe的氧化，使FePt在生理环境中长期稳定。另外，其离子溶出低（几乎无Fe^{2+}/Pt^{4+}释放），生物安全性高（适合长期体内应用）。FePt的饱和磁化强度介于Fe_3O_4与FeCo之间，约为110emu/g，足以支持磁靶向和MRI造影。Pt的高原子序数（$Z=78$）还赋予FePt强的X射线吸收能力（优于碘造影剂），可同步实现CT成像与磁靶向治疗。

3. 新型磁性复合材料

（1）钴铁氧体（$CoFe_2O_4$） 是一种具有强磁各向异性和独特磁机械效应的功能材料，特别适用于磁靶向滞留和力学破坏肿瘤细胞的精准治疗。旋转磁场驱动颗粒旋转，产生局部剪切力，可导致细胞膜穿孔或凋亡信号激活（如caspase-3上调）。$CoFe_2O_4$具有强磁滞留能力，可在移除外磁场后仍保持磁化状态，适合磁靶向滞留（如肿瘤血管栓塞）。

（2）钆掺杂氧化铁（Gd-Fe_3O_4） Gd-Fe_3O_4结合了超顺磁性氧化铁的T_2 MRI造影能力和钆（Gd^{3+}）的T_1弛豫增强特性，形成双模态（T_1+T_2）磁共振造影剂，同时具备磁靶向治疗功能，可实现诊疗一体化。可通过实时磁共振成像监控药物分布，并在磁场引导下精准调整靶区。

三、pH敏感靶向制剂

pH敏感靶向制剂是一类通过病灶部位微环境pH差异触发药物释放的智能递送系统。其设计基于病理组织（如肿瘤、炎症或胃肠道）与正常组织的pH梯度差异，利用pH敏感材料的结构响应性实现药物的精准控释与靶向递送。此类制剂在肿瘤化疗、肠道靶向给药及抗感染治疗中具有重要的应用价值。人体胃液的pH通常在1.0～3.0，呈强酸性，这有利于食物的消化；小肠则为弱碱性环境，pH为6.0～7.5，适合营养物质的吸收；肿瘤组织由于代谢异常，其细胞外微环境往往偏酸性，pH值可比正常组织低0.5～1.0个单位。这些不同的pH环境为pH敏感靶向制剂的设计提供了生物学基础。

pH敏感靶向制剂的核心在于所选用的pH敏感材料。这类材料通常含有可离子化的基团，如羧基、氨基等。在不同pH条件下，这些基团会发生质子化或去质子化反应，进而改变材料的理化性质，如荷电性、溶解性、溶胀性、渗透性或发生化学键断裂，促进药物的释放。例如，某些含有羧基的聚合物，在酸性环境下，羧基保持质子化状态，材料表现为疏水性，药物被包裹在制剂内部难以释放；当进入偏碱性环境时，羧基去质子化，聚合物亲水性增强，药物得以快速释放。下面将对常见的pH敏感靶向制剂和材料进行介绍。

（一）pH敏感脂质体

pH敏感脂质体能够实现细胞内的靶向给药和控制释药。其原理是在低pH时，所用的脂质材料会发生质子化，引起六角晶相的形成，导致膜融合从而释药。pH敏感脂质体的组成成分除了构成脂质体必需的磷脂类物质、胆固醇以外，为了赋予脂质体pH敏感性常常会在脂质体中加入一些pH敏感的聚合物或分子，如聚组氨酸（Poly-His）、聚β-胺酯等。这些分子在特定pH环境下发生质子化或去质子化反应，改变脂质体的膜性质，促使药物释放。常用的磷脂分子有二油酰磷脂酰胆碱（DOPC）、二棕榈酸磷脂（DPPC）等这些在不同pH环境下会发生结构变化，影响脂质体的稳定性和药物释放特性的磷脂。

但pH敏感脂质体的稳定性不佳，在储存过程中会自发地转变成六角晶相，从而诱发聚集、融合及药物渗漏。进入体内后，血浆成分也易导致脂质体不稳定，引起药物渗漏。为了提高 pH 敏感脂质体的体内外稳定性和靶向性，人们研制出了 pH 敏感长循环脂质体、pH 敏感前体脂质体、多聚物 pH 敏感脂质体等新型脂质体。例如，二油酰磷脂酰乙醇胺（DOPE）具有锥形分子形状（头部小、尾部大），自发曲率大。将其单独分散于水中可形成反六角相结构（磷脂头基朝内，碳链朝外）不利于药物包裹。将其与胆固醇半琥珀酸酯联合制备脂质体。在中性条件（pH 7.4）下，胆固醇半琥珀酸酯的酸性基团（—COOH）部分电离（$—COO^-$），使其带负电荷，通过静电斥力稳定脂质体双层结构。在酸性条件下，胆固醇半琥珀酸羧基质子化，磷脂分子间斥力减弱，DOPE 转相形成反六角相结构，释放药物，实现 pH 敏感递药。

（二）pH 敏感水凝胶

pH 敏感水凝胶的网络结构中通常含有可解离成离子的弱酸或弱碱基团，如酸性的磺酸、羧酸基或碱性的氨基等。这些基团在不同 pH 环境下会发生解离，从而改变水凝胶的离子化程度和性质，产生 pH 敏感性。常用的制备 pH 敏感水凝胶的材料包括天然的高分子材料（如壳聚糖、羧甲基纤维素、海藻酸钠等）和可降解的合成高分子材料（如聚丙烯酸、聚甲基丙烯酸等）。这些高分子材料本身含有或者通过化学合成引入可解离的基团，使其能对 pH 值变化做出响应。pH 敏感水凝胶常用于胃肠道疾病的治疗，胰岛素的口服递送以及肿瘤的靶向治疗。如利用结肠部位具有较高 pH 这一特点制备氨基水杨酸 pH/酶双敏感水凝胶，可用于溃疡性结肠炎的治疗。

（三）其他材料

在一些无机-有机杂化材料上修饰一些 pH 敏感分子也可实现靶向效果。如在介孔二氧化硅纳米颗粒（mesoporous silica nanoparticles）表面修饰 pH 敏感的“门控”分子（如苯硼酸、聚电解质）并负载药物，可通过酸性环境触发其孔道的开放进而实现靶向释药。一些金属有机框架如锌-咪唑框架（ZIF-8）、铁-羧酸框架（MIL-101）在酸性环境下会发生金属-配体键断裂，从而使骨架崩解，释放药物。比如 ZIF-8 在 pH 5.0～6.0 快速降解，能适用于溶酶体逃逸递送。

四、热敏靶向制剂

热敏靶向制剂是通过机体局部温度差异或用外部热源对靶区进行加热，使靶区的温度稍高于周围未加热区，来实现药物在靶区内释放的一类制剂。其核心机制是利用热敏感材料在特定温度下的相变或结构变化，实现药物的精准控释和靶向递送。此类制剂在肿瘤治疗联合射频消融或光热疗法增强渗透（如胰腺癌）、抗炎（膝关节局部热疗触发抗炎药物释放）及心血管疾病等领域具有广阔前景。

正常人体体温维持在相对稳定的范围。但在一些特殊生理过程（如运动、女性生理期）以及病理状况（如炎症、肿瘤部位）下，机体的局部温度会出现显著升高。例如，肿瘤组织由于代谢旺盛、血流灌注异常，其内部温度可比周围正常组织高出 2～5℃。在局部炎症区域因免疫细胞活化和代谢加速，温度同样呈现上升趋势。这些温度变化梯度为热敏感靶向制剂的设计提供了生物学基础。

（一）热敏感靶向制剂的分类及材料的相变特性

热敏感靶向制剂的核心在于所采用的热敏感材料。这类材料具有独特的相变温度（Tc）。当环境温度低于 Tc 时，材料呈现固态或凝胶态，药物被稳定地包封在其中。一旦温度升高达到或超过 Tc，材料发生相变，转变为液态或溶胶态，导致药物释放速率急剧增加。

1. 热敏脂质体

热敏脂质体的物理性质与介质温度有着密切关系。当升高温度时，脂质体双分子层中的疏水链可从有序排列变为无序排列，从而引起脂质膜物理性质的一系列变化，如膜由“胶晶”态变为“液晶”态，其厚度减小，流动性增加，造成包裹的药物释放。发生这种转变的温度称为相转变温度（phase transition temperature）。相转变温度取决于磷脂的种类。一般来说，酰基侧链越长相转变温度愈高；脂肪酸不饱和度增加，相转变温度降低；磷脂纯度越高，相转变温度越窄。常用的磷脂材料包括二棕榈酰磷脂酰胆碱（DPPC）、二硬脂酰磷脂酰胆碱（DSPC）、溶血磷脂酰胆碱（Lyso-PC）等。DPPC 的相转变温度为 41℃，DSPC 的相转变温度为 55℃。将不同比例的 DPPC 和 DSPC 混合即可制得具有不同相转变温度的热敏脂质体。静脉注射后，红外照射肿瘤部位使其局部温度高于脂质体的相转变温度，即可引起此部位的脂质体释放药物，达到温度敏感靶向递送的目的。也可以将 NH_4HCO_3 包载于脂质体内水相制得热敏脂质体，当肿瘤局部的温度升高至 40℃时，内水相 NH_4HCO_3 迅速分解为 NH_3 和 CO_2，使磷脂双分子层破裂，释放药物，也能达到热敏感靶向递送的目的。基于该材料制备的热敏脂质体，可负载阿霉素用于肝癌局部热疗联合治疗。

对热敏脂质体进行不同修饰可得到不同类型的热敏脂质体，如热敏长循环脂质体、热敏磁性脂质体、热敏免疫脂质体、多聚物热敏脂质体等。

2. 热敏聚合物

热敏聚合物的热敏材料具有临界溶解温度。当温度升高至临界溶解温度时，其疏水链段收缩，从而触发药物释放。常用的聚合物材料有聚 N-异丙基丙烯酰胺（PNIPAM）、聚乙二醇-聚己内酯（PEG-PCL）等人工合成聚合物，以及壳聚糖、明胶等天然聚合物。比如，PNIPAM 的分子链在低温下是舒展的，溶剂化程度高，呈亲水性的水溶胀状态；当温度升至接近人体体温（32～34℃）时，分子链内疏水相互作用增强，发生蜷缩，由亲水性向疏水性转变，带动材料整体从溶胀的状态迅速转变为收缩的塌陷态，原本包封的药物随之释放。

3. 热敏水凝胶

热敏水凝胶材料在温度升高时会发生溶胶-凝胶相变，从而实现药物缓释或局部滞留。常用的热敏材料包括聚乳酸-羟基乙酸共聚物（PLGA）和聚乙二醇（PEG）衍生物等。利用“PLGA-PEG-PLGA”三嵌段共聚物的相变特性制备热敏原位凝胶适用于关节腔或肿瘤局部递药。该聚合物在低于体温的条件下呈溶液状态，具备可注射特性。当被注射至体内后，在体温条件下形成凝胶，进而延长药物作用时间。

（二）质量评价

热敏靶向制剂的质量评价需在常规评价基础上，重点考察其温度响应特性。具体评价内容如下。

1. 温度梯度测试

系统地考察不同温度下制剂的形貌变化，并实时记录其相变过程。

2. 温度响应特性评价

通过药物释放动力学分析，确定其触发温度阈值，评估温度响应的灵敏度和可控性。对特定药物需验证其具有窄温度响应窗口。

3. 体内外相关性验证

需确认体外测试结果与体内温度响应行为的一致性。

第五节　靶向给药系统的评价

靶向给药系统的评价是指通过多维度、多尺度的综合分析方法，对递药系统的靶向性、有效性、安全性及转化可行性进行系统评估的过程。靶向给药系统的评价内容包括制剂的理化性质（药代动力学和组织分布、安全性和稳定性等）和靶向制剂特有的评价内容（如靶向性评价）。

一、一般评价内容

（一）物理化学性质

1. 形态和粒度

（1）透射电子显微镜　透射电子显微镜的原理为利用高能电子束穿透样品，通过接收透射电子成像。可直观观察纳米粒的形貌、粒径、分散状态及内部晶体结构，分辨率可达0.1～0.2nm。局限性在于需真空环境，样品制备复杂（如超薄切片或负染色），无法直接分析液态样品。

（2）扫描电子显微镜　扫描电子显微镜的原理为聚焦电子束扫描样品表面，通过检测二次电子或背散射电子成像。该技术可提供纳米粒表面三维形貌信息，适用于分析粒径分布及聚集状态，分辨率通常为1～10nm。局限性在于对导电性差的样品需镀膜处理，难以观察内部结构。

（3）原子力显微镜　原子力显微镜的原理为通过探针与样品表面作用力变化获取形貌信息。可实现纳米粒三维形貌分析（高度、宽度等），适用于非导电样品及液态环境。该技术的局限性在于扫描效率低，易受探针尖端形状影响测量精度。

（4）动态光散射　该技术是通过检测纳米粒布朗运动引起的散射光波动，计算流体力学粒径分布。可快速测定溶液中纳米粒的平均粒径及多分散性指数，测量范围为1～1000nm。该技术的缺点为无法提供形貌信息，高浓度或异形颗粒易导致误差。

（5）纳米颗粒追踪分析　纳米颗粒追踪分析的原理为利用高速摄像技术追踪纳米粒布朗运动轨迹，结合Stokes-Einstein方程计算流体力学半径。可实时分析悬浮液中纳米粒的粒度分布及浓度，分辨率优于传统光散射技术。可检测粒径范围为20～2000nm，适用于外泌体等生物纳米颗粒的检测。

2. Zeta 电位

Zeta 电位是表征纳米粒表面电荷特性的核心参数，对其制剂性能有重要影响。一方面，电荷的斥力可以防止微粒的聚集，Zeta 电位绝对值越高（通常>±30mV），颗粒间的静电排斥力越强，系统越稳定，不易聚集；另一方面，若表面携带正电荷，可以有效地与带负电荷的靶细胞膜结合，促进细胞摄取。另外，过高或过低的 Zeta 电位可能导致颗粒与血浆蛋白或细胞非特异性结合，Zeta 电位接近中性（－10～＋10mV）的颗粒在血液循环中更稳定，不易被免疫系统识别和清除，有利于延长给药系统的血液循环时间。

Zeta 电位反映的是纳米粒在溶液中滑动面（slipping plane）处的电势差，其理论核心是基于双电层模型。Zeta 电位的检测技术有以下几种。

（1）电泳光散射法　该技术的原理是通过施加电场驱动带电粒子定向迁移，利用动态光散射技术测定粒子电泳速率，再根据介质性质选择 Smoluchowski 近似（水相体系）或 Huckel 近似（非极性溶剂）计算 Zeta 电位。该技术的检测分辨率高（±1mV），可同步测定粒径分布。为最常用的 Zeta 电位测定方法。

（2）激光多普勒电泳法　该技术的原理为通过电场驱动带电粒子迁移，利用激光散射出的多普勒频移，结合相位分析光散射技术解析电泳速率。可用于高盐浓度体系（如生物体液）中纳米粒的表征。

（3）流动电位法　该技术是基于电解质溶液在带电表面流动时产生的电位差。当溶液流经带电荷的绝缘表面时，表面的双电层中的自由电荷粒子会沿着流动方向运动，导致下游积累电荷，从而在上下游之间产生电位差，即流动电势。流动电位法特别适用于多孔材料（如多孔单体、多孔颗粒、固体颗粒沉积物等）的 Zeta 电位测量。由于润湿多孔材料表面的 Zeta 电位无法直接测量，流动电位法通过测量电信号（电流或电势）间接计算 Zeta 电位。

3. 载药量和包封率

载药量（drug loading capacity，DLC）和包封率（encapsulation efficiency，EE）是评价给药系统性能的重要指标，其计算方法为公式为：

$$\text{DLC}=(\text{包封药物质量}/\text{纳米粒总质量})\times 100\%$$

$$\text{EE}=(\text{包封药物质量}/\text{药物总质量})\times 100\%$$

包封率和载药量的测定首先要对游离药物和被制剂包封的药物进行分离，常用的分离方法有超高速离心法、超滤离心法和凝胶色谱法。

（1）超高速离心法　是利用超高速离心［通常需（10000～100000）×g 的离心力］分离纳米粒与游离药物。纳米粒因密度较高沉降于离心管底部，而游离药物保留于上清液中，通过定量上清液药物浓度计算包封率。该方法主要适用于水溶性药物（游离药物易溶于上清液）。在测定过程中需关注高速离心可能导致纳米粒结构的破裂而释放包封药物的问题，必要时需通过透射电镜或动态光散射验证离心前后粒径变化。

（2）超滤离心法　该技术是通过超滤离心管（截留分子量通常为 10～100kDa）分离纳米粒与游离药物。纳米粒因粒径大于滤膜孔径被截留在内管，游离药物通过滤膜进入外管，通过检测外管药物浓度计算包封率。该方法操作快速（全程≤1h），适用于高通量筛选，无需复杂设备，仅需超滤离心管和常规离心机。在实际应用时，需注意滤膜堵塞可能导致假性高包封率。

（3）凝胶色谱法　凝胶色谱法是基于分子尺寸差异实现纳米粒与游离药物的分离。纳米粒因体积较大无法进入凝胶颗粒内部孔隙，优先被洗脱。游离药物分子较小，可进入孔隙而延迟流出。常采用葡聚糖凝胶（如 Sephadex 系列）填充色谱柱，根据纳米粒尺寸选择合适孔径的凝胶介质。使用前需用缓冲液平衡色谱柱。将待分离纳米粒加入色谱柱，通过恒流泵控制洗脱速度。纳米粒因快速迁移先流出，游离药物随后流出。该方法的分离过程温和，可避免传统离心法可能导致的纳米粒破裂风险，适合稳定性较差的纳米制剂。

4. 药物的体外释放

累积释放率是指在一定时间内，药物从给药系统中释放出来的总量占药物初始载药量的百分比。它是评价药物释放行为的重要指标，反映了药物从载体中释放的速率和程度。累积释放率对优化制剂设计、确保治疗效果和符合法规要求具有重要意义。

影响累计释放率的主要因素有以下几点。

（1）载体材料的性质与结构　不同性质材料的降解速率和药物亲和力不同，且具有多孔结构、交联度等结构特征也会影响药物的扩散和释放。

（2）药物的性质　药物的溶解度、分子大小均会影响药物从载体中释放的速率。

（3）粒径和形态　粒径越小，比表面积越大，药物释放速率通常越快。不同形态颗粒（如球形、不规则形）的药物释放速率不同。

（4）释放环境条件　不同 pH 值可能影响载体材料的降解和药物的溶解度。温度变化可能影响药物扩散速率和载体材料的降解。

透析法是考察药物体外释放的重要方法。透析法是利用半透膜（截留分子量 3.5～100kDa）分离纳米粒与游离药物，小分子药物扩散至释放介质中，纳米粒被截留在膜内。于不同时间点，取半透膜外的释放介质，检测药物浓度，即可计算出药物的累计释放量。此外，还可使用流通池法检测药物的释放速率。其原理为模拟体内流体环境，使释放介质持续流经纳米粒悬液，实时监测药物释放。

（二）药代动力学和组织分布

1. 药代动力学

通过采集血液样本，测定血药浓度，对药代动力学参数（如半衰期、清除率、分布容积）进行分析，评估药物的吸收、分布、代谢和排泄。

2. 组织分布

评估靶向给药系统的体内分布有多种方法，包括荧光成像、核磁共振成像（MRI）、放射性标记成像等成像技术，此外还可对药物在不同组织的分布进行定量分析。每种方法都有其优缺点，选择合适的方法取决于研究目标和实验条件。

（1）成像技术　荧光成像是在药物载体上标记荧光染料（如 Cy5、FITC 分子），通过荧光显微镜或活体成像系统观察载体在体内的分布。生物发光成像是利用荧光素酶等生物发光标记物标记载体，通过活体成像系统观察载体分布。MRI 是在载体中引入 MRI 对比剂（如钆螯合剂、超顺磁性氧化铁纳米颗粒等），通过 MRI 观察载体的分布。放射性标记法是在药物载体中引入放射性同位素（如 ^{99m}Tc、^{111}In），通过 γ 计数器或单光子发射计算机断层扫描（SPECT）检测载体分布。

（2）生物组织分布实验　对实验动物注射受试制剂，收集各组织（如心脏、肝脏、脾脏、肿瘤、肾脏、肺脏等）。匀浆后，通过高效液相色谱（HPLC）、质谱（MS）等分析方法测定各组织中药物的浓度。

（三）安全性评价

1. 细胞毒性评价

一般通过 MTT 法（四氮唑盐还原法）或 CCK-8 法（cell counting kit-8）测定药物的细胞毒性。或通过乳酸脱氢酶（LDH）释放实验，测定细胞培养上清中乳酸脱氢酶的释放量，评估细胞毒性。

2. 体内毒性和免疫原性评价

毒性评价和免疫原性评价是体内安全性评价的重要内容。毒性评价是通过动物实验评估药物的急性毒性与长期毒性。免疫原性评价是通过检测血清中的抗体水平评估药物的免疫原性。

3. 生物相容性

生物相容性是指载体材料在体内所引起的变化，包括血液相容性和与组织的相互作用。

（1）血液相容性　血液相容性的要求是溶血性低、血红蛋白变性度小、对红细胞形态无影响等。检测方法包括测定制剂与血液接触时红细胞中血红蛋白释放量（溶血试验）；观察红细胞与制剂接触时形态变化；用血凝动力学实验考察凝血量和凝血时间；用血小板聚集仪考察血小板与载体相互作用的情况等。

（2）与组织的相互作用　与组织的相互作用主要指制剂进入人体后，细胞在其表面的黏附和增殖情况，以及对组织的刺激情况等。体外评价时，可把微球或载体直接与细胞一起培养，观察细胞形态与数量的变化。动物体内评价时，可作病理切片，进行病理检查。

（四）稳定性评价

包括物理稳定性和化学稳定性评价。物理稳定性主要检测制剂在储存过程中粒径与电位的变化情况，以及观察颗粒是否发生聚集或沉降。化学稳定性主要检测药物或载体在储存过程中是否发生降解。

二、靶向性评价指标

靶向给药系统的靶向性评价是评估药物能否有效到达并作用于目标组织或细胞的关键。靶向性的评价主要有相对摄取率、靶向效率、峰浓度比、综合靶向效率这几个评价指标。

1. 相对摄取率

相对摄取率（r_e）是指药物或载体在靶组织中的摄取量与在非靶组织中的摄取量的比值。它用于量化药物在靶组织中的富集程度。相对摄取率是靶向性评价中的一个重要指标，用于比较靶向给药系统在靶组织与非靶组织中的药物摄取差异。其测定方法包括放射性标记法、荧光标记法和化学分析法。

$$r_e=\frac{(AUC_i)_p}{(AUC_i)_s} \tag{4-1}$$

式中，AUC_i 代表由浓度-时间曲线求得的第 i 个组织或器官的药时曲线下面积；脚标 p 和 s 分别表示药物靶向制剂和药物溶液；r_e 表示制剂对某一组织或器官的选择性；当 r_e 大于1，则表示该制剂相对于药物溶液而言对该组织或器官有靶向性，而且，r_e 愈大说明对该组织或器官的靶向效果愈好；r_e 等于或小于1表示该制剂对该组织或器官无靶向性。该公式可以推广到任何靶向制剂和非靶向制剂的比较。

2. 靶向效率

靶向效率（t_e）即药物在靶组织中的浓度与非靶组织中的浓度比值。靶向给药系统的靶向效率（t_e）是衡量药物在靶组织与非靶组织中分布差异的指标，表示药物制剂或药物溶液对靶器官或靶组织的选择性。

$$t_e = \frac{(AUC)_T}{(AUC)_{NT}} \tag{4-2}$$

式中，AUC 是指组织或器官的药时曲线下面积（μg·h/mL）；脚标 T 代表靶组织或器官；脚标 NT 代表非靶组织或器官；靶向效率 t_e 表示同一制剂对不同组织或器官的选择性。$t_e>1$ 时表示该制剂对靶器官或组织比非靶器官或组织具有选择性。t_e 值愈大，表示选择性愈强。制剂的 t_e 值与溶液的 t_e 值之比，可反映制剂靶向性增强的程度。

3. 峰浓度比

$$C_e = \frac{(C_{max})_p}{(C_{max})_s} \tag{4-3}$$

式中，C_{max} 为峰浓度；脚标 p 和 s 分别表示制剂和药物溶液。每个组织或器官中的 C_e 值表明药物制剂改变药物分布的效果，C_e 值愈大，表明该制剂改变药物分布的效果愈明显。

4. 综合靶向效率

$$T(\%) = \frac{(AUQ_i)_T}{\sum_{i=1}^{n}(AUQ_i)_{NT}} \tag{4-4}$$

式中，AUQ_i 代表某组织或器官的药物暴露量（药时曲线下面积）；脚标 T 代表靶组织或器官；角标 NT 代表非靶组织或非靶器官。$T\%$值越大，表示靶向制剂对靶组织或靶器官的选择性越强。

第五章
速释药物制剂技术

第一节　固体分散体

一、概述

固体分散体（solid dispersion）是指将药物以分子、胶态、无定形或微晶状态等高度分散在适宜载体材料中所形成的一种固体物质。作为一种中间剂型，固体分散体可以根据需要添加适宜辅料并通过适宜制剂工艺进一步制成颗粒剂、胶囊剂、片剂、微丸剂、滴丸剂、软膏剂、栓剂以及注射剂等。

固体分散体具有以下优点。①调节药物的释放特性，如采用水溶性载体材料制备固体分散体，可使难溶性药物高度分散在载体材料中，增加药物的溶解度和溶出速率，提高药物的生物利用度；采用难溶性或肠溶性载体材料制备固体分散体，可延缓和控制药物的溶出和吸收，用于制备缓控释制剂。②通过载体对药物分子的包蔽作用，可延缓药物在生产、贮存过程中的水解和氧化作用，提高药物的化学稳定性，并掩盖药物的不良气味和刺激性。③可使液态药物或气体药物固体化。

虽然固体分散体在提高难溶性药物口服吸收方面具有广阔的应用前景，但在实际应用时存在如下缺点。①具有老化现象，物理稳定性差。固体分散体的高度分散性使其具有较大的表面自由能，属于热力学不稳定体系，在贮存期间，药物分子可能自发聚集成晶核，或微晶逐渐生长为大的晶粒，或晶型由亚稳态（无定形）转化成稳定型，该过程称为老化（aging）。为提高固体分散体的稳定性，应选择适宜的载药量和载体材料，并在贮存中避免高温、高湿。②载药量小。药物含量一般在5%～20%，否则难以高度分散，液体药物不宜超过10%，否则不易固化成坚脆物，难以进一步粉碎。为阻止或减慢固体分散体的老化，载体用量往往很大，对大剂量的药物难以制成易于吞咽的片剂或胶囊剂。③工业化生产困难。固体分散体的生产往往需要较高的温度或大量的有机溶剂，其操作过程复杂，影响质量的因素较多。

固体分散体的概念最早于1961年由Sekiguchi和Obi提出，他们以尿素为载体，通过熔融法将磺胺噻唑制成固体分散体，口服给药后药物的吸收显著高于普通片剂。近年来，固体分散技术用于速释制剂和缓控释制剂的研究日益增多，极大促进了固体分散体的应用和发展。例如将难溶性小分子靶向药物依维莫司制备成固体分散体，可提高药物的溶解性和稳定性，进而提高药物口服生物利用度。固体分散技术也为中药新剂型研究注入新的活力，比如将柴胡中的有效成分柴胡皂苷和总挥发油制成固体分散体，含服后可经口腔黏膜吸收入血，生物利用度高。目前国内外已有灰黄霉素、伊曲康唑、依维莫司、尼群地平等多个固体分散体品种上市。

二、固体分散体的载体材料

（一）载体材料的性质

固体分散体中载体的性质和用量关系着药物的存在形式、分散程度和溶出速率。载体材料除应具有无毒、无刺激性、化学稳定性好、不与药物发生化学反应、不影响药物的化学稳定性和含量测定、价廉易得等条件外，还应具有适宜的理化性质：①具有较高的玻璃化温度（T_g），可减慢药物分子的运动，减缓老化，改善固体分散体的稳定性；②具有低吸水性，以免降低 Tg；③水溶性载体材料应具有高水溶性，以改善药物的润湿性，促进药物溶出；④采用熔融法制备固体分散体的载体应有适宜的熔点，且对热稳定；⑤采用溶剂法制备固体分散体的载体在常用溶剂中应有较好的溶解性；⑥与药物具有相似溶解度参数的载体有利于形成固态溶液。

（二）载体材料的种类

固体分散体的载体材料迄今已经历了三代的发展：第一代是使用低分子量结晶性载体如尿素、糖类和有机酸，该类载体的优点是可形成热力学稳定的结晶性固体分散体，但载体的刚性晶体结构导致药物无法快速释放；第二代是使用无定形载体如聚乙二醇、聚维酮、聚乙烯醇、聚丙烯酸树脂类、纤维素衍生物（羟丙甲纤维素、乙基纤维素、羟丙基纤维素、环糊精）等，药物在该类载体中以固态溶液或混悬液的形式存在，药物溶解度大；第三代是以表面活性剂或表面活性剂与无定形聚合物的混合物为载体，表面活性剂的加入可提高药物的溶出速率并阻止固体分散体老化。载体材料可单独应用，也可几种材料合用，以便更好地达到速释、缓释或增加稳定性的目的。

常用的载体材料可分为水溶性、难溶性和肠溶性三大类。增加药物溶出速率的主要是水溶性载体材料，常用的有高分子聚合物、表面活性剂、纤维素衍生物、糖类以及有机酸等。难溶性载体材料主要有乙基纤维素、聚丙烯酸树脂（如 Eudragit RL 和 Eudragit RS 等）、胆固醇、β-谷甾醇、棕榈酸甘油酯、胆固醇硬脂酸酯、巴西棕榈蜡及蓖麻油酯等。肠溶性载体材料有纤维醋法酯（CAP）、羟丙甲纤维素邻苯二甲酸酯（HPMCP）和羧甲乙纤维素（CMEC）、聚丙烯酸树脂等。下面主要以水溶性载体材料为重点进行介绍。

1. 聚乙二醇类（polyethylene glycol， PEG）

聚乙二醇类是最常用的水溶性载体材料，具有毒性小、不干扰药物测定、能与多数药物配伍等优点。最适宜制备固体分散体的是 PEG 1000～20000，其中 PEG 4000 和 PEG 6000 最为常用。PEG 水溶性良好，亦能溶于多种有机溶剂，熔点低（50～60℃），可采用溶剂法或熔融法制备固体分散体。采用溶剂法制备时，在溶剂蒸发过程中黏度剧增，可阻止药物聚集，使药物以分子状态分散。采用熔融法制备时，熔融状态的 PEG 分子的两个平行螺旋状链展开，小分子量的药物（分子量 $M_w<1000$）进入载体的卷曲链中形成分子分散体；当药

物与载体的分子大小相近且无空间位阻存在时，药物分子可取代 PEG 分子，形成分子分散的固态溶液或玻璃态溶液，或形成药物微晶与分子形态共存的固体分散体。油类药物宜使用相对分子质量较高的 PEG 作载体，如 PEG 12000 或 PEG 6000 与 PEG 20000 的混合物作载体。单独使用 PEG 6000 作载体制成的固体分散体性质较软，高温时易发黏。联合应用不同相对分子质量的 PEG 为载体，可改善固体分散体的性能。药物与 PEG 的比例是影响药物分散性质的重要因素。若药物比例过高，药物以结晶形式分散，溶出速率降低。另外，药物的分散性质还与 PEG 的聚合度和制备方法有关。有研究表明，药物溶出速率随 PEG 链的增长而成比例的降低。

2. 聚维酮类（povidone，PVP）

又名聚乙烯吡咯烷酮，为无定形高分子聚合物，无毒，熔点较高，对热稳定（加热至 150℃易变色分解），可溶于水和多种有机溶剂，宜采用溶剂法制备固体分散体。制备固体分散体常用的 PVP 规格有 PVPk15（M_w 约 8000）、PVPk30（M_w 约 50000）、PVPk90（M_w 约 1000000）。由于 PVP 的黏性、氢键作用或络合作用，PVP 对许多药物有较强的抑晶作用，使药物形成非结晶性无定形物。PVP 形成氢键的能力与其相对分子质量大小有关，相对分子质量越小，越易形成氢键，形成的共沉淀物溶出速率越高。PVP 具有很强的吸湿性，在贮存过程中易吸湿而导致固体分散体老化。

3. 表面活性剂

用作载体材料的表面活性剂大多含聚氧乙烯基，在水和多种有机溶剂中溶解，熔点低，可用溶剂法或熔融法制备固体分散体。常用的载体有泊洛沙姆 188、聚山梨酯 80、聚乙二醇甘油酯等。表面活性剂的增溶和乳化性质可阻滞药物聚集和结晶变大，是理想的速释载体材料。可与其他类载体合用，以增加药物的润湿性和溶解性，但需注意表面活性剂的加入可能降低其他聚合物的玻璃化温度。

4. 纤维素类

纤维素类载体材料如羟丙基纤维素、羟丙甲纤维素等均可作固体分散体的载体，可使药物以分子态或过饱和态的形式存在，从而提高难溶性药物的溶出速率和生物利用度。根据选用的型号不同可起到速释或缓释的作用。

5. 有机酸类

有机酸类载体材料相对分子质量较小，易溶于水，不溶于有机溶剂，常用熔融法制备固体分散体，不适用于对酸敏感的药物。常用的有枸橼酸、琥珀酸、酒石酸、富马酸、胆酸等，抑制药物结晶能力较弱，多与药物形成低共熔混合物。

6. 糖类与醇类

常用的糖类载体材料有果糖、半乳糖、蔗糖和右旋糖酐等，醇类载体材料有甘露醇、山梨醇、木糖醇等。糖醇类载体的共同特征是水溶性好，毒性极小，适用于小剂量、高熔点药物的制备，一般采用熔融法制备固体分散体。

7. 其他

除上述材料以外，聚乙烯醇、尿素、环糊精等也可作为固体分散体的载体材料。另外，新型无机载体材料在固体分散体中的应用逐渐受到关注。硅酸铝镁、介孔二氧化硅、介孔碳酸镁等材料具有多孔结构，比表面积大，可提高难溶性药物的溶解度和生物利用度。

三、固体分散体的制备方法

固体分散体的制备过程可分为药物的分散过程和固化过程两个阶段。固体分散体的制备方法有很多，主要包括熔融法（fusion method or melting method）、溶剂法（solvent evaporation method）、溶剂-熔融法（solvent-fusion method）和研磨法（milling method）等方法，可以根据药物性质和载体材料的结构、性质、熔点及溶解性能等选择适宜的制备方法。

（一）熔融法

将药物与载体材料混匀，加热至熔融，或将载体材料加热熔融后再加入药物混匀，然后采用适宜方法使熔融物骤然冷却固化，粉碎后即得固体分散体。固化的方法可采用剧烈搅拌下迅速冷却成固体；或将熔融物倾倒在冷却的不锈钢板上形成薄层，钢板下可用冷空气、冰浴或干冰骤冷；或将熔融物浸入液氮中进行迅速冷却。冷却后可将固体放置于干燥器中使其变脆，便于后续粉碎，放置温度与时间视不同产品而定。该方法的关键在于熔融物必须迅速冷却固化，以保证药物的高度过饱和状态，使多个胶态晶核迅速形成而不长大成粗晶，得到药物高度分散的固体分散体。本法操作简单、经济，适用于对热稳定的药物固体分散体的制备，多用熔点低、不溶于有机溶剂的载体材料，如 PEG 类、有机酸、糖类等。对受热易分解、升华及多晶型转换的药物，可采用减压熔融、充惰性气体或改用其他方法制备固体分散体。近年来也发展了一些改良的熔融法，比如热熔挤出法和滴制法。

热熔挤出技术（hot-melt extrusion）是将药物和载体材料置于双螺旋挤出机中加热熔融，在双螺旋的强力混合、剪切和挤出的多种作用下形成一定形状产品的技术（图 5-1）。该技术利用高温和机械力将多相态的药物和基质材料混合后以单相状态挤出，可使结晶型药物转变为无定形、分子型、晶体悬浮液等形式分散于载体材料中，提高难溶性药物溶解度。该技术具有无需溶剂参与，生产条件可控，可连续、大批量生产，重现性好等优点，易于工业化生产，目前已成为国内外制备固体分散体的主要技术。目前上市的利用热熔挤出技术制备的药品有伊曲康唑、非诺贝特、盐酸二甲双胍等。热熔挤出工艺的关键质量参数包括温度控制、进料速度和螺杆转速及螺杆结构等。载体材料的选择也至关重要，热熔挤出法所需载体材料应具有较强的热塑性、高度的热稳定性、适当的玻璃转化温度、适宜的熔融黏度等性质。常用 PEG 6000、泊洛沙姆 188、羟丙甲纤维素、PVP 等。在制备中，通常需加入增塑剂，以降低熔融挤出温度并便于操作。例如，用于银屑病的阿普斯特属于 BCS Ⅳ类药物，将其与载体材料共聚维酮（Kollidon VA64）、表面活性剂（维生素 E TPGS）混合，通过热熔挤出技术可制备得到无定形固体分散体，相比于未处理药物，该固体分散体可将阿普斯特的 24h 溶解度提高 248 倍。

滴制法（dropping method）是将药物和基质材料加热熔融后滴入不相混溶的冷凝液中，在表面张力作用下，药物和基质冷凝收缩成球形的固体分散体滴丸。常用的冷凝液有液体石蜡、植物油、甲基硅油和水等。在滴制过程中能否成丸，取决于丸滴的内聚力是否大于丸滴与冷凝液的黏附力。

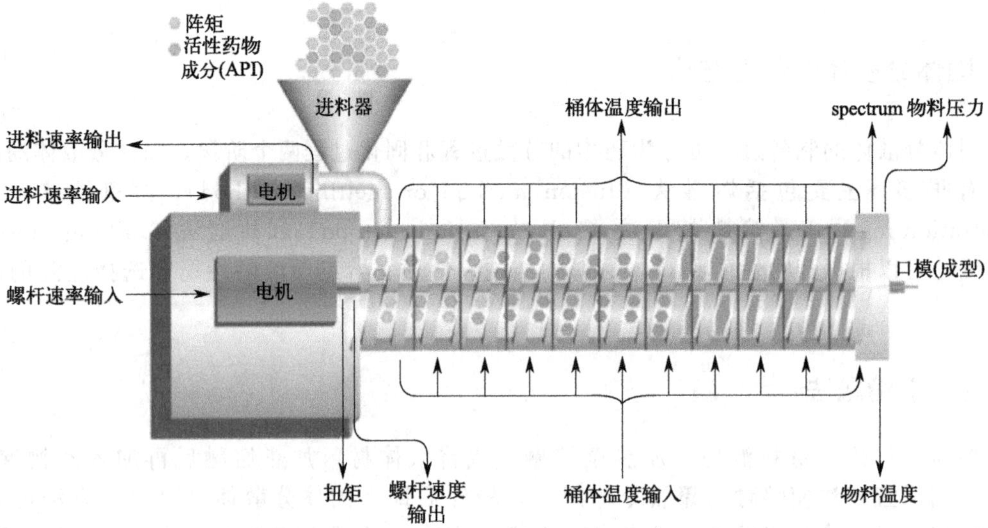

图 5-1 热熔挤出原理

（二）溶剂法

溶剂法也称共沉淀法或共蒸发法，是将药物和载体共同溶于适宜的挥发性溶剂中，去除溶剂后使药物和载体同时析出，经过骤冷固化、干燥和粉碎后即得固体分散体。本法适用于对热不稳定或易挥发的药物，但有机溶剂成本较高，又难以除尽，残留的少量有机溶剂一方面产生毒性，另一方面可能引起药物重结晶而降低药物的分散度。常使用既溶于水又溶于有机溶剂的载体材料，如 PVP、甲基纤维素、半乳糖、甘露醇等。常用的有机溶剂有氯仿、乙醇、丙酮等。研究表明，有机溶剂的挥发速率影响药物在固体分散体中的分散程度。如螺内酯与载体 PVP 使用乙醇、乙腈和氯仿制备固体分散体时，溶出速率最大的是乙醇，最小的是氯仿。除去有机溶剂的方法有直接加热蒸发法、真空干燥法、喷雾干燥法、冷冻干燥法、流化床干燥法、超临界流体法等。

喷雾干燥法（spray drying）是将药物与载体共溶于适宜溶剂中，通过高压喷嘴在干燥室中喷雾以形成小液滴，除尽溶剂即得固体分散体。常用载体材料有 PVP、PEG、纤维素类、聚丙烯酸树脂类、β-环糊精、乳糖及甘露醇等。常用溶剂有 $C_1 \sim C_4$ 的低级醇及其混合物。喷雾干燥法使用较低温度快速干燥，可提高药物的化学稳定性，避免药物降解，所制备产品具有良好均匀度和流动性，适合工业化连续、大批量生产。例如由 Merck 公司开发的治疗丙型肝炎药物 Zepatier，其以羟丙甲纤维素为载体，采用喷雾干燥法制备了艾尔巴韦格和拉瑞韦固体分散体，提高了药物的溶解度和疗效。但是，喷雾干燥技术也会产生溶剂残留问题。冷冻干燥法（freeze drying）是将药物和载体溶解于溶剂中，将溶液在液氮中完全冷冻并冻干得到固体分散体。该法适用于对热不稳定的药物，制得的固体分散体稳定性、分散性均优于喷雾干燥法，但工艺耗时、耗能，成本高。喷雾冷冻干燥技术（spray freeze drying）是一种新的微粉化技术，将贮存容器中的低温液体不断加入收集容器中，喷雾完成待低温液体挥干后，使用冷冻干燥装置对产物进行冷冻干燥即得固体分散体。喷雾冷冻干燥技术能制备出高比表面积、低密度的非晶体颗粒，制得的固体分散体能够较好地应用于肺部给药及改善药物溶出等。

（三）溶剂-熔融法

当药物熔点较高不能与载体互溶时，可采用溶剂-熔融法，即将药物用少量有机溶剂溶解后，加入熔融的载体材料中混合均匀，去除有机溶剂后，冷却固化、干燥即得。本法适用于小剂量（50mg 以下）药物的制备，以及某些液体药物，如鱼肝油、维生素 A、维生素 D 等。药物溶液所占比例通常不超过 10%（质量分数），否则难以形成脆而易碎的固体。凡适用于熔融法的载体材料都可用于本法。虽然应用溶剂量少，但必须选择毒性小且与载体材料易混合的溶剂。制备时应充分搅拌均匀，防止药物析出结晶。

（四）研磨法

将药物与较大比例的载体材料混合后，强力持久地研磨一定时间，借助机械力降低药物的粒度，或使药物与载体以氢键结合形成固体分散体。本法不需有机溶剂，但劳动强度大，费时费力，仅适用于小剂量药物的制备，研磨时间的长短因药物而异。常用的载体材料有微晶纤维素、乳糖、PVP 类、PEG 类、环糊精及其衍生物等。

（五）其他方法

其他方法包括超临界流体技术、静电纺丝技术、KinetiSol 法等都可以制备固体分散体。超临界流体技术（supercritical fluid technology）基本原理是将药物和载体材料溶解在超临界溶剂（如 CO_2）中，通过喷嘴喷射到低压状态的容器中，快速膨胀引起溶解的药物和载体的快速成核，形成具有理想尺寸分布的固体分散体颗粒。整个制备过程有稳定、高效、制备工艺较简单、绿色环保、无有机溶剂残留等优点。但是药物在超临界二氧化碳中的溶解性问题，限制了该法在固体分散体制备中的应用。

四、固体分散体的验证

由于固体分散体中药物的分散状态与药物的溶出、吸收密切相关，并且贮存过程中固体分散体容易出现老化等问题导致物相改变，因此必须对制得的固体分散体进行物相鉴定以了解药物的分散状态及变化情况。可根据设备条件选用下列几种方法进行鉴定，但不同的分析方法可能得到不同的结果，因此通常需要几种方法共同进行物相鉴定。

（一）溶解度及溶出速率测定法

将难溶性药物制成固体分散体后，相比于原药，其溶解度提高、溶出更快，可据此判定是否形成固体分散体。例如，采用热熔挤出法制备以 PVP VA64 为载体的固体分散体可以显著提高利伐沙班的溶出速率，60min 内的累积溶出量可达 97%，而原药溶出量不到 10%。但该方法不能用于判别药物在载体中的分散状态，其结果仅能对其他方法的结果进行辅助验证。

（二）扫描电镜法

扫描电镜（scanning electron microscope，SEM）法是在电子显微镜下观察并扫描待测样品，通过观察显微图中结晶的大小、形状及粒度分布来判断固体分散体形成与否。例如图5-2中，木犀草素在放大2000倍时呈针状结晶，载体PVP K40为球状颗粒，两者的物理混合物中仍然可见木犀草素的针状结构，而两者的固体分散体为边缘锋利的层状结构，针状结晶消失。

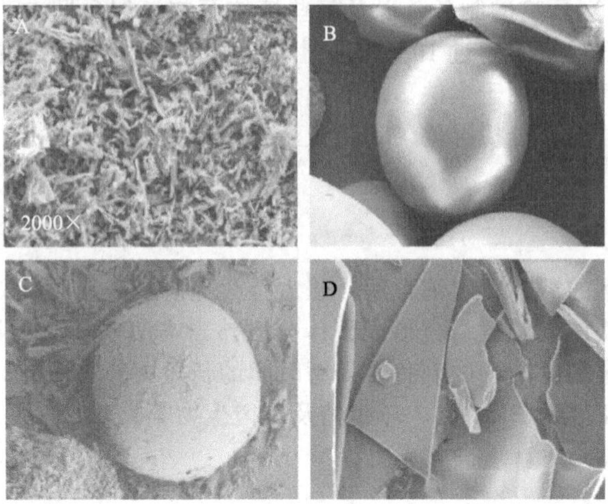

图5-2　木犀草素、PVP K40、物理混合物、固体分散体的扫描电镜图（×2000）
A—木犀草素；B—PVP K40；C—木犀草素与PVP K40物理混合物；D—木犀草素与PVP K40固体分散体

（三）X射线衍射法

药物晶体经X射线衍射可在衍射图上呈现药物晶体的特征衍射峰，因此，X射线衍射法（X-ray diffractometry）可用以判断药物在固体分散体中的分散性质。若药物是以低共熔状态存在，则会出现药物晶体的特征衍射峰，但峰强度可能变弱；若药物是以无定形存在，则药物晶体的特征衍射峰消失；若药物与载体是物理混合物，则衍射图谱是各组分衍射图谱的简单叠加，衍射峰位置及强度无改变。需要注意的是，结晶度在10%以下的晶体是无法用X射线衍射法测出的。如图5-3所示，经溶剂蒸发法制得的木犀草素与PVP K40的固体分散体、两者的物理混合物、木犀草素、PVP K40四个样品在X射线衍射图上显示出明显的差别，木犀草素及其与PVP K40的物理混合物在14.2°、15.9°、25.5°、26.2°等出现特征衍射峰，而将两者制成的固体分散体的上述衍射峰消失。

（四）热分析法

热分析法（thermal analysis method）是在程序控温下，测量物质的物理性质随温度变化的函数关系的技术，包括差示扫描量热法（differential scanning calorimetry，DSC）、差示热分析法（differential thermal analysis，DTA）及热重分析法（thermogravimetric analysis，TG）、等温滴定量热法（isothermal titration calorimetry，ITC）等。其中以DSC最为常用，通过分析固体分散体的DSC曲线图中药物晶体特征吸热峰的改变或消失，并与单独的药物、单独的载体、药物载体混合物的DSC曲线做比较，来考察药物在载体中的分散状态和分散程度。固体分散体中若有药物晶体存在，则DSC曲线图上存在吸热峰，晶体存在量越多，峰面积越大，若无晶体存在，吸热峰消失。如图5-4的DSC曲线图所示，布洛芬在80.3℃有一尖锐的吸热峰，与布洛芬的熔点一致，显示其晶体特征；在布洛芬与两种载体材料 Kollidon CL 和 Kollidon CL-SF 的物理混合物中均可见布洛芬的吸热峰，表明仍有药物晶体的存在；而在药物与两种载体材料分别制备的固体分散体的 DSC 曲线图中未见吸热峰，表明药物可能以无定形的形式存在。

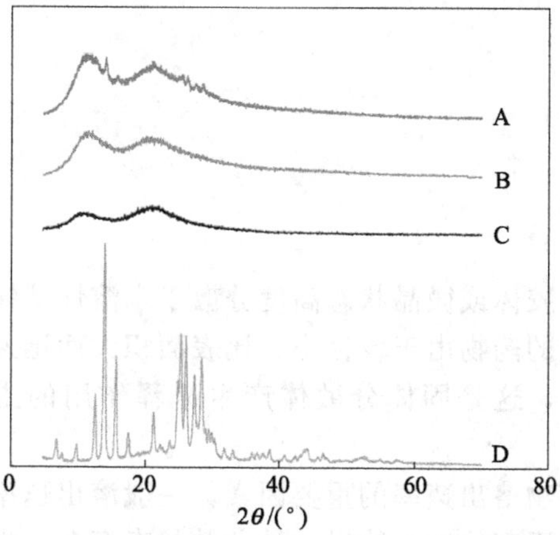

图 5-3 木犀草素、PVP K40、两者的物理混合物、两者的固体分散体的 X 射线衍射图

A—木犀草素与 PVP K40 的物理混合物；B—PVP K40；C—木犀草素与 PVP K40 的固体分散体；D—木犀草素

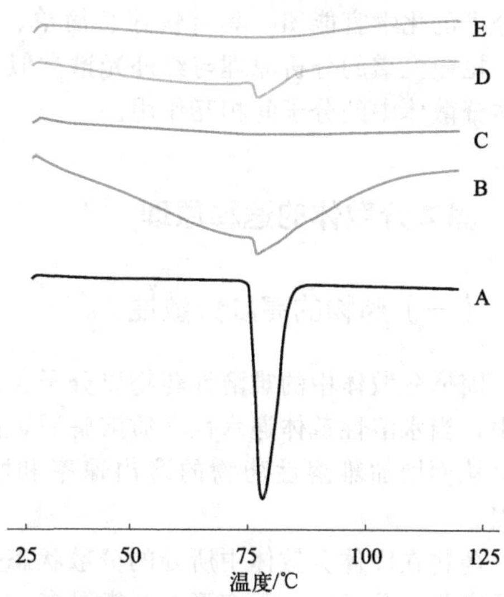

图 5-4 布洛芬-Kollidon 固体分散体 DSC 曲线图

A—布洛芬；B—布洛芬-Kollidon CL 物理混合物；C—布洛芬-Kollidon CL 固体分散体；D—布洛芬-Kollidon CL-SF 物理混合物；E—布洛芬-Kollidon CL-SF 固体分散体

（五）红外光谱法

红外光谱法（infrared spectroscopy，IR）可用于固体分散体的鉴别。当药物与载体材料间发生某种反应时，会使药物红外吸收峰发生位移或峰强度改变，而当两者没有相互作用的情况下，固体分散体的红外图谱应与其物理混合物红外图谱相同。如果药物与载体材料之间存在氢键效应，其共价键键长延伸，键能也随之降低，红外光谱所呈现的特征频率会减弱，谱线变宽。例如，布洛芬-PVP 固体分散体的红外光谱中，布洛芬原料药和其物理混合物均在 1720cm^{-1} 处有强吸收峰，而形成固体分散体后，吸收峰向高波数位移，且强度大幅降低，表明布洛芬与 PVP 间形成了氢键。

（六）核磁共振法

核磁共振（nuclear magnetic resonance，NMR）法主要用于确定固体分散体中有无分子间或分子内的相互作用。若药物与载体形成固体分散体，在核磁共振氢谱（^{1}H-NMR）上可观察到共振峰的位移或消失。例如，醋酸棉酚核磁共振谱在 δ15.2 有一个药物共振峰，这是由分子内氢键产生的化学位移。当其与 PVP 形成固体分散体后，此峰消失，但在 δ14.2 和 δ16.2 出现两个钝型化学位移峰，用重水交换后，两峰消失。表明 PVP 破坏了醋酸棉酚分子内氢键，形成了醋酸棉酚与 PVP 的分子间氢键，即形成了固体分散体。

（七）拉曼光谱法

拉曼光谱（Raman spectroscopy）是一种散射光谱，能够提供分子结构信息，可用来鉴定分子的化学官能团，具有快速、简单、可重复、可定性定量分析、样品无需前处理等特点。拉曼光谱的分析原理与红外光谱类似，常将两种方法的结果合并分析，可更全面地分析固体分散体中的分子间相互作用。

五、固体分散体的速释原理

（一）药物的高度分散性

固体分散体中的难溶性药物以分子、无定形、胶体或微晶状态高度分散于水溶性载体材料中，当水溶性载体遇水性介质溶解后，高度分散的药物由于粒径小、比表面积大而迅速溶出，从而增加难溶性药物的溶出速率和吸收速率，这是固体分散体产生速释作用的主要原因。

药物在固体分散体中所处的分散状态是影响药物溶出速率的重要因素，一般溶出速率大小顺序为：分子态＞无定形态＞微晶态。药物分散于载体中可能以一种分散状态存在，也可能以两种或多种状态存在。药物在载体材料中的分散状态与药物的性质、载体的种类、药物的相对含量及制备方法有关。不同药物与不同载体形成的固体分散体，其溶出速率和速效程度不同。如倍他米松乙醇与 PEG 6000 形成的固体分散体，当药物含量＜3%（质量分数）时为分子状态分散，4%～30%时以微晶状态分散，30%～70%时逐渐成无定形态，70%以上时变成均匀的无定形态。

（二）载体材料的作用

1. 保证药物的高度分散性

固体分散体中药物被包围在足够的载体材料中，由于载体基质内的分子相互作用和空间位阻阻止了药物之间发生聚集，故保证了药物的高度分散性。通常固体分散体中载体材料的相对用量越大，药物分散程度越高。如磺胺异噁唑与 PVP 制得的固体分散体，若药物与载体的质量比为 1∶4，则药物分散性好，溶出快，但如果质量比 10∶1，PVP 量太少不足以包围药物形成高度分散状态，则药物溶出较差。

2. 润湿作用

固体分散体中，药物分子被水溶性载体材料（如 PEG、PVP 等）所包裹，使疏水性药物或亲水性较弱的难溶性药物表面亲水性增加而易被润湿，从而有利于药物的溶出。

3. 抑晶作用

结晶性药物与载体在溶剂蒸发过程中，由于氢键作用、络合作用或黏性增大作用，使药物晶核的形成和生长受到了抑制，使药物以无定形状态分散于载体材料中，有利于药物的溶出。如药物分子沿着 PVP 分子链以氢键相结合，两者可形成无定形的共沉淀物。药物与 PVP 也可形成络合物，如磺胺异噁唑与 PVP 以 1∶4 的质量比发生络合作用，形成稳定的络合共沉淀物。

4. 增溶作用

表面活性剂类载体材料，如聚山梨酯 80、泊洛沙姆 188、聚氧乙烯等，在溶解过程中形成胶束而对药物增溶，从而提高药物的溶解度和溶出速率。一些载体材料如 PVP、PEG 等也具有一定的增溶能力，其接触水性介质后迅速溶解形成载体材料溶液，进而对药物产生增溶作用。

第二节　环糊精包合物

一、概述

包合物（inclusion complex）是指一种药物分子被全部或部分包嵌于另一种物质分子的空穴结构中形成的特殊复合物。包合物由主分子（host molecule）和客分子（guest molecule）两个部分组成，其中主分子为具有一定空穴结构的药用材料，如环糊精是最为常用的包合材料，客分子一般是小分子药物，两者通常以 1∶1 的比例形成分子囊。作为制剂的一种中间体，包合物可进一步制成溶液剂、注射剂、片剂或胶囊剂等适宜剂型。

包合物的主要特点有：①增加难溶性药物的溶解度，例如将阿苯达唑制成环糊精包合物，水中溶解度可提高 6～7 倍；②提高药物对光、湿、热等的稳定性；③掩盖药物的不良臭味，降低药物的刺激性与副作用；④防止挥发性成分逸散；⑤使液体药物固体化；⑥调节释药速度，提高药物的生物利用度。

包合过程是物理过程而非化学过程。因此，包合物属于一种非共价键型络合物，其形成主要取决于主分子和客分子的立体结构和两者的极性，其稳定性主要取决于主客分子之间相互作用力，如范德华力、氢键、疏水键和电荷迁移力等。包合物的形成是一个平衡可逆的过程，影响包合作用的主要因素有：①主、客分子结构的大小，即客分子必须和主分子的空穴形状及大小相适应；②主、客分子的极性，由于环糊精空穴内为疏水性，非极性的脂溶性药物以疏水键与空穴内部相互作用，而极性药物可与空穴口的羟基形成氢键而结合；③主、客分子的比例，包合物中的主分子和客分子比例通常为非化学计量关系，其比例可在较大范围内变动，通常成分单一的客分子与环糊精形成包合物时，最佳的主、客分子摩尔比多为 1∶1 或 2∶1，如吲哚美辛、酮洛芬等包合物；④环糊精取代基的性质，取代基既能阻止客分子进入空穴内部，又能增加主、客分子之间的相互作用；⑤包合介质和添加剂的种类与用量，一般能增加客分子溶解度的物质均可促进包合物的形成；⑥包合条件，不同的包合方法、包合温度、时间、搅拌速率及干燥过程的工艺参数等均会影响包合效率。掌握最佳包合条件是提高包合量及包合物稳定性的技术关键。

包合技术在药物新剂型和新品种的研究与开发中应用很广泛。第一个环糊精产品前列腺素 E_2-β-环糊精舌下片于 1976 年在日本上市。目前国内外利用包合技术生产上市的产品有吡罗昔康-β-环糊精包含物片、伊曲康唑羟丙基-β-环糊精口服液、西地碘含片、螺内酯缓释片、利马前列素阿法环糊精片、西地磷酸苯丙哌林泡腾片等。

二、包合材料

常用包合材料有环糊精、淀粉、胆酸、纤维素、蛋白质、核酸等。药物制剂中目前最常用的包合材料是环糊精及其衍生物，本部分做重点介绍。

（一）环糊精

环糊精（cyclodextrin，CD）是用淀粉与环糊精葡萄糖转移酶（来源于嗜碱性芽孢杆菌）作用后形成的环状低聚糖化合物，为水溶性、非还原性的白色结晶状粉末。CD是由6～13个D-葡萄糖分子以α-1,4-糖苷键连接的环状化合物，构成中空圆筒形。CD有多种同系物，常用的有α-CD、β-CD、γ-CD三种，分别由6、7、8个葡萄糖分子构成（表5-1）。经X射线衍射和核磁共振谱证实，CD的立体结构为上宽下窄、两端开口的环形中空圆筒状，葡萄糖的羟基排列在圆筒两端并在外部，糖苷键氧原子位于圆筒内部，因此空穴的开口处和外部呈亲水性，而空穴的内部呈疏水性，可将一些疏水性小分子药物包裹于其中。

表5-1　三种天然环糊精的基本理化性质

项目	α-CD	β-CD	γ-CD
葡萄糖单体数/个	6	7	8
相对分子质量	973	1135	1297
腔内直径/nm	0.47～0.53	0.60～0.65	0.75～0.83
外周直径/nm	1.37～1.53	1.53～1.60	1.69～1.80
空穴深度/nm	0.79～0.80	0.79～0.80	0.79～0.80
比旋度 $[\alpha]_D^{25}$	+150.5±1.0	+162.5±1.0	+177.4±1.0
溶解度(25℃)/(g/L)	129.5±0.7	18.4±0.2	249±0.2
结晶形状(水中)	六角片状	单斜平行四边形状	棱柱状
熔点/℃	255～260	255～265	240～245
碘显色	蓝青色	黄褐色	红紫色
单分子空穴近似体积/nm^3	0.174	0.262	0.472
在60℃ 1mol/L HCl溶液中的$t_{1/2}$/h	6.2	5.4	3.0

CD在固态时同淀粉、蔗糖一样非常稳定，可以保存数年不降解，对碱、热和机械作用很稳定，但其结构易被酸水解破坏，包合状态时对酸的稳定性高于游离CD分子。由于其葡萄糖分子的数目不同，α、β、γ三种类型CD的空穴内外径和理化性质有很大差别（表5-1），所构成的包合物状态与CD的种类及药物的分子大小、结构和性质等有关。前列腺素与三种类型CD作用后形成的包合物的分子状态示意图见图5-5。

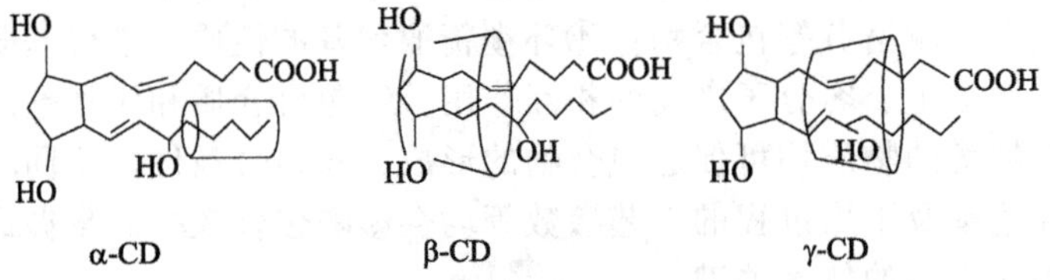

图5-5　前列腺素与三种环糊精形成的包合物分子结构示意图

三种CD中以β-CD最为常用，已作为药用辅料被2020年版《中国药典》收载，其环状结构和几何图形尺寸如图5-6所示。β-CD为白色结晶性粉末，空穴大小适中，由于分子内氢键的存在使其在水中的溶解度最小，最易从水中析出结晶，溶解度随温度升高而增大。β-CD在各种有机溶剂中以及在水与有机溶剂的混合溶剂中有着不同的溶解度，这为β-CD包合物的制备提供了更多的选择条件。

未修饰的天然CD，尤其是α-CD和β-CD，注射给药时肾毒性较大，并可引起红细胞溶血、脂质膜结构破坏等，因此大部分CD用于口服和外用制剂，几乎不用作非肠道给药的制

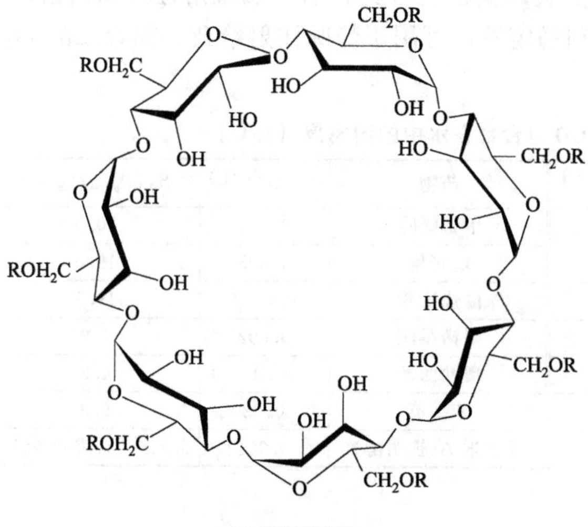

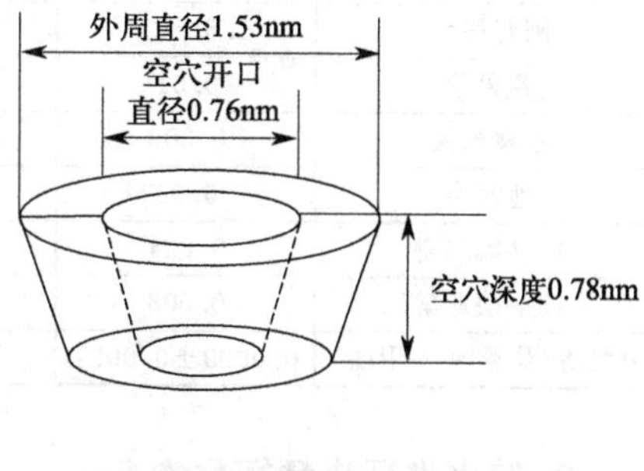

图 5-6　β-环糊精结构示意图

剂辅料。迄今为止，仅有一种以 α-CD 为稳定剂的 PGE1-α-CD 制剂被批准用于海绵体内注射，其可能原因是 α-CD 的处方用量很小，不足以引起严重的副作用。α-CD 和 β-CD 难以被唾液淀粉酶、胰淀粉酶水解，可在结肠部位被细菌降解，并且由于 CD 本身结构体积大，肠道难以吸收，因此 CD 口服给药的毒性很低。

（二）环糊精衍生物

β-CD 虽具有适宜的空穴大小，但由于分子内或分子间的氢键阻止水分子的水化，使 β-CD 水溶性较低，形成的包合物最大溶解度也仅 1.85%（25℃）。因此，对 CD 进行结构改造可改善其理化性质，扩大 CD 在药剂学上的应用范围。例如，用甲基、羟甲基、羟乙基、羟丙基、磺烷基、糖基基团取代 β-CD 结构中羟基上的 H，可破坏分子内氢键的形成，显著增加 β-CD 的水溶性；但如果引入乙基则得到疏水性的环糊精衍生物。β-CD 衍生物具有能包合多种药物、增加溶解度、降低毒性和刺激性等作用。

1. 水溶性环糊精衍生物

常用的水溶性 β-CD 有以下几种。①甲基化衍生物，β-CD 的二甲基化和三甲基化取代产物溶解度均大于 β-CD，形成的包合物水溶性增大，药物的溶出速率提高，但甲基化-β-CD 仍然具有溶血作用，且溶解度随着温度增加而减小。②羟乙基衍生物，羟乙基-β-环糊精（HE-β-CD）为无定形固体，极易溶于水，吸湿性较强，无表面活性。③羟丙基衍生物，羟丙基-β-环糊精（HP-β-CD）多为 β-CD 的 2、3、6 位羟基被羟丙基随机取代的无定形混合物，是 FDA 批准的可用于注射的药用辅料。HP-β-CD 是目前研究最多、对药物增溶和提高药物稳定性最好的 CD 衍生物。2-HP-β-CD 为主的衍生物在水中溶解度大，是难溶性药物的理想增溶剂，表 5-2 中是 2-HP-β-CD 对多种药物进行包合后的溶解度比较。④磺烷基化衍生物，磺丁基醚-β-环糊精钠（SBE-β-CD）中含有大量阴离子基团，由于静电排斥力作用，不会造成细胞膜损伤和溶血作用，其毒性比 HP-β-CD 更小，为 FDA 批准的可注射药用辅料。目前主要用作注射制剂和眼用制剂辅料，也可用作渗透泵片剂或冷冻干燥用的辅料或赋形剂。⑤支链衍生物，主要有葡萄糖基-β-环糊精（G_1-β-CD）、二葡糖基-β-环糊精（$2G_1$-β-

CD）和麦芽糖基-β-环糊精（G_2-β-CD）等。支链环糊精包合药物后增加难溶性药物溶解度，促进药物吸收，降低药物溶血作用，增加制剂稳定性，可用于静脉注射给药，如雌二醇-G_1-β-CD包合物可制成注射剂。

表5-2 一些药物及其2-HP-β-CD包合物在水中的溶解度（25℃）

药物	S_{H_2O}/(g/L)	$S_{2\text{-HP-}\beta\text{-CD}}$/(g/L)	药物	S_{H_2O}/(g/L)	$S_{2\text{-HP-}\beta\text{-CD}}$/(g/L)
阿昔洛韦	1.6±0.1	3.9	甲氨蝶呤	0.045	10.0
氯氮䓬	0.01	152±5	炔诺酮	0.005	19.0
地塞米松	0.008	44.3	醋炔诺酮	0.0002	19.5
地西泮	0.05	7.4	炔诺孕酮	0.002	4.9
17-β-雌二醇	0.004	40.5	奥沙西泮	0.03	4.2
17-α-炔雌醇	0.008	68.2	苯妥英	0.02	9.3
美雌醇(炔雌醇-3-甲醚)	0.0009±0.0001	13.3	维生素A(视黄醇)	0.001	5.2±0.3(避光条件)

2. 疏水性环糊精衍生物

主要为乙基化-β-环糊精（E-β-CD），微溶于水，比β-CD吸湿性小，具有表面活性，在酸性条件下比β-CD更稳定。用作水溶性药物的包合材料，能够降低药物的溶出速率，具有一定的缓释作用。

3. 其他环糊精衍生物

羧甲基乙基-β-环糊精（CME-β-CD）在中性和碱性环境中易溶，而在酸性条件下微溶，具有肠溶性能，可用于制备肠溶制剂。硫酸化CD具有抗凝血和抗病毒活性，可延长凝血时间。此外，为了改善CD对药物的包合能力或使其具有自组装性能，很多研究者采用不同长度的碳链（C2～C16）、胆固醇等基团对CD进行修饰，使CD能包合药物并自组装形成纳米粒。

三、常用包合方法

环糊精包合物的制备方法有饱和水溶液法、研磨法、超声法、冷冻干燥法和喷雾干燥法等，可根据药物及包合材料的性质来选择使用。将CD与客分子共混于溶液中是制备包合物的一般方法，水是最常用的溶剂，也可以采用水与甲醇、乙醇、丙酮、乙醚、乙腈等的混合溶剂。大多数情况下，生成包合物后溶解度急剧下降，简单滤过即可将包合物从溶液中回收。但如果形成的包合物不能从溶液中自发析出，则形成的包合物体系为包合物、CD和游离药物的混合物。

（一）饱和水溶液法

饱和水溶液法也称共沉淀法或重结晶法，系先将CD配成饱和水溶液，然后按一定比例加入客分子药物（难溶性药物可先溶于乙醇、丙酮、异丙醇等与水混溶的有机溶剂中），在一定温度下（通常为40～60℃）搅拌适宜时间（一般为2～4h），用适当方法（如冷藏、浓缩、加沉淀剂等）使包合物析出，采用过滤或离心方法进行分离，洗涤、干燥后即得包合物。此法中药物和CD的比例、包合温度和包合时间都会对包合效果造成一定的影响，其中包合温度的增加可提高包合效率，但温度过高可影响药物的稳定性，并会使挥发油的挥发速度加快。例如，将盐酸小檗碱加入至60℃下加热溶解的β-CD饱和水溶液中，药物和β-CD质量比为1∶5，搅拌溶解后，继续保温搅拌至出现浑浊并有黄色沉淀物析出，室温下继续搅拌1h，随后冰水浴1h，待沉淀完全析出后抽滤至干，用无水乙醇洗涤3次后，50℃干燥即得。本法制得的包合物可掩盖盐酸小檗碱的苦味，改善口感。

（二）研磨法

研磨法又称共碾磨法，系将β-CD与2～5倍的水混合，研匀，再加入药物（难溶性药物可先溶解于适宜的有机溶剂中），充分研磨成糊状物，低温干燥后，用适宜的有机溶剂洗涤除去未包封的药物，干燥后即得包合物。为了提高包合效率，可采用球磨机或胶体磨进行碾磨。例如，将冰片溶于乙醇溶液中，β-CD溶于3倍水中，将上述溶液一同倾入球磨缸内，在42r/min条件下球磨1h，干燥即得冰片-β-CD包合物，其包合率高达99.2%。

（三）超声法

超声法是将药物加入至饱和β-CD水溶液中，混合后立即使用超声波在适当的强度下超声一定时间以代替搅拌，后续操作与饱和水溶液法相同。如使用超声法制备冰片-β-CD包合物，其包合率可达80.6%，提高了冰片的稳定性。

（四）冷冻干燥法

冷冻干燥法是先将药物与包合材料在适宜溶剂中进行包合，随后用冷冻干燥设备除去溶剂，即得包合物。本法适合于制得的包合物不易析出沉淀，并且在加热干燥中容易分解、变色的药物。冷冻干燥制得的包合物成品疏松，溶解性好，可制备注射用无菌粉末。如用冷冻干燥法制备姜黄素的HP-β-CD包合物，其包合率高达87.1%，可显著改善姜黄素的光不稳定性。

（五）喷雾干燥法

喷雾干燥法是先将药物与包合材料在适宜溶剂中包合，然后采用喷雾干燥机除去溶剂，即得包合物。此法制得的包合物易溶于水，适合于难溶性、疏水性药物的制备。虽然干燥温度较高，但由于物料温度低且受热时间短，本法适合大批量生产。如丹皮酚与β-CD采用喷雾干燥法制备的包合物，包合率为81.8%，显著提高了丹皮酚在高温、高湿条件下的稳定性。

四、包合物验证

药物和包合材料是否形成包合物，除检查包合率外，可根据药物的结构和性质，采用下列方法对包合物进行验证。

（一）溶解度和溶出度法

难溶性药物制成包合物可提高药物溶解度和溶出度，测定包合物与物理混合物的溶解度和累积溶出百分率可辨别包合物是否形成。其方法可通过绘制溶解度曲线进行判断。因难溶性药物形成包合物后溶解度增大，通过测定药物在不同浓度的CD溶液中的溶解度，以药物溶解度为纵坐标，CD溶解度为横坐标，绘制相溶解度曲线，从曲线上判断是否生成包合物，并可获得包合物的溶解度。

（二）扫描电镜法

包合物、环糊精以及客分子药物通常由于晶格排列不同而导致形状不同，采用扫描电镜可直接观察包合物和混合物的形态差别。例如香薷挥发油与β-CD形成包合物后，会从无规则的层状结构变为单斜立方体的晶体结构。但不同的制备方法所制得的包合物形状可能不同，如喷雾干燥法制备的包合物通常为小球形状，而冷冻干燥法制得的包合物为小碎片或含有少量的晶体粒子。

（三）薄层色谱法

通过观察药物和包合物在相同色谱条件下展开后，斑点的存在、斑点的位置及比移值（R_f 值）来判断包合物的形成。若药物与CD已形成包合物，由于被包合药物物理性质发生改变，导致薄层色谱斑点位置的位移，甚至无展开斑点。

（四）紫外分光光度法

由于CD基本无紫外吸收，当药物的发色基团进入CD空穴结构后，药物的紫外吸收峰会发生偏移或强度减弱。因此，可从紫外吸收曲线吸收峰位置和高度的变化来判断是否形成了包合物。如生姜挥发油以及生姜挥发油与β-CD的物理混合物在波长237.8nm处有吸收峰，而两者制成的包合物的吸收峰消失，表现为与β-CD相似的峰形，表明形成了包合物。

（五）荧光光谱法

荧光光谱法是比较药物和包合物的荧光光谱，从曲线中吸收峰的位置和高度的差别中来辨别包合物形成与否。此法灵敏性高，且操作简便可行，但仅适用于对具有荧光的物质进行分析。如在氧氟沙星-HP-β-CD包合物的荧光光谱中，氧氟沙星的荧光强度明显增强，说明形成了包合物。

（六）红外分光光度法

红外光谱法可提供分子振动能级的跃迁，这种信息与分子结构直接相关。本法通过比较药物、CD、二者混合物以及包合物在红外区吸收的特征，根据红外吸收峰的位移、吸收峰降低或消失等情况来判断包合物是否形成，主要应用于含羰基药物包合物的检测。

（七）热分析法

热分析法是通过测定结晶型药物在熔融过程中的吸热行为，对其结晶度进行定性和定量分析的方法。差示热分析法（DTA）和差示扫描量热法（DSC）是鉴别结晶性药物形成包合物的常用方法。药物包合于环糊精后，药物的结晶程度减弱或消失，热分析图上无法检测到药物结晶的吸热峰。因此，通过比较药物包合前后的热分析图上吸热峰的改变，来判断包合物是否形成。

（八） X射线衍射法

各晶体物质在相同的角度处具有不同的晶面间距，从而在X射线衍射图谱中显示不同的衍射峰。结晶型药物形成包合物后，其结晶程度下降或消失，在X射线衍射图谱上的药物特征衍射峰会消失或减弱，CD的晶体特征峰也将消失，出现了包合物的晶体特征衍射峰，而药物和CD的物理混合物的衍射图谱上会同时出现两者的特征峰。因此，可用X射线衍射法比较结晶性药物粉末被CD包合前、后的衍射峰变化情况，来验证包合物形成与否。例如，左羟丙哌嗪粉末在10°～30°范围内出现典型的尖锐结晶峰，左羟丙哌嗪与HP-β-CD物理混合物的衍射峰与两物质单独衍射峰相重叠，而左羟丙哌嗪-HP-β-CD包合物不显示药物衍射峰，表明左羟丙哌嗪已从晶态转变为非晶态，包合物制备成功。

（九）核磁共振法

核磁共振（NMR）法可从核磁共振谱上原子的化学位移大小来推断包合物的形成。^{1}H-NMR用于含有芳香环药物的测定，而不含芳香环的药物宜采用^{13}C-NMR法。

（十）圆二色谱法

圆二色谱法是研究具有光学活化性化合物结构的有效方法。非对称的有机药物分子对组成平面偏振光的左旋和右旋圆偏振光的吸收系数不相等，称圆二色性，若将它们的吸收系数之差对波长作图可得圆二色谱图，可测定分子的立体结构，判断包合物是否形成。例如叶酸与HP-β-CD形成的包合物在圆二色谱图上具有明显的圆二色谱信号，而叶酸分子无手性和圆二色性，叶酸分子与包合物之间存在显著性差异，说明形成了包合物。

第三节 纳米晶体技术

一、概述

药物纳米晶（nanocrystals）是采用纳米晶技术直接将药物制备为纳米尺寸的结晶型或无定型微粒，除稳定剂外无其他药用载体，尺寸通常小于1000nm，又称为纳晶或纳米药物。药物纳米晶通常以纳米混悬液（nano suspension）的形式制备，其中包含纳米晶、稳定剂和液体分散介质。作为一种药物制剂中间体，药物纳米晶可进一步制成片剂、胶囊、注射剂等适宜剂型，广泛用于口服、注射、经皮和肺部给药等。第一个上市的含有药物纳米晶体的药物产品是由惠氏制药公司于2000年推出的Rapamune®（西罗莫司片）。迄今为止，已有阿瑞匹坦胶囊、非诺贝特片、醋酸甲地孕酮口服纳米混悬剂、棕榈酸帕利哌酮纳米混悬剂等数十种纳米晶药物上市。

将难溶性药物制成纳米晶，由于其粒径小、比表面积大，根据Noyes-Whitney方程，药物的溶解度增加，药物的溶出速率加快，进而提高药物生物利用度。纳米晶药物无需载体，具有载药量高（理论上可达到100%）、稳定性良好、处方工艺简单、易于大规模生产等特点。

不含辅料的纯药物纳米晶在制备和储存过程中，由于高表面能和多晶型转变，纳米晶容易发生聚集、Ostwald熟化和沉淀。为了得到稳定的药物纳米晶，还需在体系中加入一些辅料。稳定剂是药物纳米晶制剂中最重要的辅料，具有润湿药物纳米晶表面，防止纳米晶聚集和团聚等作用。常用的稳定剂主要有3类（图5-7）：可提供电荷稳定效应的离子型表面活性剂，如十二烷基磺酸钠（SDS）、卵磷脂等；可提供空间稳定效应的非离子型表面活性剂，如聚山梨酯80、泊洛沙姆407、泊洛沙姆188等；可增加纳米晶混悬剂黏度并提供空间稳定效应的高分子聚合物，如羟丙甲纤维素（HPMC）、聚维酮（PVP）等。另外，药物纳米晶中还可以加入缓冲液、盐、糖、多元醇、防腐剂、渗透压调节剂、抗冻剂等辅料以满足不同需求。纳米混悬液中的分散介质可以为水、水溶液或非水介质（如聚乙二醇、油等）。

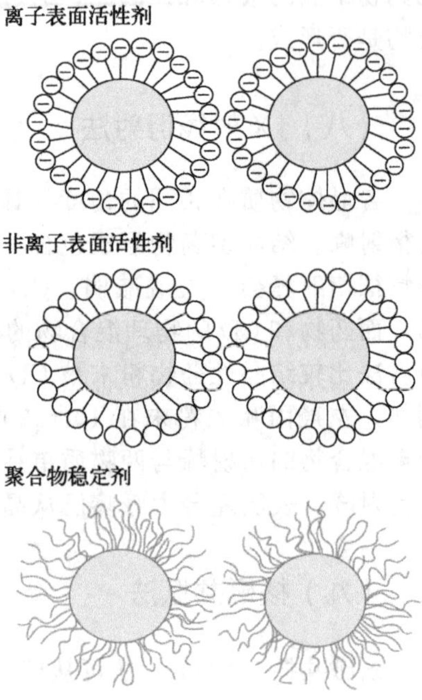

图5-7　药物纳米晶中常用稳定剂的作用机制示意图

二、纳米晶制备方法

药物纳米晶的制备主要为粉碎法、自组装法和两种方法的结合法。

（一）粉碎法

粉碎法又称为Top-down法，是指通过物理方法粉碎药物粗颗粒从而得到纳米级的微粒，主要包括湿法介质研磨法和高压均质（high pressure homogenization，HPH）法。

1. 湿法介质研磨法

将药物分散于含有稳定剂的水相中得到药物粗混悬液，随后将其加入研磨机中，通过研磨杆的高速剪切运动，使药物颗粒、研磨介质（研磨珠）和研磨容器壁之间发生猛烈碰撞，产生的剪切力、摩擦力和冲击力来减小药物颗粒尺寸。研磨混合物通过滤网分离，符合要求的小粒子药物则分离取出，而研磨介质和大颗粒药物截留在研磨室内并进行新一轮研磨。影响湿法介质研磨的因素有研磨时间、研磨速度、研磨球材质、研磨球粒径、进料量和速度、料液温度等。研磨介质一般为玻璃粒子、钇稳定氧化锆或高交联度聚苯乙烯树脂等。目前已上市的药物纳米晶主要是采用湿法介质研磨的制备工艺。例如，利用湿法介质研磨法，以六偏磷酸钠为分散剂，工艺操作条件为研磨转速3000r/min、研磨时间105min、主药体积分数2%、分散剂为固含量质量分数的1.5%时，可制得铝碳酸镁纳米悬浮液，其在盐酸中的溶出速率相比于微米级悬浮液快5倍以上。

湿法介质研磨法具有如下优点：①无需有机溶剂，制备方法简单，工艺稳定，批间质量差异小，易于大规模生产；②适用于在水和有机溶剂中均不溶解的药物；③可制备得到粒径较小且均一的纳米晶；④制备过程可控制温度，适用于热不稳定性药物；⑤能直接制得不同药物浓度（1～400mg/mL）的纳米混悬液。但本法在研磨过程中可能出现研磨介质的溶蚀、脱落，从而污染药物纳米晶制剂。用高交联度聚苯乙烯树脂对研磨珠进行包衣可解决研磨介质碎屑掉落的问题。

2. 高压均质法

高压均质法制备纳米混悬液的工艺是先将药物微粉化后制成混悬液，然后在高压均质机高压泵的作用下，将药物混悬液高速强行通过匀化阀的狭窄间隙，依靠剪切力、湍流力和空化力作用制得药物纳米混悬液。本法除具有湿法介质研磨法的优点以外，还具有操作时间较短，不易产生工艺杂质，适用于制备注射用无菌纳米混悬剂的特点，但可能引起晶体结构的改变。例如，以维生素 E 聚乙二醇 1000 琥珀酸酯和十二烷基硫酸钠作为稳定剂，采用高压均质法可制备坎格列净纳米晶体，并通过冷冻干燥工艺将其固化成固体粉末，以提高药物的口服生物利用度。有研究将湿法介质研磨后的药物纳米晶进一步高压均质，可提高纳米混悬液的物理稳定性并减小纳米晶粒径。

（二）自组装法

自组装法又称为 Bottom-up 法，是从药物溶液中通过控制药物分子的结晶过程，得到纳米级别的药物晶体。常用的 Bottom-up 法包括纳米沉淀法、乳化法、超临界流体技术法、熔融法、冷冻干燥法等。

1. 纳米沉淀法

该法主要是从药物的过饱和溶液中沉淀出纳米晶，也称为反溶剂法。主要过程为：首先将药物溶解于适宜有机溶剂（通常能与水混溶）中作为有机相，将稳定剂溶于反溶剂（通常为水）中作为水相，然后在搅拌下将有机相缓缓注入水相中使药物结晶析出，探头超声可提高混合效率并促进药物成核，控制条件可制备纳米晶。制备过程中需要注意的工艺参数有：药物在溶剂中的浓度、溶剂与反溶剂体积比、搅拌时间、超声时间、结晶温度等。

纳米沉淀法的优点在于操作简便，生产过程可一步完成，可获得粒径较小的纳米晶。然而该方法难以控制晶核形成的过程，选择合适的有机溶剂较为困难，不适用于既不溶于水又不溶于非水溶剂的药物，并且有有机溶剂残留的缺点，因此不易实现工业化生产。

2. 乳化法

该法是将药物溶解于乙酸乙酯、乙酸甲酯等有机溶剂中制成 O/W 型乳剂，通过减压等方式使有机溶剂挥发，乳滴内相中的药物析出形成纳米混悬剂，再通过超速离心分离即得药物纳米晶。通过控制乳滴的大小即可调节药物的粒径。该法仍然具有有机溶剂残留的问题，不适合于在有机溶剂中不溶解的药物。

3. 超临界流体技术法

该法是将药物先溶于超临界液体（如 CO_2）中，当液体通过微小空隙的喷嘴进行雾化干燥时，超临界液体因受热气化而析出药物纳米晶粒子。此法无需使用有机溶剂，但超临界流体的消耗量大，不适用于在超临界流体中不溶解的药物，并且喷雾干燥过程可能导致药物颗粒粘连，无法制备稳定的纳米晶。

（三）结合法

结合法通常是以“bottom-up”技术制备粗晶体，再通过“top-down”技术控制产品的粒径和存在形式，形成粒径小且均一的纳米晶。结合法避免了纳米沉淀法中晶核增长以及湿法研磨过程中研磨时间过长的问题，但该法增加了整个生产过程的复杂性，只有在能够改善产品成药性时才有应用价值。

三、纳米晶表征

粒径和粒度分布、形态、表面电荷、晶型等是纳米晶的重要理化性质，影响纳米晶的溶出和稳定性，需要对这些指标进行控制和表征。

（一）粒径和粒度分布

药物纳米晶的粒径和粒度分布与其体内溶出或释放行为紧密相关。在纳米晶制备和储存过程中，由于其表面积较大，容易发生晶粒聚集以降低其体系自由能的现象，导致粒径增大，影响纳米晶溶出和稳定性。因此，纳米晶的粒径大小是最为关键的物理参数。粒径分布可采用动态光散射粒度分析仪进行测定，或电镜照片经过计算机软件分析，再绘制直方图或粒径分布图。多分散指数（polydispersity index，PDI）用以评估纳米晶粒径分布的均一性，PDI 的值越小，说明粒径分布越均匀。

（二）形态

纳米晶的形态与所使用的制备方法和稳定剂有关，有针状、球状、片状、棒状、立方体等形状。不同形状的纳米晶具有不同的溶出速率和生物利用度。可通过扫描电子显微镜（SEM）和透射电子显微镜（TEM）观察纳米晶的形态。

（三）ζ 电位

纳米晶的表面电荷与其稳定性有关，可通过测定其 ζ 电位进行表征。一般 ζ 电位高时，粒子不易聚集、沉降，系统稳定；而 ζ 电位低时，粒子易于聚集，系统不稳定。有研究表明，若药物纳米晶仅依靠静电斥力稳定时，ζ 电位的绝对值应大于 30mV；若同时结合空间稳定效应，ζ 电位大于 20mV 即可稳定纳米晶。

（四）晶型

纳米晶药物大多呈现无定型态，在制备过程中可能发生转晶，影响后续制剂产品的质量。常用的晶型分析方法有 X 射线衍射法、差示扫描量热法（DSC）、拉曼光谱法、傅里叶变换红外光谱法等。其中 X 射线衍射法是判断药物纳米晶晶型是否转变的权威技术手段。傅里叶变换红外光谱法还可以测定药物纳米晶化学性质的改变以及与辅料间的相互作用。

第六章

经皮给药系统

第一节 概述

经皮给药系统（transdermal drug delivery systems，TDDS）是指通过完整皮肤给药，使药物透过表皮由真皮内的毛细血管吸收进入全身循环的一类制剂。从广义上讲，具有全身作用的凝胶剂、软膏剂、贴剂等均属于经皮给药系统，但通常特指经皮贴剂。

在药学发展历程中，皮肤用药拥有漫长的历史。但由于皮肤最外层角质层的屏障特性，过去经皮给药途径主要局限于局部皮肤疾病的治疗，在全身疾病治疗方面的应用极为有限。然而 20 世纪 60 年代，在工农业生产活动中，药物、农药、毒物等各类化学品透过皮肤引发中毒的事件频繁发生。这些意外情况引起了人们的关注，启发他们深入思考并开展关于药物经皮肤吸收用于全身性疾病治疗的研究。1965 年，Stoughton 首次正式提出经皮吸收这一概念，为后续的研究奠定了理论基础。

1979 年，美国食品药品监督管理局（FDA）批准了全球首个透皮贴剂产品——东莨菪碱透皮贴，用于治疗晕动病，这标志着经皮给药系统正式登上历史舞台。此后，随着科技的飞速进步，越来越多的经皮给药系统如雨后春笋般涌现。截至目前，已涵盖硝酸甘油、芬太尼、雌二醇等多种药物的经皮制剂，广泛应用于心血管、镇痛、激素替代等多个治疗领域。

一、经皮给药系统的特点

（一）优点

经皮给药系统作为一种无创伤性给药途径，其迅速发展得益于自身具备的一系列独特优势：

1. 规避肝脏首过效应与胃肠道降解

口服给药时，药物会在肝脏发生首过效应，同时在胃肠道内被降解，这会降低药物的生物利用度，还可能引发胃肠道不适。经皮给药则可有效避免这些问题，显著提高药物的生物利用度，同时减少胃肠道副作用。以硝酸甘油为例，口服给药时，高达 90% 的药物会被肝脏破坏；舌下给药虽然能部分避开首过效应，但药物维持时间较短。而制成经皮贴剂后，不仅成功规避了首过效应，还能实现长达 24h 以上的有效治疗。

2. 维持稳定的血药浓度

口服或注射给药时，血药浓度容易出现峰谷现象。血药浓度过高时，可能引发药物副作用；过低时，又可能无法达到有效治疗的效果。经皮给药则可避免这种情况，让血药浓度维持在一个相对稳定的水平，降低药物的不良反应。比如东莨菪碱，常规口服或注射给药后，患者常常会出现疲劳、口干、视物模糊等较为明显的不良反应。而制成经皮贴剂后，给药8h血药浓度达到峰值，并在随后12h内保持稳定，副作用显著减少。

3. 具备缓控释制剂特性

经皮贴剂具有明显的缓释特性，一次给药后，药物能以恒定速率持续进入体内，长时间维持有效血药浓度。这不仅延长了给药间隔，减少了给药次数，还大大提高了患者的用药依从性。一般口服缓（控）释制剂的有效作用时间通常为12～24h，而经皮贴剂的有效血药浓度维持时间更长。例如，雌二醇周效贴片一次使用后可持续作用1周。

4. 患者用药顺应性良好

经皮贴剂使用便捷，患者可自行完成给药操作。这避免了注射给药带来的疼痛，也解决了口服给药时可能出现的吞咽困难问题，尤其适用于婴儿、老年人或不宜口服药物的患者。

5. 便于剂量调节与紧急给药

作为一种体表用药方式，经皮贴剂可通过改变给药面积来精准调节给药剂量，而且能够随时停止用药。这为那些不宜口服或注射的药物提供了一种有效的全身给药途径，特别适用于紧急情况下无应答、无知觉的昏迷患者，或无法口服给药的患者。

（二）缺点

然而，经皮给药系统并非完美无缺，也存在一些局限性，主要体现在以下几个方面。

1. 起效速度较慢

皮肤作为人体的天然屏障，对药物的透过具有一定阻碍作用。这使得药物透过皮肤吸收的速率较慢，通常需要几小时才能起效，因此不太适合需要快速起效的药物。

2. 药物适用性受限

只有少数分子量小、脂溶性强、剂量低的药物适合制成经皮给药系统。对于给药剂量大或对皮肤有刺激性的药物，这种制剂形式并不适用。

3. 较难达到有效治疗浓度

多数药物，尤其是水溶性药物，很难通过皮肤达到有效的治疗浓度，其皮肤透过率极低。虽然可以通过扩大给药面积来增加药物透过量，但过大的用药面积可能会增加对皮肤的刺激，从而降低患者的用药依从性。

4. 个体与给药部位差异明显

不同个体对药物的吸收存在较大差异，而且同一患者不同给药部位的药物吸收情况也不尽相同。大多数经皮给药系统（TDDS）在规定用药时间内，仅有部分药量能够从系统中释放并经皮肤吸收。

5. 制剂稳定性问题

在运输、保存过程中，如果操作不当或受到其他因素影响，可能导致经皮给药系统的控释膜破裂，或者使药物溢出。这会造成药物释放速率急剧增加，从而引发严重后果。

二、经皮给药系统的分类

按照药物释放机制，经皮给药系统可分成两大类，即膜控型和骨架扩散型。膜控释型经皮给药系统是药物及附加剂包裹在控释膜或其他控释材料中形成储库，由控释膜或控释材料的性质控制药物的释放速率。骨架扩散型经皮给药系统是药物溶解或均匀分散在聚合物骨架中，由骨架的组成成分控制药物的释放。根据骨架材料和性质的不同，骨架扩散型经皮给药系统又可分为聚合物骨架扩散型、黏胶分散型和微贮库型等。

（一）膜控型 TDDS

主要由无渗透性的背衬层、药物贮库层、控释膜、黏胶层和防黏层五部分组成，基本构造如图 6-1 所示。膜控型 TDDS 依据药物贮库的物理状态和产品生产工艺的差异，进一步细分为充填封闭型和复合膜型。其中，充填封闭型的药物贮库呈现混悬液或凝胶态，其制备通常采用充填热合工艺。而复合膜型的药物贮库由聚合物固体微粒构成，在生产时多运用涂膜复合工艺。可乐定透皮贴剂（如 Catapres-TTS）属于膜控型 TDDS，其药物贮库中的可乐定通过限速控释膜（如微孔聚丙烯复合膜）调节释放速率，实现长达 7 天的稳定降压效果。

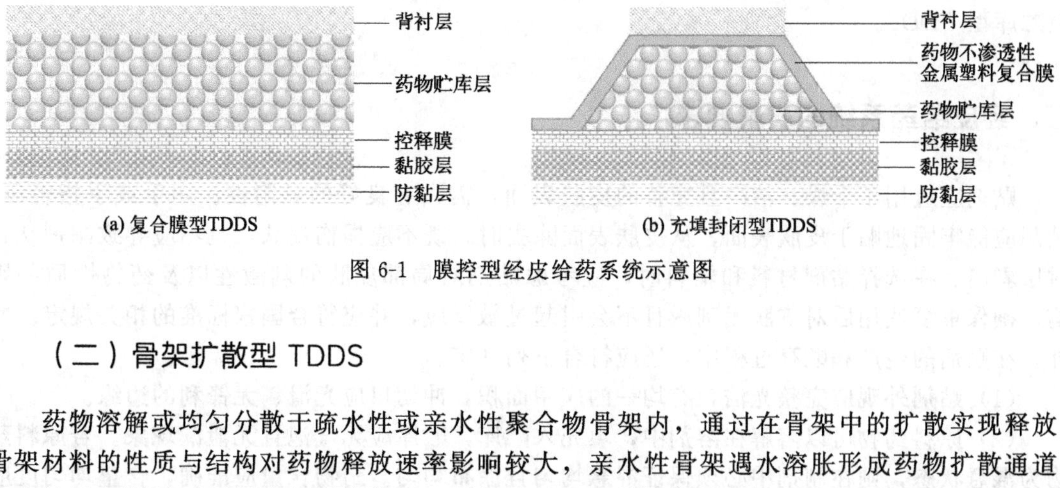

图 6-1 膜控型经皮给药系统示意图

（二）骨架扩散型 TDDS

药物溶解或均匀分散于疏水性或亲水性聚合物骨架内，通过在骨架中的扩散实现释放。骨架材料的性质与结构对药物释放速率影响较大，亲水性骨架遇水溶胀形成药物扩散通道，疏水性骨架则通过缓慢降解释放药物。制备时需根据药物特性选择合适的骨架材料，并合理设计骨架结构。此类 TDDS 的基本构造如图 6-2 所示，主要由背衬层、聚合物药物贮库层、压敏胶层及保护膜组成，可采用骨架黏合工艺来制备。

（三）黏胶分散型 TDDS

药物均匀分散于压敏胶基质中，压敏胶不仅起到黏附皮肤的作用，而且还是药物扩散的通道。通过调整压敏胶的组成与厚度，可调控药物释放速率。其生产工艺相对简单，主要由

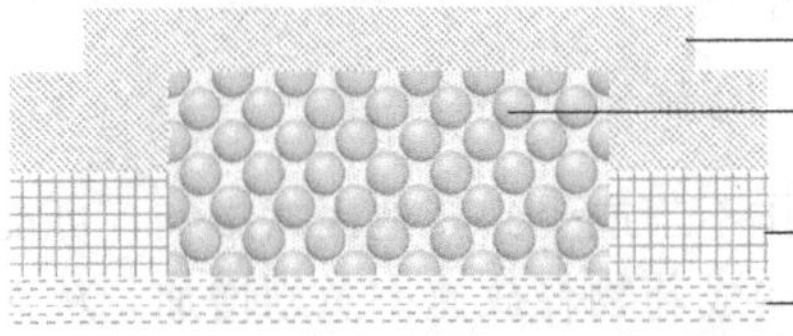

图 6-2　骨架扩散型经皮给药系统示意图

背衬层、含药压敏胶层和保护膜组成（如图 6-3 所示），但对压敏胶与药物的相容性要求严格，需确保药物在胶中均匀分布且稳定释放。其中，雌二醇透皮贴剂（如 Vivelle-Dot）、尼古丁透皮贴剂（如 Nicorette Patch）等都是经典的粘胶分散型 TDDS。

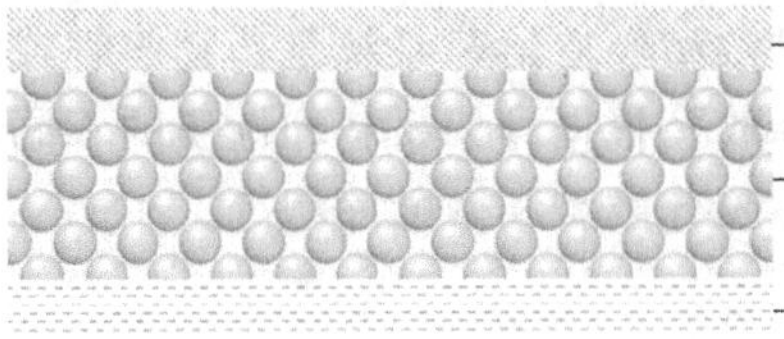

图 6-3　粘胶分散型经皮给药系统示意图

（四）微贮库型 TDDS

是膜控型和骨架扩散型 TDDS 的结合体。其制备方法通常是先把药物分散在水溶性聚合物（如聚乙二醇）的水溶液中，再将该混悬液均匀分散在疏水性聚合物中，在高切变机械力的作用下形成微小的球形液滴，然后通过迅速交联聚合物，使其成为一个稳定的分散系统。在该系统中，球形液滴成为药库，聚合物作为骨架，交联聚合物形成控释膜，从而制得微贮库型 TDDS。

三、经皮给药系统的质量要求

贴剂应应用于干燥、洁净且完整的皮肤表面，需具有良好的黏附性。用手或手指轻压，贴剂应能牢固地贴于皮肤表面，从皮肤表面除去时，既不应损伤皮肤，也不应导致制剂从背衬层剥离。在选择贴剂材料和辅料时，应考虑贴剂对局部皮肤的刺激性以及药物性质的影响，确保重复使用后对皮肤无刺激且不会引起过敏反应，并应符合国家标准的相关规定。此外，在贴剂的生产和贮存过程中，还应符合下列规定。

（1）贴剂外观应完整光洁，有均一的应用面积，冲切口应光滑、无锋利的边缘。

（2）原料药物可以溶解在溶剂中，填充入贮库，贮库应无气泡且无泄漏现象。若原料药物为混悬状态，则在制剂中必须保证混悬均匀且涂布均匀。药物含量应准确，含量均匀度应符合规定。

（3）粘贴层涂布应均匀。对于使用有机溶剂涂布的贴剂，应对残留溶剂进行检查。

（4）药物的体外释放速率应能长时间恒定在规定值。

（5）若采用乙醇等溶剂，应在标签中注明“过敏者慎用”。

（6）除另有规定外，贴剂应密封贮存。

（7）除另有规定外，贴剂应在标签和说明书中注明每贴所含药物剂量、总作用时间及药物释放的有效面积。对于可标注释药速率的贴剂，应当标明释药速率。

第二节　药物经皮吸收机制及促进方法

一、药物经皮吸收机制

皮肤是机体的第一道屏障，具有一定的渗透能力和吸收作用，能够调控外来物质的经皮吸收及皮肤水分蒸发。皮肤的屏障特性是由其解剖结构决定的，皮肤由表皮、真皮、皮下组织及皮肤附属器组成。表皮（epidermis）由外向内可分为角质层、透明层（仅存在于手掌和足跖等厚皮肤）、颗粒层、棘层、基底层。其中，角质层（stratum corneum）是表皮最外层，是药物经皮吸收的关键屏障。角质层由多层扁平角质细胞紧密排列而成，细胞内富含角蛋白，细胞间填充脂质双分子层，这种结构使角质层具有高密度和低含水量的特点，阻碍药物渗透。透明层、颗粒层、棘层、基底层合称为活性表皮（viable epidermis）。真皮（dermis）由致密结缔组织构成，含有丰富的毛细血管、淋巴管和神经末梢及皮肤附属器，其与皮下组织（subcutaneous tissue）之间没有明确界限，并通过皮下组织与深部的组织相连接。皮下组织是一种脂肪组织，含有较大的血管、淋巴管和神经，其厚度随部位和性别有所差异。

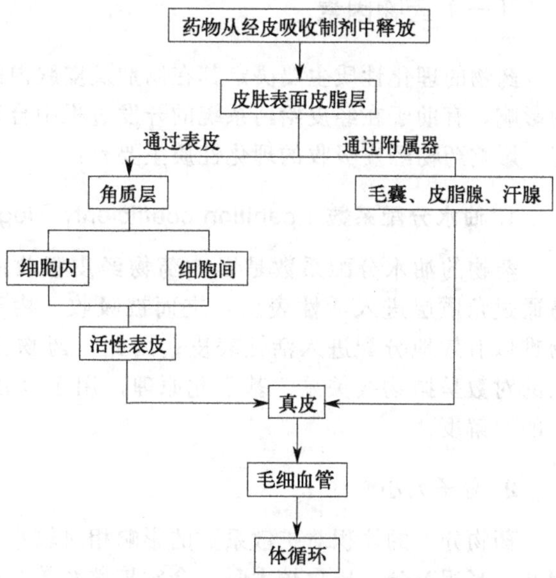

图 6-4　药物经皮吸收示意图

经皮给药系统应用于皮肤后，药物首先从制剂中释放到皮肤表面，皮肤表面溶解的药物通过两种途径吸收进入体循环——表皮途径和附属器途径（图 6-4）。

（一）经表皮途径

表皮途径（transepidermal route）是药物经皮吸收的主要途径，药物透过表皮角质层进入水性的活性表皮，随后扩散至真皮层，被真皮上部毛细血管吸收进入体循环。在该过程中，富含类脂的角质层起到了主要的屏障作用，因此，经表皮途径又可细分为跨细胞途径（transcellular route）和细胞间途径（intercellular route）。跨细胞途径中，药物穿越角质细胞内的蛋白网状结构，扩散阻力较大。细胞间途径则是药物通过角质细胞间的脂质双分子层扩散，由于脂质双分子层具有一定流动性和通透性，脂溶性和非离子型药物更易通过脂质双分子层，而离子型药物则较难通过。

（二）经附属器途径

药物经皮吸收的另一条途径是通过皮肤附属器吸收。经附属器途径（transappendageal

routc）即药物通过皮肤表面开孔的毛囊、皮脂腺和汗腺等直接进入真皮而被吸收。皮肤附属器（毛囊、皮脂腺、汗腺）虽仅占皮肤表面积的0.1%～1%，但其较大的孔径为离子型药物和水溶性大分子提供了旁路渗透通道，尤其在经皮吸收初期（时滞阶段）发挥关键作用。对于无法通过角质层的药物（如胰岛素或带电分子），附属器途径是重要通道；但对脂溶性小分子，表皮途径仍占主导。

二、影响药物经皮吸收的因素

影响药物经皮吸收的因素很多，主要可分为药物因素、生理因素和制剂因素三方面。

（一）药物因素

药物的理化性质主要决定其在制剂及皮肤内的扩散速率。了解各种理化性质对经皮速率的影响，有助于在经皮给药系统的开发过程中合理选择药物，并准确估计药物的经皮吸收性能。影响药物经皮吸收的理化性质主要有：

1. 油水分配系数（partition coefficient，log *P*）及溶解度

药物的油水分配系数是影响药物经皮吸收的主要因素之一。脂溶性适宜的药物更容易通过角质层进入活性表皮，进而被吸收。由于活性表皮是水性组织，脂溶性过大的药物难以有效地分配进入活性表皮。因此，药物穿过皮肤的通透系数的对数与油水分配系数的对数呈抛物线关系。基于此原理，用于经皮吸收的药物最好在水相及油相中均有较大的溶解度。

2. 分子大小

药物分子的体积对扩散系数的影响相对较小，但分子体积与相对分子质量呈线性关系。因此，当相对分子质量较大时，会对扩散系数产生显著的负效应。一般来说，相对分子质量大于500的物质难以通过角质层。例如，芬太尼分子量为336，脂溶性较好，其经皮给药系统在临床镇痛中效果显著。

3. 解离常数（dissociation constant，pK_a）

大多数药物属于有机弱酸或有机弱碱，这些药物以分子型存在时，具有较大的透过性，而离子型药物难以透过皮肤。在皮肤组织中，表皮内的pH值为4.2～4.6，真皮内的pH值约为7.4。在经皮吸收过程中，药物溶解在皮肤表皮的液体中可能发生解离，从而影响药物经皮吸收效率。

4. 熔点

低熔点的药物具有较小的晶格能，在介质或基质中的热力学活度相对较大。因此，低熔点的药物更易于透过皮肤。

5. 分子结构

药物分子的形状与立体结构对其经皮吸收也有显著影响。线性分子通过角质细胞间类脂双分子层结构的能力明显强于非线性分子。此外，若药物分子具有氢键供体或受体，会与角质层的类脂形成氢键，从而影响药物的经皮吸收。对于具有手性的药物分子，左旋体和右旋

体也可能表现出不同的经皮透过性。

总体而言，分子质量小、熔点低、脂溶性强、油水分配系数大、分子型比例高的药物通常具有较好的经皮吸收性能。

（二）生理因素

皮肤的生理状态是影响药物吸收的重要因素之一。皮肤的渗透性存在个体差异，人种、年龄、性别、用药部位、皮肤的水化及疾病状态等因素都可能会引起皮肤渗透性的变化，了解这些生理因素对经皮渗透速率的影响，对于临床给药方案的设计有重要的指导意义。

1. 性别

男性皮肤通常比女性皮肤厚。此外，女性在不同年龄段的角质层脂质含量会有所不同，而男性角质层脂质含量则相对稳定，这些差异可能导致药物透过性的性别差异。

2. 用药部位

人体不同部位的皮肤在角质层厚度、细胞数量、皮肤附属器密度、脂质组成以及皮肤血流等方面存在差异，因而对药物的透过性也各不相同。一般来说，药物经皮渗透速率的大小为：阴囊＞耳后＞腋窝区＞头皮＞手臂＞腿部＞胸部。

3. 皮肤状态

当皮肤受到机械、物理、化学等因素的损伤，导致皮肤结构被破坏时，会不同程度地降低角质层的屏障作用，从而使皮肤对药物的透过性显著增加。此外，皮肤的病理状态还可以引起皮肤内药物代谢酶活性的改变，影响药物在皮肤的代谢和转运。皮肤水化后，组织会出现软化、膨胀、结构致密程度降低，这也会导致药物经皮渗透速率的增加。皮肤水化后对亲脂性药物的渗透促进作用强于亲水性药物。老年的人皮肤通常较干燥、萎缩，附属器功能下降，因此药物的经皮渗透速率可能低于青年人，而婴幼儿的皮肤经皮渗透速率则可能相对较高。

4. 皮肤温度

随着皮肤温度升高，血液循环加快，药物的透过速率也会相应增加，并能缩短时滞。

5. 皮肤代谢作用

由于皮肤内的酶含量较低，皮肤血流量也仅为肝脏的 7%，且经皮给药系统的面积相对较小，因此酶代谢对多数药物的皮肤吸收不会产生明显的首过效应。

（三）制剂因素

制剂因素对药物的经皮吸收也具有重要影响。不同的给药系统和制剂处方会导致药物的经皮渗透速率存在显著差异。

1. 剂型

剂型能够影响药物的释放性能，进而影响药物的经皮吸收。药物从制剂中释放越快，越有利于其经皮吸收。一般来说，半固体制剂中药物的释放较快，而骨架型贴剂中药物的释放相对较慢。微乳、脂质体、传递体等新型给药系统能增强药物经皮渗透能力。制剂中的促渗剂如氮酮、油酸等，可改变角质层结构与性质，增加药物渗透性。

2. 基质

药物与基质的亲和力不同，会影响药物在基质和皮肤之间的分配。通常情况下，基质和药物的亲和力不应太大，否则药物难以从基质中释放并转移到皮肤。若基质和药物的亲和力过弱，则无法满足给药所需的载药量。此外，药用高分子材料的聚合物和用量均会通过影响基质结构与黏性，从而影响药物释放。有的基质本身会影响皮肤的渗透性，基质组分在穿透皮肤的过程中与皮肤相互作用，改变皮肤的屏障性能。

3. pH 值

给药系统内的 pH 值能够影响有机酸或有机碱类药物的解离程度。离子型药物的透过系数较小，而分子型药物的透过系数较大，因此 pH 值会直接影响药物的经皮吸收。

4. 药物浓度与给药面积

大部分药物的稳态透过量与膜两侧的浓度梯度成正比。因此，基质中的药物浓度越大，药物的经皮吸收量也越大。然而，当浓度超过一定范围时，药物吸收量将不再增加。此外，给药面积越大，虽经皮吸收的量越大，但受限于临床实用性和安全性。

5. 经皮吸收促进剂

在制剂中添加经皮吸收促进剂能够提高药物的吸收速率，减少给药面积和时滞。促进剂的添加量也会影响促渗透效果，如果添加量过多，则可能失去促进作用；而添加量过少，则可能对皮肤产生刺激性。

三、促进药物经皮吸收的方法

由于皮肤角质层的天然屏障作用，许多药物的经皮吸收速率较低，在可接受的给药面积范围内往往难以达到有效的治疗浓度。因此，需要采用各种方法来促进药物的经皮吸收。目前，最常用的方法包括药剂学方法、化学方法和物理学方法等。其中，药剂学方法中的经皮吸收促进剂和各种新型给药系统的应用最为广泛。化学方法主要是通过化学结构改造，合成具有较大经皮渗透速率的前体药物。近年来，离子导入、超声波、电致孔以及微针阵列技术等物理学方法也在促进药物经皮吸收方面取得了显著进展，尤其是在水溶性大分子药物的经皮吸收领域，并且已有产品成功应用于临床。

（一）促进药物经皮吸收的药剂学方法

1. 经皮吸收促进剂

经皮吸收促进剂是一类能够降低药物通过皮肤的阻力，加速药物穿透皮肤的物质。其促进经皮吸收的机制主要有以下几种假说：①改变皮肤角质层中类脂双分子层的有序排列，增强其流动性，促使药物分子顺利通过；②提高皮肤表面角蛋白中含氮物质与水的结合能力，增强角质层的水合作用，便于药物分子穿透；③渗入皮脂腺管内，溶解皮脂或腺腔壁上皮脂性分化细胞，降低皮脂腺管内的疏水性，使皮脂腺成为离子型药物透过皮肤的主要通道；④膨胀和软化角质层，使汗腺和毛囊的开口变大，有利于药物通过，进而促进药物经皮吸收。常用的经皮吸收促进剂将在本章第三节中详细介绍。

2. 微粒载体

将药物制成微粒系统，改变药物的物理特性，也能促进药物的经皮吸收。研究较多微粒载体包括脂质体、传递体、醇质体、非离子型表面活性剂泡囊、微乳等。

(1) 脂质体 (liposomes)：脂质体能够有效地包封药物，增加难溶性药物的溶解度，从而增强药物扩散的驱动力，促进药物的经皮渗透。此外，脂质体可使角质层保持湿润，增强水合作用，而且脂质体中的类脂能与角质层的脂质发生相互作用，增加皮肤脂质的流动性，进一步促进药物的渗透。许多研究表明，脂质体能够促进药物透过角质层并在局部致瘤，但一般认为其对全身性吸收的促进作用有限，因此更适合于皮肤局部治疗给药。

(2) 传递体 (transfersomes)：也称为柔性纳米脂质体，其基本组成包括磷脂酰胆碱、胆酸钠适量以及乙醇或丙二醇，制备方法与脂质体类似。据报道，胰岛素传递体应用于皮肤30min内，其药物穿透量相当于皮下注射量的50%，能够显著降低糖尿病小鼠的血糖浓度。传递体的促透机制主要基于其变形作用和渗透压作用。在受到足够大的应力时，传递体能够在不改变皮肤角质层性质和结构的前提下，凭借自身的柔性发生较大程度的变形，并迫使药物分子也发生变形，从而顺利穿透比自身小1/10的角质层小孔。大小为200～300nm的传递体能通过完整的皮肤，进而促进药物经皮吸收。

(3) 醇质体 (ethosomes)：一般由磷脂、乙醇及药物组成，是一种乙醇含量较高的(20%～50%) 的脂质体。其基本制备方法是将磷脂和亲脂性药物溶于乙醇中，在密闭容器中持续搅拌，并缓慢加入重蒸水，操作过程温度保持在30℃，随后冷至室温即可。醇质体中高浓度的乙醇能够增加药物在角质层中的溶解度，同时使角质层脱水和脱脂，改变角质层脂质分子的紧密排列，增强脂质的流动性。此外，高浓度的乙醇还能增强醇质体膜的柔性和流动性，使醇质体在传递过程中发生变形，从而促进药物通过皮肤。

(二) 促进药物经皮吸收的化学方法

1. 前体药物 (prodrug)

亲水性药物可以通过酯化反应转化为脂溶性的前药，从而增加其在角质层内的溶解度；而强亲脂性的药物则可以通过引入亲水性基团，有利于从角质层向水性的活性皮肤组织分配。以氟尿嘧啶为例，这是一种低脂溶性药物，难以透过角质层；而5-氟尿嘧啶-1-基乙酸酯的透皮速率显著提升。

2. 离子对

离子型药物通常难以分配进入角质层的脂质相，通过加入与药物带有相反电荷的物质，形成电中性的离子对，可以使药物更容易进入角质层类脂，随后，药物在扩散到水性的活性表皮内后解离，并继续扩散到真皮。例如，双氯芬酸-月桂胺离子对的透皮量可达原药的2～3倍。

（三）促进药物经皮吸收的物理学方法

近年来，物理促透技术在促进药物经皮吸收方面受到了广泛关注。这些物理方法能够有效扩大经皮给药的药物范围，特别是对于蛋白质类和肽类药物具有显著的促进作用。物理促透方法可以通过控制外部能量实现对经皮吸收的精密控制。以下是几类主要的物理促透方法：

1. 离子导入（iontophoresis）

离子导入技术是利用电流将离子型药物通过电极定位，增加药物透过皮肤进入机体的过程。在外加电场的作用下，角质层两侧产生电压降，药物离子从基质中通过皮肤进入组织，阳离子药物在阳极，阴离子药物在阴极，通过静电排斥作用进入皮肤。离子导入时产生的电渗现象可以促进非离子型药物和大分子药物的渗透。

离子导入技术在临床上的应用已有 100 多年的历史，主要用于局部组织疾病的治疗，如通过导入局部麻醉药（如利多卡因）或非甾体抗炎药（如双氯芬酸）实现镇痛和抗炎作用。近二三十年来，随着经皮给药系统研究的不断深入，该技术也被成功应用于治疗全身性疾病的研究，尤其是在多肽、蛋白类药物经皮给药系统的开发研究方面取得了显著进展。除了具备经皮给药系统的一般优点外，离子导入还具有起效迅速和给药精准可控等优良性能。离子导入不仅能通过恒定的给药速率消除血药浓度的峰谷现象，而且能根据时辰药理学的需要，调节电场强度满足不同时间的剂量要求。此外，离子导入给药还能适应个体化给药的需求，只需简单地调节电场强度，就能解决个体之间药物动力学的差异问题。药物的透过量与电流强度成正比，除电流强度外，电场持续时间、介质的 pH 值、药物的解离性质和电极等因素也会影响离子导入的效果。

离子导入系统由三个基本组成部分构成，即电源、药物贮库系统和回流贮库系统。其促进药物的基本原理是：当两个电极与皮肤接触时，电源的电子流到达药物贮库系统并转变成离子流。离子流通过皮肤，在皮肤下面转向回流系统，然后回到皮肤进入回流系统，后再转变成电子流，其原理如图 6-5 所示。

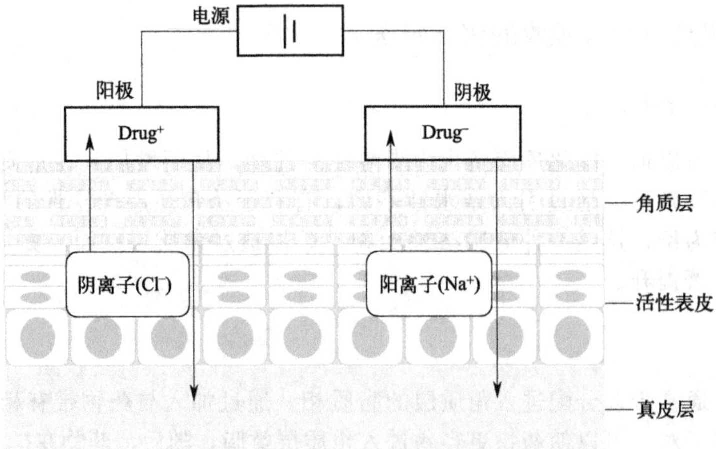

图 6-5　离子导入原理示意图

2. 电致孔（electroporation）

电致孔技术最早由 Chizmadzhev 等在 20 世纪 70 年代末提出，最初用于细胞膜通透性研究。20 世纪 90 年代初期，该技术被引入经皮给药领域，显著提升了难渗透药物（如大分子、亲水性药物）的透皮效率。其机制是通过瞬时高压脉冲使角质层脂质形成亲水性微孔，药物经此通道渗透。带电药物还可通过电泳和电渗流进一步强化转运。脉冲结束后孔道可逆关闭，皮肤屏障功能无持久损伤。该技术支持程序化给药，与离子导入联用可提升渗透率 5～10 倍（如胰岛素），且无被动扩散贴剂的时滞现象。

3. 超声导入（sonophoresis）

超声导入技术是指将药物与导声介质（如水性凝胶或油性基质）结合后，通过超声波（20～16MHz）作用促进药物经皮渗透的过程。1954 年 Fellinger 等首次利用 1MHz 超声波增强氢化可的松油膏的关节炎治疗效果。目前该技术已成功用于抗生素、蛋白质类药物（如胰岛素）及甾体类药物的透皮递送。其机制以空化效应为主（空化泡破裂破坏角质层结构），辅以热效应、机械效应和辐射压。关键影响因素包括超声波频率（低频促大分子渗透）、功率密度（0.1～2W/cm^2）及药物理化性质（分子量、脂溶性）。

4. 微针阵列（microneedles array）

微针阵列作为一种新兴的经皮给药技术，其促进药物经皮吸收的机制主要基于微针的穿刺作用，通过对皮肤角质层造成轻度的物理损伤，来克服皮肤的屏障功能。微针阵列贴片的表面均匀布满微针（如图 6-6 所示），每根微针的长度为 25～1000μm，确保穿透角质层。由于血管和神经组织大多分布在真皮层，因此采用微针阵列给药时，一般不会造成出血和疼痛，极大地提高了患者的用药依从性。

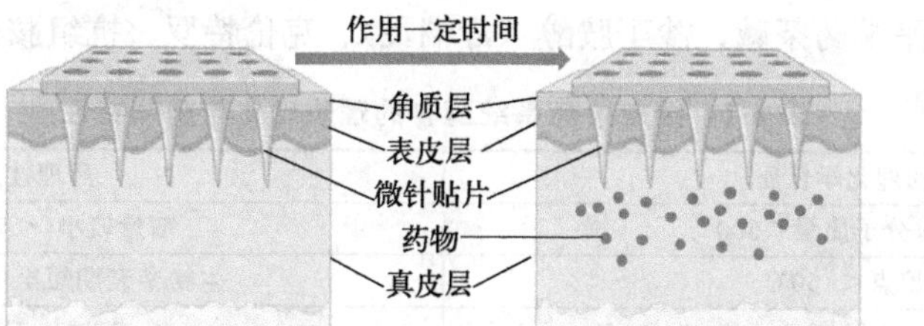

图 6-6　微针阵列贴片结构示意

微针阵列在经皮给药领域的应用前景十分广阔，对于核酸类、多肽类及蛋白类等生物大分子药物，传统口服给药会因胃肠道消化酶和肝脏首过效应导致药物失活，注射给药又存在患者顺应性差等问题。微针阵列能够穿透角质层，为这类药物开辟经皮吸收通道。例如胰岛素，使用微针阵列经皮给药可避免频繁注射痛苦，且能实现缓慢释放，有效控制血糖。传统疫苗接种多为注射方式，存在疼痛、感染风险及冷链运输要求高等不足。微针阵列贴片式疫苗可实现无痛接种，提高患者尤其是儿童接受度。一些微针材料可在常温下保持疫苗稳定性，降低冷链依赖，利于偏远地区疫苗分发。微针阵列可与传感器技术结合，开发出能实时监测药物浓度、皮肤生理参数等的智能给药系统。例如，集成血糖传感器的微针贴片，在输送胰岛素的同时实时监测血糖水平，根据血糖变化自动调节药物释放量。此外，还可与纳米技术结合，制备纳米微针或负载纳米药物载体的微针，进一步提高药物传递效率和治疗效果。同时，新型可降解、生物相容性好的微针材料不断涌现，如多糖类、多肽类等。这些材料不仅安全性高，还可通过修饰实现药物的智能释放。同时，微针的设计也不断创新，如采用3D打印技术制备具有复杂结构的微针阵列，以满足不同的给药需求。

第三节　经皮给药系统的制备工艺

一、经皮给药系统的组成

经皮给药系统除了药物以及根据需要可加入的附加剂（经皮吸收促进剂、表面活性剂、乳化剂、保湿剂、抑菌剂、抗氧剂等），还包括骨架和贮库材料、控释材料、压敏胶、背衬材料和保护膜等辅助材料。

（一）药物及附加剂

1. 药物

经皮给药系统尤其适用于需长期给药、易在胃肠道降解、首过效应显著且生物半衰期短的药物，例如硝酸甘油（半衰期仅数分钟）和雌二醇（半衰期约2h）。目前上市产品主要集中于心血管药物（如硝酸甘油）、激素类（如雌二醇）、抗组胺药及解热镇痛药等领域。受限于皮肤屏障作用，经皮给药系统的药物通常需具备药理活性强、剂量小及适宜的理化性质，具体要求见表6-1。以下几类药物是经皮贴剂开发的热点。①性激素：如雌二醇、18-甲基炔诺酮、睾酮等。②心血管药：如硝酸甘油、单硝酸异山梨酯、可乐定等。③神经系统用药：如芬太尼、氯苯那敏（扑尔敏）等。④多肽类药物：如胰岛素、干扰素、小分子肝素、降钙素等生物技术产品。⑤其他类：如平喘药茶碱、沙丁胺醇（舒喘灵）、克伦特罗，抗组胺药如氯苯那敏等。

表6-1　经皮给药系统药物的理想理化与药理特性

物理化学性质	药理性质
相对分子质量＜500	剂量较小（＜50mg/d）
熔点＜150℃	生物半衰期短至中等（2～8h）
溶解度：在液体石蜡与水中＞1mg/mL，$\log P$：1～3	首过效应较大
pH值：饱和水溶液为5～8	对皮肤刺激性较小，不易发生过敏反应

2. 溶剂

为保障药物、压敏胶及高分子聚合物的均匀溶解或分散，需在制备过程中添加溶剂，如低级醇类（乙醇、丙二醇）、烃类（矿物油、庚烷）或有机溶剂（丙酮、三氯甲烷等）。例如尼古丁透皮贴剂，其处方中通常采用乙醇、丙二醇和水的混合溶剂体系。这种组合不仅能确保尼古丁在丙烯酸酯压敏胶中的均匀分散，还能在溶剂挥发后形成多孔聚合物基质，促进药物释放。

3. 经皮吸收促进剂

通常情况下，一般药物的经皮吸收速率较低，常需添加经皮吸收促进剂，以达到治疗所需的药物浓度。理想的经皮吸收促进剂应具备以下条件：对皮肤及机体无药理作用、无毒、无刺激性且无过敏反应；应用后能迅速起效，去除后皮肤能恢复正常的屏障功能；不会引起体内营养物质和水分通过皮肤流失；性质稳定，不与药物及其他附加剂发生相互作用；无色、无臭，价格低廉。

目前，常用的经皮吸收促进剂种类繁多（表6-2），大致可分为以下几类：①有机溶剂类，如乙醇、丙二醇、乙酸乙酯、二甲亚砜及二甲基甲酰胺；②表面活性剂，如阳离子型、阴离子型和非离子型表面活性剂；③月桂氮䓬酮及其同系物；④有机酸、脂肪醇，如油酸、亚油酸及月桂醇；⑤角质保湿与软化剂，如尿素、水杨酸及吡咯酮类；⑥萜烯类，如薄荷醇、樟脑、柠檬烯、桉树脑等。

表6-2　常用的经皮吸收促进剂

类型	举例	药物	作用机制
亚砜类	二甲基亚砜、癸基甲基亚砜	氢化可的松、水杨酸、溴乙啡啶、茶碱、丙炎松等	角质层细胞内蛋白质变性；破坏角质层细胞间脂质的有序排列；脱去角质层脂质和脂蛋白
吡咯酮类	2-吡咯酮、5-甲基-2-吡咯酮、1,5-二甲基-2-吡咯酮	咖啡因、正辛醇、苯甲酸倍他米松	低浓度时分配进入角蛋白，高浓度时影响角质层脂质流动性并促进药物在角质层的分配；增加角质层的水含量
月桂氮䓬酮及其类似物	月桂氮䓬酮	氯林可霉素磷酸酯、褐霉素钠、氟尿嘧啶、丙缩羟强龙、地塞米松、醋酸环戊酮缩去炎松	渗入皮肤角质层，降低细胞间脂质排列的有序性；脱去细胞间脂质形成孔道；增加角质层含水量；降低角质层脂质的相转变温度
脂肪酸及其酯	油酸、肉豆蔻酸异丙酯、丙二醇二壬酸酯、癸二酸二乙酯	水杨酸、雌二醇、芬太尼、硝酸甘油、肝素、吲哚美辛	渗入角质层脂质，影响其有序排列；降低角质层脂质双分子层的相转变温度；引起角质层脂质固-液相分离和晶型转变；增加药物在角质层的分配
表面活性剂	月桂醇硫酸钠、泊洛沙姆	氟灭酸、水杨酸	使角质层脂质排列无序化；乳化皮肤表面脂质，改善药物在角质层分配
醇类	乙醇、异丙醇、正十二醇、正辛醇	水杨酸、雌二醇、纳洛酮、左旋-18-甲基炔诺酮	作为溶剂增加药物在角质层的溶解度；脱去角质层脂质；渗入角质层脂质，影响其排列的有序性
多元醇类	丙二醇、丙三醇	水杨酸、氟尿嘧啶	使角蛋白溶剂化，占据蛋白质的氢键结合部位，减少药物-组织间结合；增加并用的其他渗透促进剂在角质层的分配
萜烯类	桉树脑、d-苎烯、橙花叔醇	普鲁卡因、吲哚美辛、氟尿嘧啶、肝素	促进药物在角质层的扩散；破坏角质层细胞间脂质屏障；提高组织电导率，打开角质层极性孔道；增加药物从基质向角质层的分配
胺类	尿素、十二烷基-N,N-二甲氨基乙酯	氟尿嘧啶	促进角质层水化，在角质层形成亲水性孔道；破坏角质层脂质结构
酰胺类	二甲基甲酰胺、二甲基乙酰胺	咖啡因、正辛醇、氢化可的松	低浓度时分配进入角蛋白区，高浓度时影响角质层脂质的流动性
环糊精类	β-环糊精、2-羟丙基-β-环糊精	Liavozolel	将药物制成包合物，提高溶解度，并可把药物分子传递到皮肤表面
氨基酸及其酯	L-异亮氨酸、十二烷基焦谷氨酸酯	雌二醇、左18-甲基炔诺酮、茶碱	松弛皮肤的角蛋白，影响角质层脂质排列的有序性
大环化合物	十五烷酮	氢化可的松	增加药物在角质层中的溶解度
有机溶剂类	乙酸乙酯	水杨酸	破坏角质层脂质排列的密实性
磷脂类	卵磷脂、豆磷脂、磷脂酰甘油、磷脂酰乙醇胺	二氢麦角胺、异山梨醇硝酸酯、吲哚美辛	促进药物从基质中释放，增加药物在皮肤中的扩散；作用于角质层细胞膜脂质，改善其渗透性

（1）有机溶剂类（二甲基亚砜及其类似物）：二甲基亚砜（DMSO）早在20世纪60年代就应用于经皮给药系统，具有较强的经皮吸收促进作用。它可与水、乙醇、丙酮、三氯甲烷、乙醚等任意混溶，对多种物质都有很强的溶解能力，素有“万能溶剂”之称。其主要促渗机制是与角质层脂质发生相互作用以及对药物的增溶作用。然而，DMSO存在皮肤刺激性和恶臭等缺点，长时间及大量使用可严重刺激皮肤，甚至引起肝损害和神经毒性等问题。鉴于其潜在毒性，美国FDA严格限制DMSO在药品中的应用，但在实验研究中仍可合规使用。

为了克服DMSO的皮肤刺激性、毒性和恶臭等问题，研究人员开发了其烷基同系物，其中癸基甲基亚砜（DCMS）因具有显著优势而成为理想替代品：该化合物在低浓度时即显示出良好的促渗效果，且对极性药物的促透作用尤为突出；相较于DMSO，DCMS的皮肤刺激性降低，基本消除不良气味，并显著减少系统毒性；其独特的作用机制在于不直接分配进入皮肤脂质，而是通过改变载体-角质层界面性质来增强药物渗透，这使得其促渗效率与载体配方密切相关。

（2）表面活性剂：表面活性剂作为经皮给药制剂的关键辅料，除具有增溶、乳化、润湿和稳定等基本功能外，还能通过渗透角质层并改变其结构特性来增强药物吸收。其中，非离子型表面活性剂（如聚山梨酯类）主要通过插入角质层脂质双分子层增加其流动性来促进药物渗透，虽然刺激性最低但促渗效果有限；而离子型表面活性剂（特别是阴离子型如十二烷基硫酸钠）则通过多重机制发挥更强促渗作用，包括与角蛋白结合、提取细胞间脂质（神经酰胺等）以及改变角质细胞骨架结构，但长期使用可能导致皮肤屏障损伤（表现为红肿、干燥等）。需特别注意的是，当表面活性剂浓度超过临界胶束浓度（CMC）时，会因药物被胶束包裹而显著降低其自由浓度，可能使透皮速率下降。

（3）月桂氮䓬酮及其类似物：月桂氮䓬酮（laurocapram，商品名Azone）又称氮酮，化学名为1-十二烷基氮杂环庚烷-2-酮，是首个专门开发用于经皮吸收促进剂的化合物。本品为无臭、几乎无味、无色的澄清油状液体，不溶于水，但可与多数有机溶剂混溶，与药物水溶液混合振摇可形成乳浊液。其安全性能高，大鼠和小鼠口服$LD_{50}>7000mg/kg$，浓度高达50%时也未对皮肤产生刺激性和致敏性。

月桂氮䓬酮通过诱导角质层脂质双分子层从有序排列转变为无序状态，显著增强药物渗透性。其促渗特性表现为：对亲水性药物的促进效果优于亲脂性药物；存在起效延迟（如甲硝唑需10h），但持效时间可持续数日，这与该物质在角质层中的长效蓄积有关。临床常用浓度为1%～10%，实际最佳浓度需根据药物溶解性和剂型基质调整。处方辅料对其促渗效率影响显著：丙二醇和乙醇能协同增强渗透效果，而PEG400、液体石蜡等辅料则因与月桂氮䓬酮产生竞争性结合，反而会削弱其促渗作用。这种辅料依赖性源于不同基质成分对促渗剂角质层分配效率的调控差异。

（4）脂肪酸与脂肪醇：脂肪酸与长链脂肪醇能作用于角质层细胞间类脂，增强脂质的流动性，对多种药物的经皮吸收具有促进作用。油酸是应用较为广泛的经皮吸收促进剂，为无色油状液体，微溶于水，易溶于乙醇、乙醚、三氯甲烷和油类等。油酸可促进水杨酸、咖啡因、阿昔洛韦、氢化可的松、甘露醇和尼卡地平等药物的经皮渗透。

脂肪醇具有与角质层类脂相似的长链结构，能增加类脂双分子层的流动性，其效果与碳原子数以及药物的性质有关，应用较多的有月桂醇等。

（5）角质保湿与软化剂（吡咯酮衍生物）：吡咯酮及其衍生物能增加角质层与水的结合能力，促进药物经皮吸收，常用的有2-吡咯烷酮、1-甲基-2-吡咯烷酮、5-甲基-2-吡咯烷酮、

1,5-二甲基-2-吡咯烷酮、1-乙基-2-吡咯烷酮、5-羧基-2-吡咯烷酮等。这些促进剂的作用部位可能是角质层内的极性途径，对极性和半极性药物都有一定的促透作用。与 DMSO 类似，低浓度时吡咯酮类选择性地分配进入角质层，高浓度时影响脂质流动性和促进药物分配，但用量较大时对皮肤有红肿、疼痛等刺激作用。

(6) 萜烯类：天然来源的萜烯因具有高促渗效果和低皮肤刺激性，如今在药物和化妆品配方中作为渗透促进剂（PE）受到广泛关注。萜烯主要从药用植物中提取，属于挥发性化合物，其分子仅由碳、氢、氧原子构成。萜烯的基本化学结构包含许多重复的异戊二烯单元，这些单元可用于对萜烯进行分类。相较于包括表面活性剂、脂肪酸/酯和溶剂在内的合成 PE，萜烯通常被视作更安全的成分。此外，FDA 发布的公认安全（GRAS）药物清单中也涵盖了部分萜烯（如 1,8-桉叶素、薄荷醇和薄荷酮）。中药挥发油，如一些含萜类的挥发油，也被发现具有皮肤促透作用，其作用原理主要是改变角质层细胞类脂双分子层结构，增加其流动性，并刺激皮下毛细血管的血液循环。近年来，我国学者对中药促透剂进行了大量研究，已经使用的中药促透剂包括薄荷脑（薄荷醇）、薄荷油、冰片、小豆蔻、桉叶油等。薄荷类中药促透剂对扑热息痛、甲硝唑、氟尿嘧啶、水杨酸、曲安奈德、氯霉素、曲安西龙、吲哚美辛、双氯芬酸等多种药物都有促渗作用。桉叶油则可有效促进马来酸噻吗洛尔、氟尿嘧啶等的经皮渗透。

(7) 其他吸收促进剂：除传统促渗剂外，新型促透技术展现出显著优势。氨基酸类（如 α-氨基酸）可通过改变角质层脂质流动性，使 18-左炔诺酮等药物的透皮速率提升 10 倍；磷脂类则凭借与皮肤脂质相似的结构特性，以脂质体形式显著增强药物渗透。

(8) 其他附加剂：为了保证药物在基质溶液中分散均匀，避免在制备和贮存过程中析出药物结晶，经皮给药系统的处方中常加入微粉硅胶、液体石蜡等吸附剂和填充剂。此外，为使压敏胶获得良好性能，还经常加入一些抗老化剂、增塑剂、增黏剂等物质。

（二）控释材料

1. 控释膜材料

经皮给药系统的控释膜可分为均质膜与微孔膜两类，用于控制药物的释放。

(1) 均质膜：用作控释膜的均质膜常用高分子材料，主要有乙烯-醋酸乙烯共聚物等。

乙烯-醋酸乙烯共聚物（ethylene vinyl acetate copolymer，EVA）：EVA 通过乙烯与醋酸乙烯单体共聚制备而成。该材料兼具良好的化学稳定性、生物相容性及加工性能，其较低的熔点和优异的机械特性为成型加工提供了便利。但 EVA 材料对强氧化剂、蓖麻油等脂类物质及高温环境的耐受性存在局限。共聚物中醋酸乙烯的含量与 EVA 的性能以及药物的渗透系数密切相关，在分子质量相同的情况下，醋酸乙烯含量越大，其溶解性、柔软性、弹性和透明性越好，而硬度、抗张强度和软化点则降低；药物在其中的扩散系数和分配系数也随之改变。

(2) 微孔膜：在经皮给药系统的控释膜材料中，微孔膜主要包括多孔聚丙烯膜、醋酸纤维素膜以及核孔膜三类。

① 多孔聚丙烯膜（porous polypropylene membrane）：通过熔融挤出和双向拉伸工艺制备，形成具有特定孔径的狭缝状微孔结构。该材料具有良好的化学稳定性和热稳定性，可耐受常规灭菌条件，广泛应用于控释贴剂如东莨菪碱贴剂 Transderm-Scop®。通过调节拉伸比和热处理温度，可以实现对药物释放速率的精确调控。

② 醋酸纤维素膜（celalose acetate membrane）：通过相转化法制备，具有优异的水渗透性和选择性。该材料需要添加适量增塑剂来改善机械性能，但需注意控制用量以避免药物

突释风险。这种膜特别适合亲水性药物的控释给药，但在强碱性条件下稳定性较差，使用时需注意避免与某些表面活性剂配伍。

③ 核孔膜（track-etched membrane）：采用高能粒子辐照结合化学蚀刻工艺制备，形成结构规整的圆柱形微孔通道。该膜材具有均匀的孔道分布和稳定的药物释放特性，生物相容性良好，在经皮给药系统中表现优异。不过，其生产成本相对较高，且在高温环境下可能出现尺寸稳定性问题。典型产品如尼古丁贴剂 Prostep® 即采用了此类膜材料。

2. 骨架材料

经皮给药系统的骨架材料为天然或合成的高分子材料，应具备以下特性：性质稳定，不与药物发生作用，在高湿、高温条件下能保持结构与形态的完整；具有良好的生物相容性，对皮肤无刺激性，具有良好的皮肤黏附性；具有适宜的药物释放速率。经皮给药系统的骨架材料种类繁多，包括疏水性高分子材料、亲水性高分子材料等，其中压敏胶类是重要的一类骨架材料。一般而言，可用作缓释、控释制剂的聚合物都可以作为经皮给药系统的骨架，目前常用的有聚乙烯醇、聚维酮、聚丙烯酸树脂、聚硅氧烷、卡波普、各种纤维素及多糖等。

（三）压敏胶

压敏胶（pressure sensitive adhesive，PSA）：是一种在轻微指压作用下即可实现黏合且易于剥离的功能性胶黏材料。其在经皮给药系统中具有多重功能：保障药物释放面与皮肤的有效贴合、作为药物贮库或载体基质、调控药物释放速率等。作为 TDDS 的核心组分，PSA 的选择需满足以下条件：①具备优良的生物相容性，无皮肤毒性及致敏风险；②具备适宜的黏附力与内聚力，可适应皮肤表面的柔性形变及褶皱特征；③理化性质稳定，对温度变化及湿气（如汗液）具有良好的耐受性；④可负载治疗剂量药物与促渗剂而不影响体系稳定性；⑤在控释膜型贴剂中不影响药物释放动力学，在分散型系统中具备可控释药特性。目前使用的 PSA 有溶液型、水分散型和热熔型等多种类型。

压敏胶有四个黏合性能指标，即初黏力（T）、黏接力（A）、内聚力（C）和黏基力（K）。初黏力指压敏胶与被黏物轻轻接触时表现出的对被黏物的黏接能力，即所谓的手感黏性。黏接力是指用适当的压力和时间进行粘贴后，压敏胶制品和被黏表面之间所表现出来抵抗界面分离的能力，一般用胶黏制品的 180°剥离强度来表示。内聚力是指胶黏剂层本身的内聚力，一般用胶黏制品粘贴后抵抗剪切蠕变能力即持黏力来表示。黏基力是指胶黏剂与背衬材料之间的黏合力。经皮给药系统所用的压敏胶在加入药物和一些附加剂后，压敏胶的黏合性能需满足初黏力（T）＜黏接力（A），内聚力（C）＞黏接力（A），内聚力（C）≥黏基力（K）。若 T≥A，压敏胶就不具备对压力敏感的性能；若 A≥C，揭去经皮制剂时就会出现胶层破坏，导致拉丝或胶黏剂残存在皮肤表面等现象；若 C＜K，则会产生胶黏层与背衬材料脱离的情况。三类主要压敏胶的结构及性能的比较见表 6-3。

表 6-3　三类主要压敏胶的结构及性能

性能	分类		
	聚异丁烯类	聚丙烯酸酯类	硅酮类
结构	由异丁烯单体聚合而成	由丙烯酸酯类单体共聚而成	由硅氧烷聚合物组成
黏附性	宜黏于非极性物质上	较不适宜黏于非极性表面	宜黏于各种表面
抗溶剂性	差	好	好

续表

性能	分类		
	聚异丁烯类	聚丙烯酸酯类	硅酮类
对氧化和热的敏感性	敏感	较稳定	较稳定
水蒸气和氧的透过性	差	较好	好
价格	便宜	一般	贵

（四）背衬材料及保护膜

1. 背衬材料

背衬材料作为经皮给药系统的重要支撑结构，需在超薄厚度（0.1～0.3mm）条件下实现多重功能：首先须具备优异的物理阻隔性能，有效阻隔药物、胶液、溶剂、湿气及光线渗透；其次应兼具力学适配性，包括适度拉伸强度（≥0.1MPa）和良好柔韧性以确保贴剂与皮肤形态的顺应性；化学稳定性方面要求材料耐水、耐有机溶剂，且不与药物发生相互作用，同时确保药物成分在材料体系中不发生迁移。当前材料主要包括聚氯乙烯(PVC)、聚乙烯（PE）、聚丙烯（PP）、聚酯（PET）及铝箔等，主要通过 20～50μm 复合膜形式应用。

虽然铝箔具有突出的阻隔特性，但其固有脆性和热封性能较差等缺陷，促使行业采用多层复合工艺——通过将铝箔与 PE(聚乙烯)/PP(聚丙烯)膜材构建双层或三层复合结构。这样不仅能显著提升材料的机械加工性能，而且还能增强其对温度、湿度、光照以及油脂等环境因素的阻隔效能，同时实现与骨架膜、控释膜的热熔接合。此外，聚对苯二甲酸乙二醇酯(PET)、高密度聚乙烯（HDPE）以及聚苯乙烯等工程塑料因其优异的尺寸稳定性和加工特性，可作为补充性背衬材料使用。

2. 保护膜

保护膜起到防黏结和保护制剂的作用，一般采用防黏材料。为防止压敏胶转移至保护膜，其表面自由能应低于压敏胶，且与压敏胶的亲和力小于压敏胶与药库或控释膜的亲和力。常用的防黏材料有防黏纸、聚乙烯、聚苯乙烯、聚丙烯、聚碳酸酯、聚四氟乙烯等，分子质量适中、不含剂型基团的高聚物膜材。这些膜材一般需用有机硅隔离剂处理，以降低其表面能，避免压敏胶黏附。此外，也可选用经石蜡或甲基硅油处理而成的不黏纸。部分国外市售经皮给药系统的构成见表 6-4。

表 6-4　部分国外市售经皮给药系统的构成

药物	制造厂名	商品名	构成类型	背衬层材料	贮库或骨架材料	控释膜材料	胶黏剂	防黏层	包装
硝酸甘油	Alza/Ciba-Geigy	Transderm-Nitro	贮库型药袋封闭	肉色的铝塑复合膜	硝酸甘油的硅油混悬液	乙烯/醋酸乙烯共聚物	硅橡胶	氟碳聚酯薄膜	铝箔
硝酸甘油	Key	Nitro-Dur Ⅰ	整体型	铝箔-纸复合膜	聚维酮-聚乙烯醇骨架	—	—	铝箔及纸复合物	纸
硝酸甘油	Key	Nitro-Dur Ⅱ	整体型	—	—	—	—	氟碳聚酯薄膜	—

续表

药物	制造厂名	商品名	构成类型	背衬层材料	贮库或骨架材料	控释膜材料	胶黏剂	防黏层	包装
硝酸甘油	Pharma Schwarz	Deponit	整体型贮库	肉色的铝塑复合膜	含药的聚异丁烯压敏胶层骨架	—	聚异丁烯	硅化铝箔	铝箔
硝酸甘油	Searle	Nitrodisc	整体型贮库	铝箔及聚乙烯复合膜	交键硅橡胶骨架	—	—	铝箔及纸复合	—
硝酸甘油	Health ChemBolar	—	整体型	聚氯乙烯	塑化聚氯乙烯	—	丙烯酸酯压敏胶	—	纸
二硝酸异山梨酯	Nitto Electric	Frandol Tape	整体型	聚酯	含药丙烯酸酯压敏胶	—	丙烯酸酯压敏胶	硅纸	铝箔
东莨菪碱	Alza/Ciba -Geigy	Transderm-Scop	贮库型	肉色铝-聚酯复合膜	液体石蜡及聚异丁烯骨架	矿物油浸润的多孔聚丙烯	聚异丁烯压敏胶	—	铝箔
可乐定	Alza/Boe hringer	Catapres-TTS	贮库型	肉色聚酯薄膜	液体石蜡-微粉硅胶-聚异丁烯	—	聚异丁烯压敏胶	聚酯薄膜	铝箔
雌二醇	Alza/Ciba-Geigy	Estraderm	贮库型	透明的聚酯聚乙烯复合膜	乙醇	乙烯-醋酸乙烯共聚物	聚异丁烯压敏胶	—	铝箔

二、经皮给药系统的制备工艺

经皮给药系统的制备方法因结构类型与组成的不同而有所差异，但根据其工艺特点大致可分为三种：涂膜层合工艺、充填热合工艺和骨架黏合工艺，其中压敏胶的涂布以及与控释膜、保护膜等的层合是关键工艺环节。

（一）制备工艺流程

1. 涂膜层合工艺

主要用于制备胶黏分散型贴剂，是将药物分散在高分子材料中，涂布于合适的膜材上，加热使高分子材料所溶解的有机溶剂蒸发，形成适当厚度的薄膜。其制备工艺流程如图 6-7 所示。

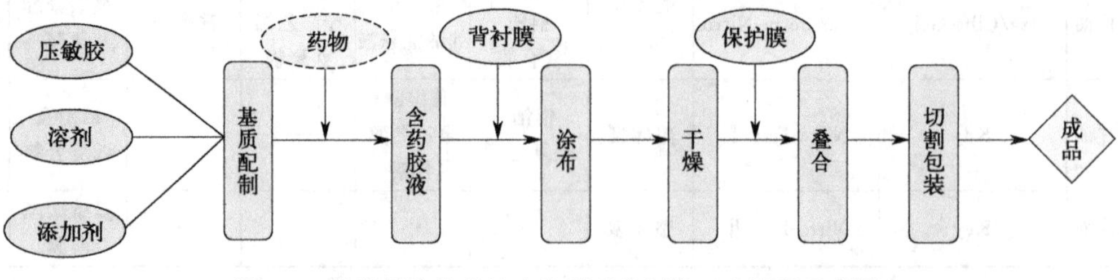

图 6-7　胶黏剂分散型经皮给药系统制备工艺流程示意图

根据需要还可以进行第二层或多层膜的涂布，亦可以制成含药物的高分子材料膜，再与各层膜叠合或黏合即得。其制备工艺流程如图 6-8 所示。

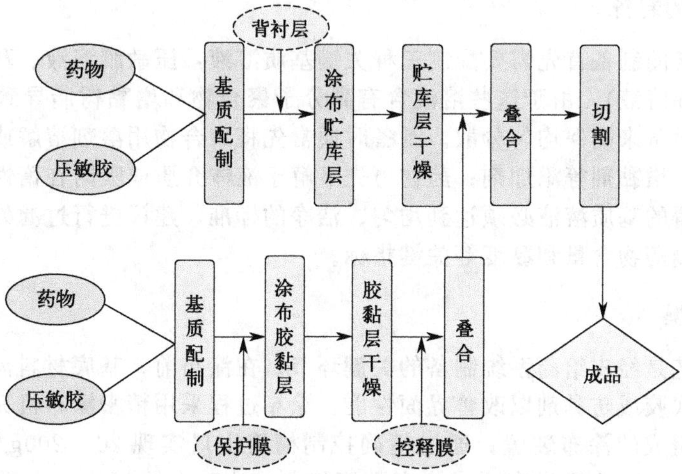

图 6-8　复合膜型经皮给药系统制备工艺流程示意图

2. 充填热合工艺

主要用于制备含有液体或半固体的贮库型贴剂。在定型机械中，于背衬膜与控释膜之间定量充填药物贮库材料，再热合封闭，然后覆盖涂有胶黏层的保护膜。其制备工艺流程如图 6-9 所示。

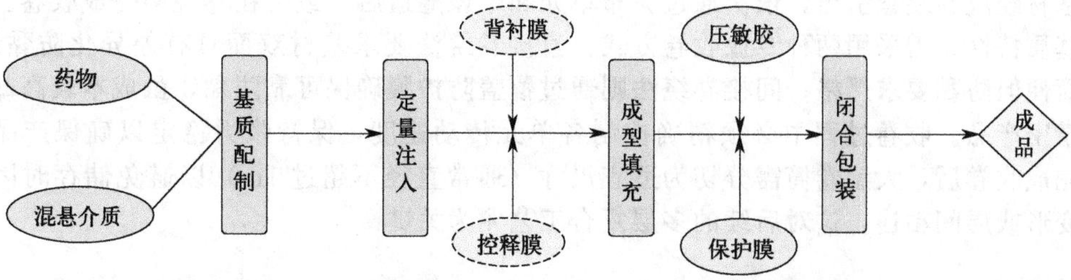

图 6-9　充填封闭型经皮给药系统制备工艺流程示意图

3. 骨架黏合工艺

主要用于制备骨架型贴剂，是在骨架材料溶液中加入药物，浇铸冷却成型，切割成小圆片，粘贴于背衬膜上，最后加保护膜制成，制备工艺流程如图 6-10 所示。

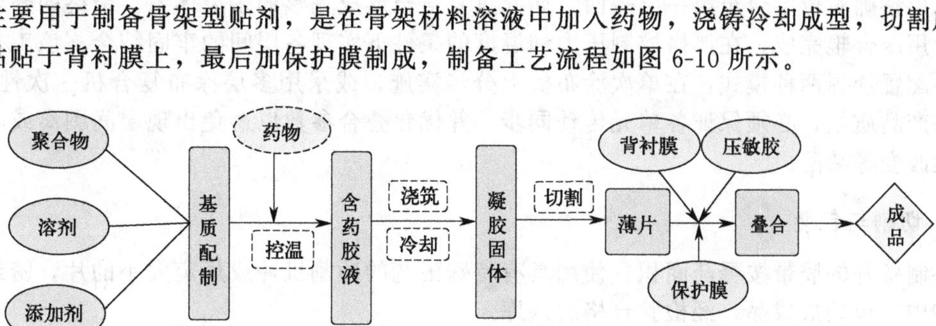

图 6-10　骨架扩散型经皮给药系统制备工艺流程示意图

（二）基本工艺

1. 基质溶液的制备

经皮给药系统的制备首先需要配制三种关键基质溶液：压敏胶溶液、药物贮库溶液和防黏层溶液（如硅油溶液）。由于这些溶液含有高分子聚合物和增黏树脂导致黏度较高，必须采用高剪切混合设备来确保均匀分散。制备时通常先将聚合物用溶剂溶解或加热熔融，随后依次加入软化剂、增黏剂等添加剂；药物可先溶解于液体介质或吸附在惰性固体载体后再加入体系。最终制得的基质溶液必须达到均匀、洁净的标准，建议进行过滤处理，并在转入下一工序前严格检测药物含量和黏度等关键指标。

2. 涂布和干燥

涂布干燥工艺是经皮给药系统制备的关键环节。在涂布前，基底材料需经除尘处理，部分产品还需涂布底胶或防黏剂以改善界面性能。涂布过程采用精密涂布机完成，其核心是由抛光滚筒和刮刀组成的涂布装置，通过精确控制槽液出口实现 20～200g/m^2 的均匀涂布。为确保工艺稳定性，工业级生产要求涂布精度控制在±5g/m^2 以内。由于涉及有机溶剂挥发，整个涂布系统需保持密闭，并通过管道直接连接干燥单元。干燥工艺采用分段温控隧道（典型设置：低-高-低三区），配合洁净气流加速溶剂蒸发，同时严格控制温度（如硝酸甘油不超过 54℃）和溶剂浓度（低于爆炸极限 50%）。为符合 GMP 要求，干燥隧道采用不锈钢材质，并实时监控涂布重量、干燥速度等参数，及时剔除存在针眼、皱褶等缺陷的产品。

3. 收卷

基材经放卷装置引出，依次通过涂布单元和干燥隧道后，最终在卷绕架完成收卷。针对黏性基质特性，需采用两种专业收卷方式：直接卷绕法要求基材双面具有差异化防黏性能，操作简便但防黏要求严格；间接卷绕法则通过覆盖防护膜确保可靠防黏，虽成本较高却更适用于精密产品。收卷过程中必须精确控制各单元传动速度，保持张力稳定以确保产品均一性。完成收卷后，大型卷筒需分切为适宜尺寸（通常直径不超过 1m）以避免储存时因自重导致变形或层间粘连，这对后续的多层复合工艺尤为关键。

4. 层合

层合工艺是制备多层结构经皮给药系统的重要步骤，其操作流程为：从皮肤接触层开始逐层叠加，直至背衬层完成整体结构构建。具体实施时，首先移除表层的防黏保护膜，随后将第二层精确对位层合至第一层表面，如此重复直至形成完整的多层体系。最终的叠合工序通过专用压合辊完成，在严格控制压力和温度的条件下实现各层间的牢固结合。该工艺可根据设备配置选择两种模式：在单次涂布机上分步实施，或采用多层涂布复合机一次性完成。为确保产品质量，必须保证各单元传动同步，并优化叠合参数以避免出现层间剥离或药物释放特性改变等缺陷。

5. 切割与包装

将制备好的胶带按释药面积，使用具有特殊工艺的冲割机冲成规定大小的片，密封在内包装袋中，包装成成品，经检验合格后入库。

6. 充填热合工艺

适用于含挥发性成分或液态处方的制剂。工艺步骤如下：①背衬层与控释膜热合形成三边密封的充填袋；②通过真空吸嘴打开袋口，定量注入半固体药物贮库材料；③热压封口后涂布压敏胶并覆盖防黏层。

7. 多层膜系统生产的 GMP 要求

根据国家医用压敏贴膏生产的 GMP 要求，经皮吸收治疗贴膏的生产，除需满足与片剂等胃肠道用药生产的一般要求外，还应在以下几方面作特殊考虑：①车间要配备安全和应急设施；②采用快速喷射自动清洗装置，确保涂布装置不留沉积物；③设备在有覆盖的条件下操作（包括清洗），避免灰尘；④胶液应低温特殊保管，避免污染。

第四节　经皮给药系统的质量评价

经皮给药系统的质量评价可分为体外评价和体内评价两部分。体外评价涵盖外观和刺激性、残留溶剂、粘贴性能、含量测定、体外释放度、体外经皮渗透性、微生物限度等，体内评价主要涉及药物动力学的研究。

一、外观和刺激性

观察外观是否均匀，有无颗粒、有无斑点、是否细腻，外观应完整光洁，有均一的应用面积，冲切口应光滑，无锋利边缘。刺激性检验是将样品贴于 10 名健康志愿受试者的左手手腕内侧，连续使用 3h，观察皮肤是否有发痒、发红、水疱、红肿、丘疹等刺激性反应。

二、残留溶剂

用有机溶剂涂布的贴剂按照残留溶剂测定方法（《中华人民共和国药典》2020 年版第四部通则 0861）检查，应符合规定。

三、粘贴性能

经皮给药系统作为作用于皮肤表面的给药系统，其黏附性能是确保药物有效递送的关键质量指标。该类制剂在应用时须具备适宜的黏附特性，应能通过指压方式与干燥、洁净的完整皮肤形成稳定结合，确保药物持续经皮渗透至体循环，在移除过程中既要维持背衬层结构的完整性，又需避免对皮肤组织造成机械性损伤。根据（《中华人民共和国药典》2020 年版四部通则 0952）的规范要求，贴剂的黏附特性可通过初黏力、持黏力和剥离强度三项核心指标进行系统评估。其中初黏力表征初始接触时的黏合能力，持黏力反映长期应用中的稳定性，剥离强度则量化界面分离所需能量。在质量控制过程中，建议参照压敏胶带的标准检测方法进行制剂黏附力的定量分析，确保各项指标符合法定标准。

（一）初黏力

为压敏胶与皮肤轻轻地快速接触时表现出对皮肤的黏接能力，也就是通常所说的手感黏性。由于经皮给药系统在应用时采用手指加压，因此初黏力是很重要的性质。

目前测定初黏力的方法有很多种，如拇指试验、滚球试验、90°剥离试验等。《中华人民共和国药典》2020年版采用滚球斜坡停止法测定贴剂的初黏力。即将一不锈钢球从置于倾斜板上的供试品黏性面滚过，根据供试品黏性面能够黏住的最大球号钢球来评价其初黏性的大小。

（二）持黏力

持黏力是表示压敏胶抵抗持久性剪切外力所引起蠕变破坏的能力，《中华人民共和国药典》2020年版用持黏力表示贴剂压敏胶的内聚力。具体操作为：将贴剂黏性面粘贴于试验板表面，垂直放置，沿贴剂的长度方向悬挂一规定质量的砝码，记录贴剂滑移直至脱落的时间或在一定时间内下移的距离。

（三）剥离强度

剥离强度用于衡量经皮给药系统压敏胶的黏接力。一般推荐180°剥离角度测定，此角度能让压敏胶适度变形与破坏，且结果重现性好。《中华人民共和国药典》2020年版方法如下：用双面胶将贴剂背面固定于试验板，再用胶黏带把供试品固定在倾斜板，必要时沿供试品上下边缘加固，确保其平整贴合。将供试品黏合层与洁净聚酯薄膜黏接，用压辊来回滚压，保证黏接无气泡。供试品粘贴后，在室温放置20～40min。把聚酯薄膜自由端对折180°，将薄膜自由端与试验板分别上、下夹持在试验机上，使剥离面与试验机线保持一致，试验机以一定下降速度连续剥离，自动记录仪绘出剥离曲线。按式(6-1)计算剥离强度σ：

$$\sigma=\frac{S}{LB}\cdot C \qquad (6-1)$$

式中，S为记录曲线中取值范围内的面积，mm^2；L为记录曲线中取值范围内的长度，mm；B为供试品实际的宽度，mm；C为记录纸单位高度的负荷，kN/m。

四、含量均匀度

《中华人民共和国药典》2020年版规定所有的经皮贴剂应进行含量均匀度测定，其限度为±25%。含量均匀度是衡量经皮给药系统质量的重要指标，反映了制剂中药物含量的均匀程度。其测定目的在于确保每单位制剂中药物含量符合规定标准，保证用药剂量的准确性和一致性，进而保障药物疗效与安全性。

经皮给药系统的药物含量测定方法与其他制剂相同，需按药典或其他规定的标准和方法进行，在经皮吸收评价实验中，接受液样本需经过稀释、富集或溶剂置换等前处理步骤后实施定量分析，以计算药物的累积透皮量。此外，通过测定皮肤组织中的药物浓度可评估局部外用制剂的生物利用度，并获取皮肤药物滞留量参数。含量测定的关键是如何排除基质对主药含量测定的干扰和影响，以及如何准确地将药物从基质中提取出来，这些可通过空白试验和加样回收率试验来验证。

五、体外释放度

释放速率是经皮给药系统非常重要的质量指标，对维持稳定的血药浓度意义重大。一般来说，药物的释放速率应小于经皮渗透速率，这样可通过给药系统的设计来控制药物的释放，进而控制药物的吸收速率，减少个体内和个体间的差异。不过，也有少数产品的药物释放速率大于经皮渗透速率，在这种情况下，释放度试验仪起到间接控制产品质量的作用。

经皮给药系统释放速率的测定可以在扩散池中进行，也可在溶出仪中进行。《中华人民共和国药典》2020年版规定经皮贴剂的释放度采用“溶出度测定法”中第四法（桨碟法）、第五法（转筒法）来测定。

采用第四法测定时，所用的装置见图6-11，测定时，分别量取溶出介质置各溶出杯内，实际量取的体积与规定体积的偏差应在±1%范围之内，将溶出介质温度预温至32℃±0.5℃；把经皮贴剂固定于两层碟片之间或网碟上，溶出面朝上，尽可能使其保持平整。再将网碟水平放置于溶出杯下部，并使贴剂与桨底旋转面平行，两者相距25mm±2mm，按品种正文规定的转速启动装置。在规定取样时间点，吸取溶出液适量，并及时补充相同体积、温度为32℃±0.5℃的空白溶出介质。取样位置应在桨叶顶端至液面的中点，距溶出杯内壁10mm处。

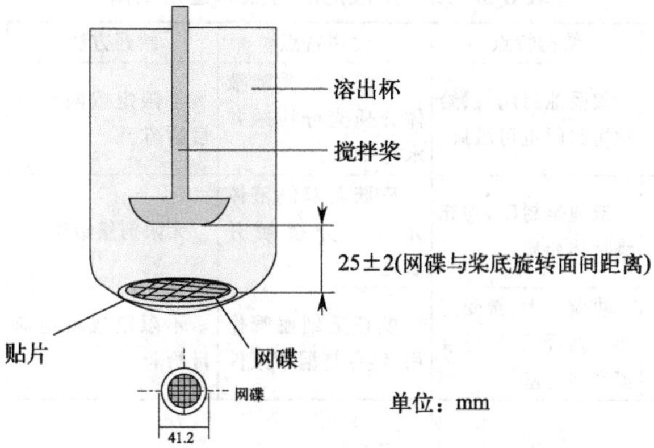

图6-11　桨碟法检测装置

采用第五法测定时，装置见图6-12。测定时，分别量取溶出介质置各溶出杯内，实际量取的体积与规定体积的偏差应在±1%范围之内，将溶出介质预温至32℃±0.5℃；除另有规定外，按以下步骤进行准备，除去贴剂的保护套，将有黏性的一面置于一片铜纺上，铜纺的边比贴剂的边至少大1cm。将贴剂的铜纺覆盖面朝下放置于干净的表面，在多余的铜纺边上涂布适宜的黏合剂。如有需要，也可在贴剂背面涂布黏合剂。干燥1min后，仔细将贴剂涂有黏合剂的面安装于转筒外部，使贴剂的长轴通过转筒的圆心。挤压铜纺面除去引入的气泡。将转筒安装在仪器中，试验过程中保持转筒底部距溶出杯内底部25mm±2mm，立即按品种正文规定的转速启动仪器。在规定取样时间点，吸取溶液适量，及时补充相同体积的温度为32℃±0.5℃的空白溶出介质。取样位置在介质液面与转筒顶部的中间位置，距溶出杯内壁10mm处。

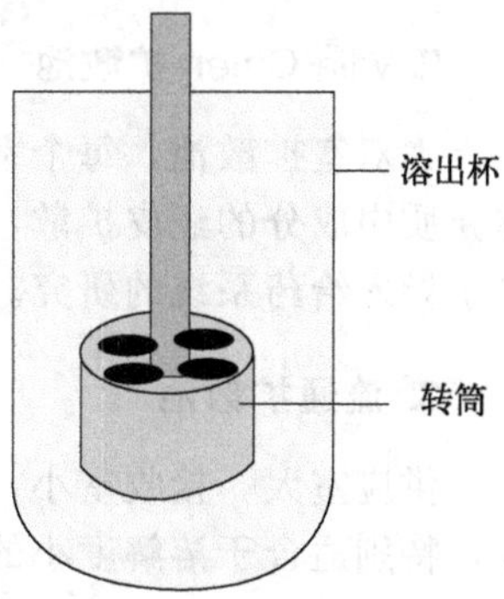

图6-12　转筒法搅拌装置

六、体外经皮吸收的研究

药物经皮渗透速率是经皮给药系统处方组成设计和筛选的主要依据，这些处方组成包括药物、经皮渗透促进剂和基质材料等。药物经皮吸收研究的目的是了解药物经皮吸收的特性。体外经皮渗透速率测定常在扩散池中进行，具体操作是将剥离的皮肤夹在扩散池中，把经皮给药系统粘贴于皮肤的角质层面，在一定的时间间隔测定皮肤另一面接收介质中的药物浓度，以此分析药物通过皮肤的动力学过程。

（一）实验装置

体外经皮渗透速率的测定主要是借助各种经皮扩散池模拟药物在体渗透过程，进而获取药物的皮肤渗透性能。扩散池主要由供给室（donor cell）和接收室（receptor cell）组成，在两个室之间可夹持皮肤样品、经皮给药系统或其他膜材料，接收室填装接收介质。常用的扩散池有水平式扩散池、立式扩散池和流通扩散池，可根据研究对象和研究目的合理选用，它们的使用特点和适用范围见表 6-5，基本结构如图 6-13 所示。

表 6-5　三种扩散池的特点和适用范围

名称	结构类型	结构特点	使用特点	给药方法	适用范围
Franz(或改良)扩散池	立式单室	接受池封闭，供给池可封闭也可敞口	皮肤与接受池液体介质充分接触并水化	不限定或限定剂量给药	制剂（软膏、贴剂），药物溶液
Vilia-Chien 扩散池	水平双室	双池全封闭，均充满液体介质	皮肤与双侧液体介质充分接触并水化	无限剂量给药	药物溶液，气态药物
流通扩散池	立式单室	供应室大，接受室小。接受介质经泵流经接受室	模拟毛细血管作用，能保持漏槽条件	不限定或限定剂量给药	制剂（软膏、贴剂），药物溶液，特别适合于溶解度小的药物

1. Franz 扩散池和改良的 Franz 扩散池

为垂直的单室扩散池，常用于药物制剂（如软膏和经皮贴片）的经皮渗透速率测定，也可用于饱和溶液的经皮渗透速率和扩散系数的测定。

2. Vilia-Chien 扩散池

为双室扩散池，每个室都充满液体，皮肤的两面都浸在介质中，这种扩散池适合研究液体介质中成分的经皮扩散，且不受重力的影响。此外，在其两侧加上电极，还可方便地用于离子导入给药系统的研究。

3. 流通扩散池

供应室大，接收室小，接收介质以一定速度泵入并流经接收室，使接收室保持漏槽条件，特别适合于溶解度小的药物。流通扩散池可与自动检测装置连接，连续测定接收介质的药物浓度。

（二）接收液扩散介质的选择

在体内，药物穿透皮肤后会很快被微循环移走，药物在体内经皮吸收能很快被皮肤血流移去的状态，称为漏槽状态（sink condition）。为准确模拟体内环境，在体外经皮渗透实验中，需在接收介质中模拟漏槽条件。根据药典要求，接收介质中药物浓度应严格控制在饱和溶解度的 10%以下，同时需维持适宜的理化特性（如 pH 值和渗透压）。

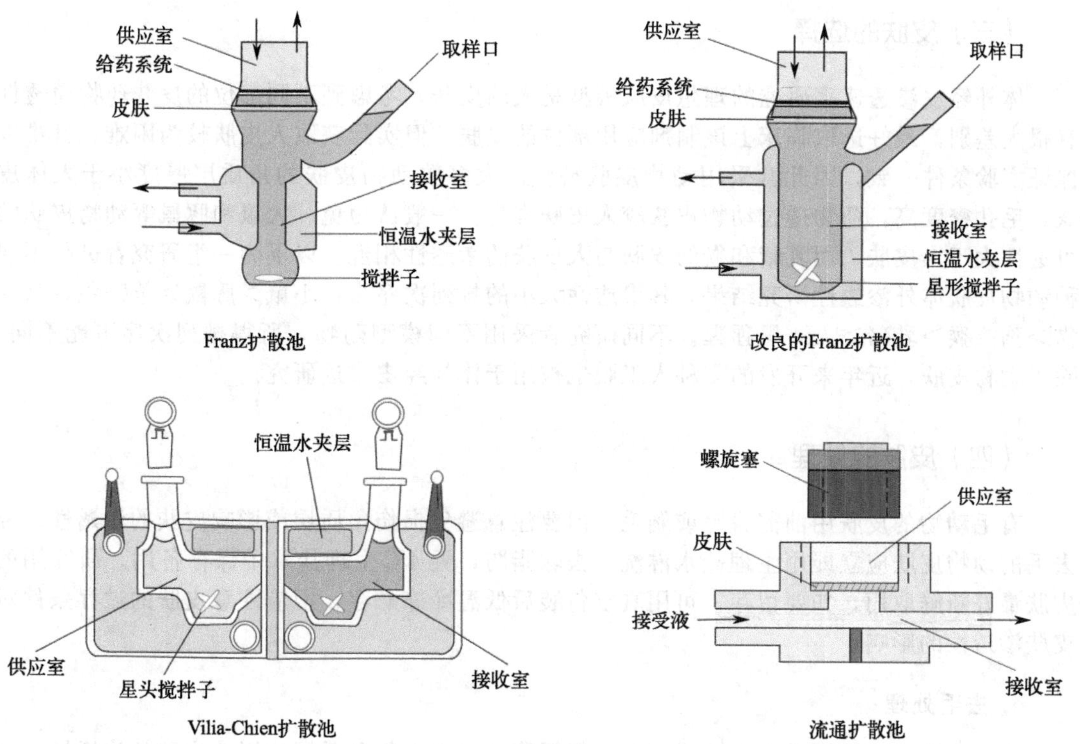

图 6-13 扩散池示意图

1. 接收介质

在经皮给药系统的体外渗透实验中，接收介质的选择对维持漏槽条件至关重要，通常采用生理盐水、林格液或等渗磷酸盐缓冲液等亲水性体系模拟真皮微循环环境；对于高脂溶性药物，需在生理盐水中添加20%～40%聚乙二醇400以增强溶解性，但需避免使用高浓度乙醇（>20%）等可能破坏皮肤屏障的溶剂。为保障实验可靠性，接收液需添加微量防腐剂（如0.005%～0.01%庆大霉素），经脱气处理后通过水夹层维持32℃恒温，确保与体内条件的一致性。

2. 药物溶液

扩散介质与药物浓度也是维持恒定浓度梯度的关键条件。对于多数药物而言，通常可选取其饱和水溶液作为扩散液，制成饱和水溶液后，常加入几颗固体药物结晶，以保持扩散液处于饱和状态，但应注意添加剂对皮肤渗透性能的影响。也可以通过不断更换新鲜介质以维持漏槽条件，但需要高灵敏度的含量测定方法。部分水溶解度较大的药物，可酌情使用其高浓度溶液，不过不管采用哪种溶液，都要留意在实验期间供给室溶液的浓度需大于接收液浓度（至少10倍），并且要维持浓度梯度恒定。有时药物溶解度极低，也可采用其他溶剂体系，如丙二醇、乙醇的水溶液等，而这些溶剂自身或许会对药物渗透起促进作用。

值得注意的是，搅拌条件同样是确保满足漏槽条件的重要因素，搅拌速度过慢、接收室体积过大或者高度过高，都有可能致使皮肤下局部浓度过高，或者整体溶液浓度不均衡。

（三）皮肤的选择

体外经皮渗透速率研究的理想皮肤模型是人的皮肤，考虑到不同部位的皮肤药物通透性有很大差别，最好选取临床上该制剂应用部位的皮肤。但实际获取人皮肤较为困难，且难以保证实验条件一致，因此常采用动物皮肤替代。大多数动物皮肤的角质层厚度小于人体皮肤，毛孔密度高，药物透过动物皮肤较人皮肤容易。一般认为兔、大鼠和豚鼠等动物皮肤的可透性大于人皮肤，而乳猪和猴的皮肤与人皮肤的渗透性相近。以下为一组研究者进行不同种动物皮肤体外渗透性研究结果，其渗透性大小的排列次序为：小鼠＞豚鼠＞羊＞兔＞马＞猫＞狗＞猴＞乳猪＞人＞黑猩猩。不同研究者采用不同模型药物，所得排列次序可能不同。除了动物皮肤，近年来开发的多种人工膜也被用于体外经皮渗透研究。

（四）皮肤的处理

有毛动物的皮肤用前需脱毛或剃毛，但要注意避免损伤角质层或影响皮肤的渗透性。经去毛的动物皮肤应立即用生理盐水淋洗，去除脂肪，置4℃生理盐水中保存备用。研究用的皮肤最好新鲜取用，如要留存，可用真空包装后低温冷冻贮存，但应注意皮肤的贮存条件对皮肤渗透性的影响。

1. 去毛处理

有毛动物的皮肤用前需去毛或剃毛，但要注意避免损伤角质层或影响皮肤的渗透性，否则会影响制剂与皮肤的接触效果，带来实验误差。常用去毛操作有剃除法与化学处理法。硫化钠溶液等脱毛剂具有较强的碱性，会破坏皮肤角质层，改变皮肤对药物的渗透性，一般不推荐使用。通常采用宠物剪毛器剪去毛发，之后进一步用电剃须刀处理短毛发，或使用市售脱毛膏等。

2. 皮肤分离

皮肤含有大量的皮下脂肪，在不破坏屏障性质的基础上，应尽可能减小脂肪的厚度。常用的皮肤分离方法有：植皮刀分离制备切层皮肤；热分离制备表皮层；酶处理分离制备角质层；胶黏带剥离法分离角质层。

3. 皮肤保存

研究用的皮肤最好新鲜取用，如需要短期保存部分皮肤供后期实验使用，可将去毛的动物皮肤立即用生理盐水淋洗，去除脂肪，置4℃生理盐水中保存备用。若要留存，也可用真空包装后低温冷冻贮存，但应注意皮肤的贮存条件对皮肤渗透性的影响。常用低温冷冻法保存，一般真空封闭包装后在－70℃下保存，且最好在1个月内使用。大量实验表明，冷冻-解冻过程对多数药物的渗透动力学几乎没有影响，但如果反复冷冻-解冻皮肤，会造成皮肤角质层的脱落，从而使皮肤通透性急剧增大。

（五）皮肤屏障完整性检查

皮肤屏障功能的结构完整性是体外经皮吸收实验的重要前提条件，需在实验前通过标准化方法进行验证。推荐采用已知透皮速率的参比物质（如氚标记水、咖啡因及蔗糖）进行屏障功能评估，当实验测得的渗透参数超出该物质的标准参考范围时，即可判定皮肤样本存在屏障功能障碍。该质量控制流程可有效排除因机械损伤或病理因素导致的实验数据偏差，确保体外透皮研究结果的科学可靠性。

（六）实验条件的设计

1. 给药方法

体外经皮吸收实验主要采用两种给药方法：无限剂量法通过维持供给室中恒定的药物浓度，获得具有稳态流量特征的渗透曲线，适用于计算渗透系数、时滞等关键参数及评估促渗剂效果；而有限剂量法则模拟实际应用场景，采用有限给药剂量，其渗透曲线最终呈现平台状渐近线特征，更贴近经皮给药系统的真实使用情况。

2. 取样时间

对于渗透特性尚未明确的药物，建议将采样时间间隔设置为 2h。实验周期应根据 TDDS 的设计作用时长及药物渗透动力学特征综合确定，常规实验时长可设定为 24h、48h 或 72h。但需注意，在体外透皮实验中，过长的实验周期可能导致离体皮肤屏障功能发生衰减。

3. 重复试验次数

在体外透皮试验设计中，针对人体皮肤样本建议设置 12 次重复样本量。由于实验动物皮肤组织具有较高的均质性特征，其表皮渗透特性通常优于人体皮肤，因此可依据实验条件适当调整重复次数，但样本量不应低于 6 例生物学重复。

4. 温度控制

在体外透皮试验体系中，单室扩散池采用二级温控系统，通过 37℃恒温水浴循环装置维持基底环境，同时通过热传导效应使皮肤表面温度稳定维持在 32.0℃±0.5℃。相较而言，双室扩散池采用直接热控模式，通过内置夹层水浴系统对皮肤接触面实施 32℃的精准恒温控制，有效消除温度梯度对药物渗透速率的影响。

七、微生物限度

除另有规定外，按照《中华人民共和国药典》2020 年版四部通则 1105“非无菌产品微生物限度检查：微生物计数法”、通则 1106“控制菌检查法”及通则 1107“非无菌药品微生物限度标准”进行检查，应符合规定。

八、体内生物利用度

体外经皮吸收实验虽具操作简便的优势，但由于无法完全模拟体内微循环和代谢环境，必须结合体内药动学研究才能全面评估制剂性能。目前主要采用生物体液分析法，其中血浆药物浓度测定法通过检测药物经皮吸收后进入体循环的动态过程，可有效反映系统暴露量；而对于局部作用制剂，则需重点测定表皮和真皮层药物蓄积量。

反映药物吸收的还有一个重要参数，即生物利用度（bioavailability，F），是指经任何给药途径给予一定剂量的药物后到达全身血循环内药物的百分率。药物制剂的生物利用度是由药物的颗粒大小、剂型、制备工艺等因素所决定的。不同的工厂生产或者同一工厂生产的不同批号的同一产品，生物利用度都可能会有差异。在生物利用度评估体系中，可采用对照试验设计，分别给予受试者TDDS与静脉注射制剂后，通过建立血药浓度-时间曲线计算曲线下面积（AUC）进而计算生物利用度进行定量分析。

$$经皮吸收量=Cl\times AUC_{TDDS} \tag{6-2}$$

式中，AUC_{TDDS} 为经皮给药后测得的血药浓度-时间曲线下面积，mg·h/L；Cl 为药物的总清除率，L/h，它由静脉注射一个剂量 D_{iv} 后测得的 AUC_{iv} 计算。

$$Cl=\frac{D_{iv}}{AUC_{iv}} \tag{6-3}$$

$$F=\frac{吸收量}{剂量}=\frac{Cl\times AUC_{TDDS}}{D_{TDDS}}=\frac{AUC_{TDDS}}{D_{TDDS}}\times\frac{D_{iv}}{AUC_{iv}} \tag{6-4}$$

式中，D_{TDDS} 为经皮给药制剂的剂量，mg；AUC_{iv} 为静脉注射后的AUC，mg·h/L。

除生物利用度外，还需同步考察达峰时间（T_{max}）、峰浓度（C_{max}）及体内平均滞留时间（MRT）等关键药动学参数。另一种评估经皮吸收的方法是通过测定使用后贴剂中的药物残留量来计算吸收量。具体操作是将使用后的经皮给药系统取下，检测其中剩余的药物含量，用初始载药量减去残留量得出表观吸收量。但需注意，这种方法存在较大误差，因其测得的是药物在皮肤中的总分布量（包括滞留在角质层和表皮中的药物），而非实际进入体循环的药量。

经皮给药系统通常表现为不完全吸收特性，即在规定用药周期内仅部分药物被吸收利用（如25mg硝酸甘油贴剂实际吸收量约5mg），剩余药物随制剂移除而废弃，故其绝对生物利用度显著低于口服或注射给药。该系统设计通过过量载药维持恒定浓度梯度以确保稳态释药，因此评价重点在于持续稳定的血药浓度而非吸收总量。鉴于经皮给药药物普遍具有高效低剂量的特点，需采用HPLC-MS/MS、放射性免疫分析等高灵敏度检测技术进行药动学研究。

第七章
黏膜给药系统

在现代医学领域，黏膜给药系统（mucosal drug delivery systems，MDDS）作为药物递送领域的一个重要分支，正逐渐展现出其独特的优势和潜力。黏膜给药系统利用人体自然存在的黏膜表面，如眼部、鼻腔、口腔、直肠和阴道等，作为药物吸收的途径，能够绕过胃肠道和肝脏的首过效应，减少给药剂量，提高药物的生物利用度，同时实现快速起效和提高患者的依从性。阴道黏膜给药系统在阴道炎、宫颈炎等疾病的治疗和避孕等方面显示出显著的治疗效果。这一系统的成功应用，不仅体现了黏膜给药系统的一般优势，也揭示了其在特定疾病治疗中的特殊价值。

黏膜给药系统的设计需要综合考虑药物的物理化学性质、黏膜的生理特性以及患者的接受度。为了克服黏膜屏障的限制、提高药物的黏附性和渗透性，研究者们开发了纳米粒、脂质体、微球和生物黏附材料等多种新技术。这些技术的应用，有助于解决黏膜给药过程中的挑战，优化药物递送系统，增强药物的疗效和患者的使用体验。

第一节　概述

黏膜给药系统是利用适宜的载体将药物与人体各黏膜部位表面紧密接触，使药物在该部位发挥作用或被吸收进入血液循环从而在全身发挥作用的治疗系统。根据给药部位的不同，黏膜给药系统可以分为眼部黏膜给药系统、鼻黏膜给药系统、口腔黏膜给药系统、肺部黏膜给药系统、直肠黏膜给药系统和阴道黏膜给药系统等。

黏膜给药系统的研究始于 20 世纪 70 年代，随着生物材料、纳米技术等相关领域的发展，该系统得到了不断完善和优化。如今，黏膜给药系统已成为一种重要的药物递送方式，黏膜给药系统因其使用便捷性、作用时间的延长效应、对患者顺应性的提升，以及对胃肠道不稳定或存在显著肝脏首过效应药物的适用性，广泛应用于多种疾病的治疗。此外，鉴于部分黏膜组织未发生角质化且其下毛细血管网络丰富，此类给药途径还展现出剂量小、生物利用度高、起效快且能实现一定靶向的治疗效果等多重优势。

一、黏膜的结构

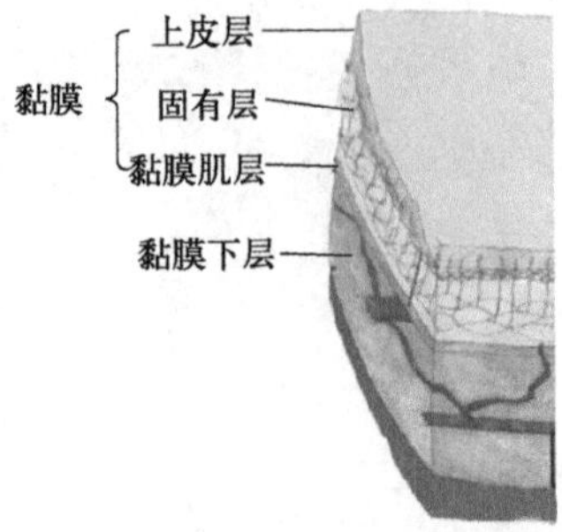

图 7-1 黏膜层的组织结构

人体中的黏膜（mucosa）是覆盖在体内管腔器官（如消化道、呼吸道、泌尿生殖道等）内表面的一层湿润组织，具有保护、分泌、吸收和免疫防御等功能。其结构通常分为上皮层、固有层和黏膜肌层（图 7-1）。

上皮组织由特化的极性细胞构成，覆盖体表或腔道内表面。例如：胃肠单层柱状上皮通过微绒毛吸收营养并分泌黏液；呼吸道上皮通过纤毛运动清除异物；口腔复层鳞状上皮中的局部杯状细胞参与黏液屏障形成。其形态与功能多样性是长期进化的适应结果。

固有层是黏膜组织结构中的关键区域，它由疏松结缔组织构成，内含有丰富的血管和淋巴管，不仅为黏膜提供了支持和保护，对于营养物质的输送和免疫细胞的循环同样至关重要。固有层中还分布着神经末梢，这些神经末梢在参与感觉传递的同时也在调节黏膜免疫反应中发挥作用。固有层中的免疫成分共同构成了黏膜免疫的第一道防线，这些细胞能够识别并响应入侵的病原体，通过吞噬作用、抗原呈递和细胞因子的分泌来启动和调节免疫应答。固有层还参与黏膜的修复和再生过程。当黏膜受到损伤时，固有层中的细胞能够促进上皮细胞的增殖和迁移，加速伤口愈合。

黏膜肌层是黏膜组织中的重要组成部分，由薄层平滑肌构成，具有促进黏液分泌和局部物质流动的功能。黏膜肌层的节律性收缩有助于腺分泌物的排出，从而促进物质吸收和转运。此外，黏膜肌层的收缩可促进固有层内的腺体分泌物排出和血液运行，这不仅有利于物质的吸收，还有助于局部代谢物的清除。黏膜肌层的收缩还可能受到黏膜下神经丛的调节，该神经丛由多极神经元与无髓神经纤维构成，可以调节黏膜肌的收缩和腺体分泌。

黏膜的结构和功能体现了生物体对环境适应的精妙设计，它不仅在物理屏障、分泌、吸收和免疫防御中扮演着核心角色，而且在维持内环境稳定和健康中发挥着不可或缺的作用。随着对黏膜的深入了解，未来的研究和临床应用将有望开发出更多创新的黏膜给药系统和治疗方法，以提高黏膜相关疾病的治疗效果和患者的生活质量。

二、影响药物黏膜吸收的主要因素

（一）生理屏障特性

不同黏膜部位的上皮结构存在显著差异，这些差异对药物的吸收和分布有着重要影响（表 7-1）。例如，肠道的单层柱状上皮结构允许小分子物质通过细胞间隙进行扩散，而口腔的复层鳞状上皮则主要依赖于药物的脂溶性来进行跨膜吸收。黏液层，主要由黏蛋白构成，通过其凝胶网络能够捕获病原体，并且延缓药物的扩散过程。黏液层的更新速度会直接影响到药物在黏膜表面的停留时间，从而影响药物的吸收效率。不同黏膜部位还存在功能不同的酶，这些酶可能会降解药物，影响药物的生物利用度。一些黏膜部位如舌下黏膜拥有丰富的血流可以加速药物进入体循环，进而提高药物的生物利用度和疗效。药物在不同黏膜部位的递送方式对其吸收效果有着显著的影响。在直肠给药时，药物的具体递送位置不仅会影响其是否经过肝脏代谢，还会因直肠内不同部位的压力差异而改变药物的吸收量。同样地，口腔给药时，舌下、颊部和齿龈等不同部位的给药方式也会导致药物吸收效果的差异。

表 7-1　各种黏膜部位与皮肤给药的性质比较

项目	经皮给药	口腔给药	鼻腔给药	直肠给药	肺部给药	阴道给药
吸收速度	慢	快	快	中等	快	中等
表面积	大	小	小	中等	大	中等
表面环境	角质层屏障	唾液稀释	鼻黏膜刺激	直肠内环境	肺部稳定	月经周期影响
生物利用度	高	高	高	高	高	高
首过效应	无	无	无	部分	无	无
耐受性	好	好	好	差	好	好

（二）药物的理化性质

分子量、脂溶性及电荷特性显著影响跨膜转运。小分子（＜500Da）脂溶性药物更易通过跨细胞途径吸收，其黏膜-黏液分配系数与亲油性呈正相关；而直径小于 2.5nm 的小分子因可经细胞间隙扩散，其吸收受 pH 与 pK_a 值影响较小。环状或交联结构药物因其空间构象紧凑，较线状分子更易穿透黏液-上皮屏障；挥发性药物及气体分子则依赖高扩散速率快速吸收。电荷特性方面，阳离子药物可通过静电作用增强与带负电黏膜的黏附，而药物-蛋白质复合物因分子量增大（＞50kDa）难以穿透紧密连接，生物利用度显著降低。药物的吸收效率通常随其浓度升高而增强，但存在少数例外（氨基比林和水杨酸在高浓度时可刺激黏膜引起血流加速或黏液分泌增加，反而降低吸收率）。混悬型药物的吸收效率与粒径呈负相关，粒径≤5μm 的颗粒更易通过黏液屏障并在黏膜表面均匀分布。刺激性药物可能通过改变给药部位的 pH 值、酶活性或黏液分泌速率干扰正常吸收过程。粉剂型药物的吸湿性特性可显著影响其雾化性能与黏膜表面分散度，尤其在肺部或鼻腔递送时，吸湿性过强易引发颗粒聚集，降低有效沉积面积。此外，给药体积通过调控药物浓度梯度与黏膜接触面积影响吸收动力学。

（三）药物的剂型

不同的剂型会影响药物的形态、稳定性、在给药部位的滞留时间、对给药部位的刺激作用、与黏膜的接触面积、释放速度以及对酶的抑制作用等，从而改变药物的黏膜吸收特性。基质的类型和性质会直接影响药物的释放速率，吸收促进剂、酶抑制剂、稳定剂、缓释材料、生物黏附材料以及其他填充剂等成分可能会改变制剂的介质 pH 值、等渗度、对黏膜的刺激性，以及药物的释放速率、吸收速度和消除速率。

（四）其他因素

对于某些黏膜给药部位，给药装置的设计和使用也会影响药物的吸收效果。用药器具、单剂容量、雾化压力、定量刻度等因素会影响液滴或粉末的颗粒大小、药物的沉积部位以及用药后药物的流失情况。给药装置的设计需要确保单次剂量的准确性、用药的便利性以及正确的使用方法，以优化药物的递送效果。患者的生理状态对黏膜给药的吸收具有显著影响。患者的年龄、性别、疾病状态以及生活习惯等因素均会改变黏膜的生理特性，进而影响药物的吸收效率。例如，儿童的黏膜较为娇嫩，吸收能力较强，而老年人的黏膜可能因退化而吸收能力减弱。炎症、感染、肿瘤等疾病会改变黏膜的结构和功能，导致药物吸收的变化。生活习惯也可能对黏膜的生理状态产生影响，进而影响药物的吸收。在临床应用中，需要综合考虑患者的生理状态，以优化药物的给药方案，提高治疗效果。

三、质量评价

黏膜给药系统涵盖了多种制剂类型，由于其用途和给药部位的多样性，难以采用统一的标准进行质量评价。根据《中华人民共和国药典（2020 年版）》制剂通则的要求，黏膜给药制剂需满足相应剂型的质量标准。基于黏膜给药的特殊性，其质量评价主要围绕以下几个关键方面展开。

（一）黏附材料

黏膜给药系统常使用黏附性高分子材料来延长药物在黏膜表面的滞留时间，从而提高药物的吸收效率。用作黏膜给药系统的黏附材料要求具有很好的生物相容性，包括组织相容性、血液相容性，此外，用作黏附材料的聚合物还应无毒，不被吸收，与黏膜上皮细胞形成很强的非共价结合，很快黏附在润湿组织。

（二）生物黏附强度

该强度是评估黏膜给药系统性能的关键因素，它决定了药物在黏膜表面的滞留能力，进而影响药物的释放和吸收。生物黏附强度必须适中，以避免对黏膜造成损害或导致药物。影响生物黏附力的因素包括黏膜因素和处方因素，其中黏膜因素涉及不同黏膜部位的液体量，如口腔黏膜液体量多而阴道黏膜液体量少，这些差异对黏附力有显著影响。此外，病理条件和粘贴部位也会影响黏附力。处方因素则包括聚合物的性质、组成及配比，这些因素共同决定了黏附材料的性能。生物黏附作用一般需要在有水的条件下进行，黏附聚合物通过从黏液中夺取水分来增强黏附点的结合作用。一般采用最小剥离力测定法、黏膜组织表面留存量测定法、黏膜组织表面黏附滞留时间测定法、溶胀性能测定法和流体黏度测定法等体外方法进行评价。

（三）体外溶出度

体外溶出测定是评估黏膜给药系统中药物释放特性的重要工具，它能够提供药物释放速率、持续时间和释放规律等关键信息，并有助于推断药物的释药机制。尽管体外溶出实验可能无法完全模拟体内环境，但它操作简单、设备要求不高，并且能够建立体内外相关性，为质量标准控制提供溶出速度的具体指标。对于固体制剂，通常按照药典规定的方法如转篮法和桨法进行体外溶出实验；而对于非固体制剂，则需要自行设计实验以模拟体内条件。

（四）黏膜透过性

该性能是评价药物吸收效率的关键指标，其测定对于理解药物在体内的吸收机制至关重要。体外黏膜透过性能的测定通常采用多种方法，如 Franz 扩散池、Flow-through 流通池或 Ussing 灌流室等。Franz 扩散池是一种常用的体外模型，它通过测量药物在一定时间内从供体侧向受体侧的转移量来评估透过性能。Flow-through 流通池则提供了一个动态的流动环境，更接近体内条件，可以连续监测药物的释放和透过情况。Ussing 灌流室则是一种更为复杂的体外模型，它利用两个独立但相似的腔室，模拟肠道或皮肤等黏膜组织，以评估药物的透过性能。

（五）体内过程

体内评价主要包括药代动力学研究、药效学评价和组织分布研究等。药代动力学研究通常涉及给药后的药物浓度-时间曲线分析，以确定药物的吸收速率、分布容积、清除率和半衰期等参数。药效学评价则关注药物的生物效应和作用机制，包括对特定疾病模型的疗效评估。组织分布研究则通过检测不同组织中的药物浓度来评估药物的靶向性和潜在毒性。

表 7-2 黏膜药物递送系统的理想特性

特性	重要性	应用
黏附性	延长药物在作用部位的停留时间	提高生物利用度和持续释放药物
生物相容性	防止黏膜组织的刺激或炎症	确保 MDDS 的安全性和耐受性
控制药物释放	维持作用部位的治疗性药物浓度	优化药物疗效并减少给药频率
靶向药物递送	最小化系统暴露并减少副作用	增强治疗效果并降低毒性
易于给药	提高患者依从性和对治疗的坚持	提升患者接受度和便利性
稳定性	在储存和给药期间保持完整性和药物含量	确保药物递送的一致性和产品质量
重复性	确保配方和性能的一致性	保证可靠的治疗效果
成本效益	使治疗更容易被患者和医疗保健提供者接受	促进 MDDS 的更广泛采用和可负担性

黏膜给药系统的质量评价是一个全面而细致的过程，它包括但不限于对生物黏附性、体外溶出特性、药物透过性以及体内过程的系统评估。这些评价不仅确保了药物递送系统的安全性和有效性，而且对于优化药物设计、提高患者依从性和治疗效果具有重要意义（表 7-2）。随着对黏膜生物学特性的深入理解以及评价技术的不断进步，未来的黏膜给药系统有望实现更精准的药物递送，从而在临床治疗中发挥更大的作用。

第二节 眼黏膜给药

在黏膜药物递送系统中，眼部给药系统占据了一个特殊而重要的位置。眼睛作为人体最为敏感和复杂的器官之一，其独特的解剖结构和生理特性为药物递送提供了一个既具挑战性又充满潜力的平台。眼部给药系统的设计和优化需要深入理解眼部的解剖学、生理学以及病理学特点，以确保药物能够有效地递送到目标组织并发挥治疗作用。眼部给药系统的研究涉及药物的配方设计、药物与眼部组织的相互作用、药物的释放动力学以及药物的安全性和耐受性等多个方面。这些研究不仅需要跨学科的知识，包括药学、生物学、材料科学和临床医学，还需要对眼部疾病的发病机制有深刻的认识。随着科学技术的发展，新型的药物递送技术，如纳米技术、生物可降解材料以及智能递送系统等，为眼部给药系统的发展带来了新的机遇。本节将深入探讨眼部给药系统的各个方面，分析影响眼部给药效率的关键因素并讨论如何通过优化药物配方和递送技术来提高药物的生物利用度和治疗效果。通过对眼部给药系统的全面分析，进一步了解眼部给药机制和新技术的应用。

一、眼球的生理结构

眼球是人体视觉系统的核心器官，其结构复杂，功能精细。眼球的解剖结构可以分为眼球壁和眼球内容物两大部分（图 7-2）。

眼球壁由外向内分为三层：纤维膜、血管膜和视网膜。纤维膜是眼球壁的最外层，包括透明的角膜和坚韧的巩膜，主要起到保护眼内结构和维持眼球形状的作用。血管膜位于纤维膜和视网膜之间，富含血管和色素，分为虹膜、睫状体和脉络膜，主要负责营养眼球内部结构和调节眼内压。视网膜是眼球壁的最内层，由神经上皮层和色素上皮层组成，是感光的重要部位，能够将光信号转化为神经信号，通过视神经传递到大脑进行视觉处理。

眼球内容物主要包括房水、晶状体和玻璃体。房水由睫状体产生，充满在眼前房和眼后房，起到营养角膜和晶状体以及维持眼内压的作用；晶状体位于虹膜后方，呈双凸透镜状，具有调节焦距的功能，使光线能够聚焦在视网膜上；玻璃体是眼球内最大的内容物，呈透明的凝胶状，主要成分是水和胶原纤维，起到支撑眼球和折射光线的作用。这些内容物共同维持着眼球的正常功能和形态。

除了眼球壁和内容物，眼球的正常功能还依赖于其他重要结构。眼外肌共有六条，包括四条直肌和两条斜肌，它们协同作用控制眼球的运动，使眼球能够灵活转动，实现视线的准确对焦。泪腺负责分泌泪液，通过泪道排出，起到润滑眼球和清洁结膜囊的作用，防止眼部干燥和感染。视神经则是眼球与大脑之间的神经通路，负责将视网膜产生的神经信号传递到大脑的视觉中枢，是视觉信息传递的关键通道。这些结构共同协作，确保眼球的正常运动和视觉功能的实现。

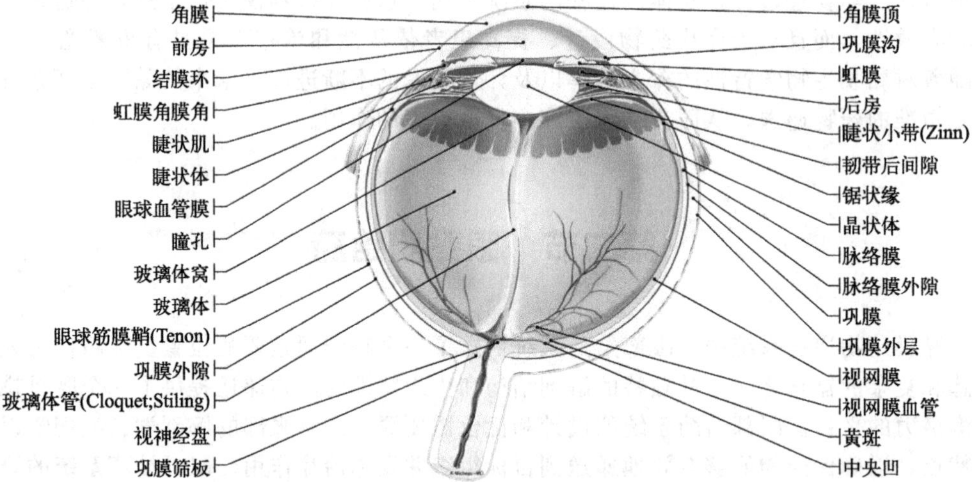

图 7-2　眼球的解剖图

二、眼部给药的优势与局限

眼部给药作为局部治疗的重要途径，其优势主要体现在：非侵入性给药方式可提升患者依从性，降低医源性感染风险；药物通过角膜和结膜吸收可绕过肝首过效应，减少系统暴露导致的代谢损耗和全身毒性；眼部具有相对免疫赦免特性，为多肽和蛋白质等生物大分子药物提供了潜在递送窗口，这类药物常因胃肠道降解和肝代谢限制而难以实现有效口服吸收。

眼睛的特殊解剖结构和生理屏障对药物的渗透和吸收构成了显著挑战。由于角膜前泪液体积有限且泪液周转快，滴眼液常采用下结膜囊给药，但大部分药物会通过鼻泪管或面颊排出。因此，仅有1%～7%的药物能够进入房水中，而进入房水的少量药物很难再进入眼后段组织中达到有效的治疗浓度。这导致滴眼剂的生物利用度相对较低，药物在眼部的滞留时间较短，需要频繁给药，且滴眼剂黏附性差，影响患者的依从性。虽然药物一旦进入房水，可很快分布到虹膜和睫状体中，但受视网膜色素上皮细胞紧密连接的阻碍，药物从玻璃体腔转运到脉络膜的速度很慢。

三、药物在眼部黏膜的吸收机制及影响因素

药物在眼内的吸收包括局部用药的眼内吸收（分为角膜吸收和非角膜吸收）和局部用药的全身吸收。药物用于眼表后首先与泪液混合，浓度会较制剂浓度降低，而后少量部分转运至眼内，大部分随泪液从泪小管排出或经眼睑和结膜血管吸收入血。

局部用药的眼内吸收：①经角膜途径进入眼内，此时房水浓度为衡量进入眼内量的指标。由于角膜，尤其为上皮层对药物通透的影响，一般小分子（微粒直径1～2.5nm）的水溶性物质和离子以及非极性、脂溶性物质易于通过角膜，但由于泪膜的存在，使脂溶性物质难以通过，氯霉素、毛果芸香碱等具有双相溶解度的药物具有理想通透性，而青霉素、四环素等极性大分子物质难以通过完整角膜。②经结膜-巩膜途径进入眼内，虹膜睫状体浓度较高。

局部用药的全身吸收：滴眼液点眼后，只有约10%药物进入眼内，其余大部分经结膜和鼻腔黏膜吸收入血，不经首关代谢，因此有人认为滴眼液的剂量应视为静脉注射剂量，由于滴眼液浓度一般较高，因此局部用药的全身安全性应值得关注（如β受体阻断剂、胆碱能受体阻断剂）。

药物从给药部位进入眼内后，经扩散或随房水循环进入眼内各组织（如虹膜-睫状体、晶状体、视网膜及脉络膜等）。影响分布的因素包括给药途径、组织血流量、色素细胞结合及屏障作用等。一般认为滴眼剂等点眼药物主要分布在眼前段组织；结膜下注射除上述组织浓度增高外，晶状体和玻璃体也可有一定浓度；球后注射主要分布在视神经和眼后段组织；全身给药后在血流丰富的组织药物浓度高。大部分进入眼内的药物随房水循环进入血流。眼组织内也存在代谢酶系统，如已知存在细胞色素P450酶系等。实际上，所有眼组织均有一定程度酶活性，以虹膜-睫状体、角膜、视网膜色素上皮细胞活性最丰富。

药物在眼部的吸收受到多种因素的综合影响，这些因素不仅决定了药物的角膜通透性，还影响了药物在眼部的滞留时间和生物利用度。药物的理化性质，如脂溶性、水溶性、分子量和表面电荷，对角膜通透性具有重要影响。研究表明，具有合适脂水分配系数（Log$P$ 值在2～3）的药物分子更容易透过角膜。此外，表面带正电的药物分子比带负电的药物分子更容易与角膜结合并透过，这主要是因为角膜表面的负电荷黏蛋白与阳离子药物分子之间存在静电相互作用。

给药剂型及剂量也显著影响药物在眼部的滞留时间和吸收效率。眼用凝胶在眼部温度或一定浓度离子的刺激下形成凝胶，可以显著提高药物在眼部的滞留时间，减少药物的损失，降低刺激性，从而提高生物利用度。此外，眼部的生理屏障，如泪液的更新、鼻泪管引流、眨眼反射等，会减少药物在眼部的滞留时间，从而影响药物的吸收。角膜上皮细胞的紧密连接和药物外排泵等机制也会限制药物的吸收。

为了提高药物的角膜通透性，可以使用吸收促进剂，眼吸收促进剂对刺激性方面要求较高。BL-9、Brj-78等聚氧乙烯醚非离子表面活性剂及烷基多糖在0.5%或低于0.5%时能促进肽类药物的眼部吸收，且没有刺激性。在烷基糖苷中，具有12～14碳链的麦芽糖衍生物活性最强。某些阳离子黏附材料可以通过静电作用与角膜黏蛋白结合，延长药物在眼部的滞留时间。给药方法也会影响药物的吸收，滴药后按压内侧眼角的泪囊部位可以减缓药物经泪道的排泄，增加眼部吸收并减少全身不良反应。

四、眼部给药系统

眼用制剂是指直接用于眼部发挥治疗作用的无菌制剂，它们可以分为眼用液体制剂（滴眼剂、洗眼剂、眼内注射溶液）、眼用半固体制剂（眼膏剂、眼用乳膏剂、眼用凝胶剂），在结膜囊内滞留时间较长，具有长效作用，并能减轻眼睑对眼球的摩擦；眼用固体制剂（眼膜剂、眼丸剂、眼内插入剂）可以置于结膜囊内缓慢释放药物。这些制剂在眼部疾病的治疗和诊断中发挥着重要作用。

（一）传统给药系统

滴眼剂是最常用的眼部给药形式，其稳定性研究过程中，应考察在贮藏过程中易发生变化的可能影响制剂质量、安全性和有效性的项目。若滴眼剂处方中含有抗氧剂、抑菌剂等辅料，在稳定性研究中还需考察上述辅料含量的变化情况。所用辅料不应降低药效或产生局部刺激。

眼膏剂由药物与适宜的基质均匀混合制成，可以是无菌的溶液型或混悬型膏状。因其在眼部的滞留时间较长，能够缓慢释放药物，从而减少给药频率。眼膏剂通常用于治疗眼部炎症、感染或其他需要长时间作用的眼部疾病，也可以用于保护眼部免受刺激或提供润滑。

眼用乳膏剂是另一种半固体制剂，它由药物与适宜基质均匀混合，制成无菌的乳状。这种制剂通常具有较好的亲水性和亲脂性，能够与眼部的生理环境相容，提供舒适的使用体验。眼用乳膏剂适用于需要在眼部表面形成保护层的情况，如缓解眼干燥症或保护角膜。

眼用凝胶剂是由药物与适宜辅料制成无菌凝胶状的眼用半固体制剂，其特点是黏度大，易于与泪液混合。这种制剂能够迅速在眼部形成一层保护膜，有助于药物的局部作用和减少外界刺激。眼用凝胶剂适用于需要快速缓解症状或提供即时润滑的情况，如缓解眼部干燥或作为手术前后的保护措施。

眼用膜剂是药物与高分子聚合物制成的无菌药膜，可置于结膜囊内缓慢释放药物的眼用固体制剂。眼用丸剂是药物与适宜辅料制成的无菌球形、类球形或环形的眼用固体制剂。眼内插入剂是药物与适宜辅料制成的无菌的适当大小和形状，供插入结膜囊内缓慢释放药物的无菌眼用固体制剂。

（二）新型给药系统

新型眼部黏膜给药系统的设计旨在提高药物的眼部生物利用度、减少药物对眼组织的不良反应。这些系统包括纳米粒、脂质体、脂质纳米粒、微球、原位凝胶等，它们通过不同的机制增强药物的角膜透过性、延长药物在眼部的滞留时间，并提高药物的稳定性和控制释放速率。

纳米粒因其粒径小、可提高药物溶解度、具有良好生物相容性和生物可降解性而被广泛应用于眼部给药系统。纳米乳在眼部给药系统领域有着很大发展，部分眼用纳米药物已获批用于临床。纳米材料辅助小分子和生物制剂如肽、蛋白质、抗体和核酸等治疗眼底疾病方面也已经展开了广泛的研究。

脂质体则利用磷脂质双分子层膜易与生物膜融合的特性，促进药物渗透进入角膜释放；而且脂质体与角膜有一定的吸附作用，可增加药物在角膜前的滞留时间以促进药物的眼部吸收。将市售环丙沙星滴眼液与环丙沙星脂质体从药动学、药效学等方面进行比较，给药环丙沙星脂质体后，兔眼中环丙沙星眼部生物利用度提高约 4 倍，房水和玻璃体中环丙沙星浓度均高于金黄色假单胞菌和金黄色葡萄球菌最小抑菌浓度。而给药环丙沙星滴眼液后，房水和玻璃体中环丙沙星浓度低于对 2 种微生物的 MIC。脂质体的应用可以提高药物的眼部生物利用度，改善了药物疗效。

原位凝胶能在眼部温度或一定浓度离子的刺激下形成凝胶，显著提高药物在眼部的滞留时间。水凝胶是由多种天然聚合物、合成聚合物、重组蛋白质等在细胞、生物制剂和组织中进行交联，形成结构完整的亲水性三维聚合物网络。水凝胶已被广泛用于眼部给药系统，不仅给药准确、易于给药，还能够增加药物在眼部的滞留时间，从而提高药物眼部生物利用度，同时可以减少给药频率，显著改善了患者的顺应性。

这些新型给药系统在临床治疗中显示出巨大的应用前景，有望解决传统眼用制剂难以透过眼部众多生理屏障、在眼部滞留时间较短的问题，但同时也面临稳定性差、载药量有限、有眼刺激性风险等挑战，需要进一步的研究和优化。已上市/处于临床阶段的新型眼部给药系统见表 7-3。

表 7-3 已上市/处于临床阶段的新型眼部给药系统

给药系统	模型药物	适应证	阶段
聚合物	环孢素 A	眼干燥症	临床Ⅱ/Ⅲ期
纳米粒	拉坦前列素	高眼压/青光眼	已完成临床试验
脂质体	维替泊芬	湿性年龄相关性黄斑变性	上市(Visudyne®)
脂质体	洋甘菊提取物	眼干燥症	上市(Lipomil®)
纳米乳	环孢素 A	眼干燥症	上市(Ikervis®)
纳米乳	环孢素 A	干眼阻塞性睑板腺功能障碍	上市(Cyprass®)
纳米乳	环孢素 A	眼干燥症	上市(Restasis®)
纳米乳	环孢素 A	眼干燥症	上市(兹润®)
微球	索拉非尼	眼黑色素瘤	已完成临床试验
水凝胶	马来酸噻吗洛尔	青光眼	上市(TIMOPTIC XE®)
水凝胶	维生素 A 棕榈酸酯	眼干燥症	上市(兹养®)
水凝胶	更昔洛韦	病毒性角膜炎	上市(丽科明®)
水凝胶	加替沙星	细菌性角膜炎	上市(迪友®)
水凝胶	硫酸阿托品	散瞳、虹膜睫状体炎	上市(迪善®)
水凝胶	小牛血去蛋白提取物	角膜炎、角膜和结膜变性	上市(速高捷®)
水凝胶	地塞米松	术后眼部炎症	临床Ⅲ期
水凝胶	盐酸利多卡因	眼表麻醉	已完成临床试验

第三节　鼻腔黏膜给药

鼻黏膜给药系统作为黏膜药物递送领域的重要组成部分，近年来受到了广泛关注。鼻腔作为药物递送的途径之一，具有独特的解剖学和生理学特性，使其成为药物吸收的有效通道。鼻腔内丰富的血管网络和较大的表面积为药物的快速吸收提供了有利条件。鼻腔黏膜的黏液层含有多种酶对药物的代谢和稳定性有一定的影响。鼻黏膜给药系统的设计和优化需要考虑多个因素，包括药物的物理化学性质、鼻腔黏膜的屏障特性、药物与黏膜的相互作用以及药物的释放动力学。药物的溶解度、分子大小、pH 值和脂溶性等物理化学性质直接影响其在鼻腔内的透过性和吸收效率。鼻黏膜黏液层的厚度和酶活性等屏障特性，也会影响药物的吸收和生物利用度。鼻黏膜给药系统还需要考虑患者的接受度和依从性。随着纳米技术、生物可降解材料和智能递送系统的发展，鼻黏膜给药系统的研究和应用前景广阔。这些新型递送系统能够提高药物的生物利用度，延长药物在鼻腔内的滞留时间，从而增强治疗效果。与此同时，这些系统也面临着稳定性、载药量和安全性等方面的挑战，需要通过进一步的研究和临床验证来解决。本节将深入探讨鼻黏膜给药系统的基本原理、设计策略和临床应用，旨在为读者提供一个全面的视角，理解和掌握这一领域的最新进展和未来发展方向。

一、鼻腔的生理结构

鼻腔的生理结构根据功能及组织结构的不同，可以分为鼻前庭、嗅区和呼吸区三个区域（图 7-3）。这些区域在药物吸收方面具有不同的特点和作用。

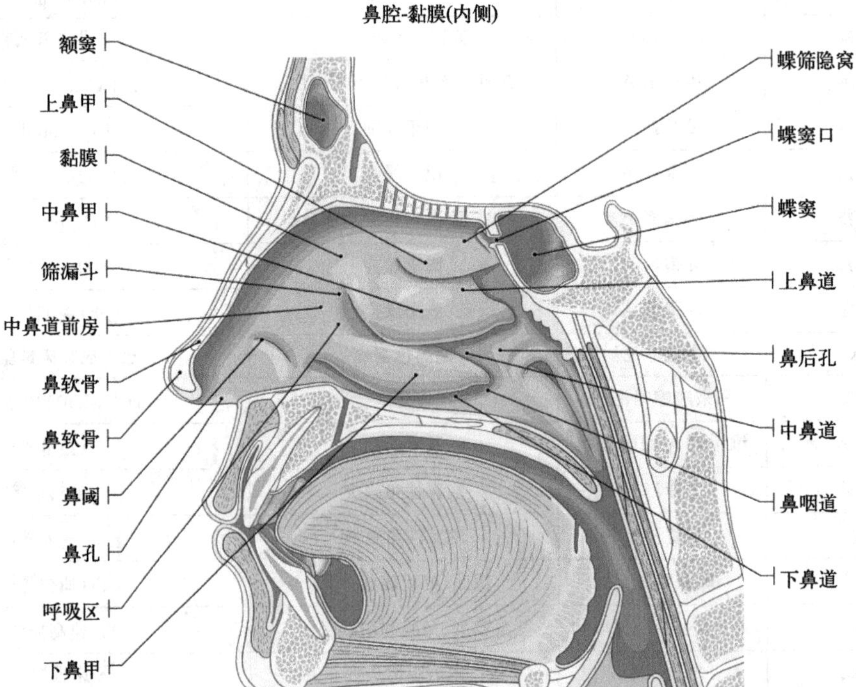

图 7-3　鼻腔的生理结构图

鼻前庭是鼻腔最前端的部分，从鼻孔开始延伸至鼻瓣膜，大约1.5cm。这一区域由皮肤覆盖，含有大量的皮脂腺和汗腺，它们分泌的油脂和汗液有助于润滑鼻腔内部，减少干燥感，并防止异物附着。由于鼻前庭的这些特性，它在鼻腔中扮演着重要的保护角色，作为空气进入的第一道屏障，有效阻挡了较大颗粒物和异物的侵入。然而，鼻前庭的吸收能力相对较弱，这限制了其在药物递送方面的应用。鼻前庭在药物递送系统中的作用更多地体现在其对药物的物理屏障作用，而非直接的药物吸收和递送。

嗅区位于鼻腔的顶部，紧邻筛板之下，是鼻腔内负责嗅觉的部分。这一区域分布有无纤毛的嗅神经上皮细胞，这些细胞能够通过筛板直接与中枢神经系统相连。嗅区的特殊结构使其成为药物递送的一个独特通道，特别是对于那些需要绕过血-脑脊液屏障直接作用于中枢神经系统的药物。通过嗅区的转运，某些药物可以绕过血-脑脊液屏障，直接进入脑脊液，从而对中枢神经系统产生影响。这一特性为治疗中枢神经系统疾病提供了新的策略，但同时也要求药物具有特定的化学性质和递送系统设计，以确保药物的有效性和安全性。

呼吸区是鼻腔中最大的部分，也是药物吸收的主要部位，位于鼻瓣膜之后，延伸约6cm，总容积大约为20mL。呼吸区的黏膜表面覆盖着丰富的纤毛，这些纤毛显著增加了药物的吸收面积，使得药物能够更有效地被吸收。此外，鼻黏膜下层含有大量的毛细血管和淋巴管，这些血管网络有助于药物的快速分布和吸收。鼻腔中的鼻中隔和褶皱状的上、中、下鼻甲等独特结构，不仅优化了空气流动的动力学，也影响了药物的吸收效率。大颗粒物质通常在鼻前庭沉积，而难以进入呼吸区，减少了非目标区域的药物吸收，提高了药物递送的靶向性。因此，呼吸区在鼻黏膜给药系统中扮演着核心角色，是药物递送效率和效果的决定因素。

二、鼻腔黏膜给药的优势与局限

鼻腔黏膜作为药物递送部位具有显著的优势。鼻腔给药操作简便，患者易于接受，尤其适用于急救和自救场景。鼻黏膜的通透性较高，药物吸收迅速，部分药物能够直接进入脑组织，绕过血-脑屏障，为中枢神经系统疾病的治疗提供了新的途径。鼻腔黏膜免疫系统可诱导局部及全身免疫应答，为疫苗递送提供了良好的途径。鼻腔给药还能减少通过呼吸道感染的传染性疾病的传播，具有重要的公共卫生意义。

然而，许多药物及辅料对鼻黏膜组织和纤毛具有毒性作用，可能导致黏膜刺激或纤毛功能障碍。对中枢神经系统毒性较大的药物不宜通过鼻腔递送，以免加重中枢神经系统的损伤。此外，鼻腔给药的体积较小，难溶性药物的制剂开发较为困难。吸入剂量受吸入方法、器具和鼻腔状态的影响，难以精确控制。鼻腔黏膜的纤毛清除速度快，药物在鼻腔内的滞留时间较短，可能影响药物的吸收效率。

三、鼻腔黏膜药物吸收机制及影响因素

药物经鼻黏膜的吸收机制主要通过细胞旁路途径和跨细胞途径。

细胞旁路途径是指药物分子通过上皮/内皮细胞间的紧密连接暂时性开放形成的间隙进行被动转运的过程。在鼻腔黏膜中，细胞间的紧密连接并非完全封闭，存在一定的间隙允许小分子药物通过。这种间隙由细胞间的黏液填充，为水溶性药物提供了一条通过细胞间隙的路径。由于这一途径不涉及药物与细胞膜的直接相互作用，细胞旁路途径主要适用于那些水

溶性较好、分子大小适中的药物。这些药物可以绕过细胞膜的脂质双层，直接通过细胞间的通道进入血液循环。细胞旁路途径对于药物的渗透性要求较低，对于那些不易通过脂质双层的极性分子或大分子药物，这一途径尤为重要。

跨细胞途径则涉及药物分子直接穿过细胞膜。鼻腔黏膜细胞的细胞膜含有脂质双层，这一结构更有利于脂溶性药物的透过。亲脂性药物能够与细胞膜脂质双层相互作用，通过简单的扩散作用穿过细胞膜。跨细胞途径不依赖于细胞间的紧密连接或间隙，而是直接通过细胞内部。这一途径通常适用于脂溶性高、分子大小较小的药物。由于药物需要直接与细胞膜相互作用，因此，跨细胞途径的吸收效率可能受到细胞膜转运蛋白、细胞内药物代谢酶等因素的影响。

鼻腔黏膜药物吸收受到鼻腔生理环境的显著影响。鼻腔黏膜中存在羧基酯酶、醛脱氢酶等多种代谢酶，这些酶会降解药物，导致所谓的“假首过效应”，从而降低药物的生物利用度。鼻腔的黏液-纤毛清除系统会快速清除药物，减少其与黏膜的接触时间，进而影响吸收效率。鼻黏膜的病理状态也会改变黏液的性质和纤毛的运动，进一步影响药物的吸收。

药物的理化性质是影响鼻腔黏膜吸收的关键因素。分子量小于 300 的药物主要通过被动扩散跨细胞途径被快速吸收，几乎不受其他理化性质的影响。对于分子量在 300～1000 的药物，亲脂性是影响吸收的主要因素，亲脂性药物更容易通过细胞膜。而分子量大于 1000 的大分子药物则主要通过细胞旁路途径和受体介导的细胞内吞作用吸收，其生物利用度通常较低。

剂型对药物在鼻腔黏膜的吸收有重要影响。pH 值会影响药物的解离状态，进而影响其吸收效率，因此鼻腔药物递送系统需要尽量保证药物处于非电离状态。黏度会影响雾滴粒径和药物在鼻腔内的滞留时间，高黏度的药液可以延长药物的滞留时间，但过高的黏度可能会阻碍药物的扩散。不同的剂型也会对药物的吸收产生显著影响，新型药物载体如微球、脂质体和纳米粒等可以提高药物的稳定性和生物利用度。

喷雾装置的设计对鼻腔药物递送效率至关重要。鼻喷雾装置的触发器和定量阀会影响雾滴粒径、喷雾模式和沉积位置，进而决定药物在鼻腔内的沉积量。较小的羽流角可以使药物更多地沉积在鼻腔前部，提高沉积率。此外，雾滴粒径应大于 $10\mu m$，以确保药物能够附着在鼻黏膜上，避免被吸入下呼吸道。

四、鼻腔黏膜给药系统

（一）传统鼻腔给药系统

滴鼻剂通常为溶液剂、混悬剂或乳剂，制备简单且无需特殊装置。其使用方便，患者可以自行操作，适用于鼻腔局部疾病的治疗，如鼻炎、鼻塞等。然而，滴鼻剂也存在一些局限性：药液在鼻腔的滞留时间短，分布不均匀，容易流失，且定量不精确，这在一定程度上限制了其应用范围。

喷雾剂不含抛射剂，不使用耐压容器，喷出的雾滴较细，分布均匀，药液不易流失。这种剂型减少了咽喉部及气管的不适感，是目前鼻腔给药中应用较为普遍的剂型。喷雾剂能够将药物精准地递送到鼻腔的特定部位，如下鼻甲、中鼻甲及中鼻道等炎症关键区域，从而有效缓解鼻腔炎症。此外，喷雾剂的使用方法相对简单，但正确的使用姿势和操作方法对于药物的有效分布至关重要。

鼻腔粉剂的药物稳定性及微生物稳定性比液体剂型高。它可以含有生物黏性材料，以延长药物与鼻黏膜的接触时间。这种剂型特别适合于需要长期治疗或需要药物缓慢释放的情况，例如某些慢性鼻部疾病或需要持续药物作用的场景。

凝胶剂能够延长药物在鼻腔内的保留时间，从而提高药物的生物利用度。适用于对热敏感的肽类和蛋白质类药物，且不会对鼻腔黏膜表面造成损害。其缓慢释放的特性使其在治疗需要持续药物作用的疾病时具有优势。

（二）新型鼻腔给药系统

微球制剂可以促进药物吸收，提高生物利用度，具有缓、控释性能，对鼻黏膜纤毛清除无影响，且较少或无充血现象，可能成为鼻腔黏膜免疫的抗原载体。

脂质体作为鼻腔给药的新剂型，可以减少对鼻黏膜的毒性和刺激性，防止药物被酶水解，具有长效缓释作用，能降低纤毛的清除速率，提高生物利用度，可作为鼻腔免疫佐剂，且安全性较高。

乳剂可改善药物的水溶性及其在鼻黏膜表面的滞留时间，提高生物利用度。乳剂携带的电荷不同，则药物的吸收性能不同，电中性的乳剂吸收效果差。乳滴所载电荷与黏膜层的相互作用会增加接触时间，从而促进药物的吸收。

鼻腔疫苗的研究是鼻腔给药系统的一个新方向。鼻腔疫苗通过黏膜免疫途径，能够快速激发免疫反应，提供全身和局部保护。美国国家过敏症及传染病研究所的科学家们成功研制出一种鼻喷式 SARS 新疫苗，证实其可以保护猴子免受 SARS 病毒的侵袭，并有望用于人类抵抗 SARS 传播。此外，破伤风和白喉的鼻腔疫苗也显示出良好的效果。

五、鼻腔黏膜给药装置

鼻腔黏膜给药装置是鼻腔药物递送系统中的重要组成部分，它们的发展对提高药物递送的效率和患者依从性起到了重要作用。这些装置在不断地更新，旨在优化药物在鼻腔内的分布和滞留时间，从而提高药物的吸收效率和治疗效果。

（一）传统鼻腔给药装置

定量定压气雾器：这种装置通过压缩气体将药物转化为雾状，便于患者吸入。它的优点是剂量准确，使用方便，但可能需要患者有一定的吸入技巧。

干粉吸入器：该装置通过患者主动吸入来激活，将药物粉末吸入鼻腔。这种装置适用于粉末状药物，且不需要外部能量源。药物的递送效率可能受到患者吸气流速的影响。

雾化器：雾化器将药物转化为微小的雾滴，通过患者的正常呼吸吸入。这种装置适用于需要雾化吸入的药物，需要外部电源或压缩空气源。

（二）新型鼻腔给药装置

改进的喷鼻器（nasal spray device）：喷鼻器是用于鼻腔给药最常见的装置之一，适用于液体或粉末制剂的递送，通过电动、手动等不同动力形式激发喷雾。研究认为，合适的喷鼻器对提高药物在上呼吸区的沉积具有积极作用。喷雾模式、喷雾形态和微粒大小是关键质量属性，而喷雾装置及内容物性质则是影响这些关键质量属性的主要因素。较小的雾化角可以更好地穿透鼻阀向上鼻腔递送。

呼气递送系统（exhalation delivery systems，EDS）：根据人体的生理特点，人类在通过嘴巴大力呼气时，软腭会关闭通向鼻腔的气道，由此阻断鼻腔内容物继续向咽喉和下呼吸道移动的通道。EDS包括一个吹气口和一个可伸入鼻腔的密封喷嘴，患者吹气时将装置中的药物释放到气流中，并经一个鼻孔将药物携带到鼻腔后部深处，气流通过鼻腔后从另一侧鼻孔排出。

嗅区精准递送（precision olfactory delivery，POD）系统：POD鼻腔给药系统是Impel Pharmaceuticals Inc公司开发的一种类似于EDS的递送系统，使用加压气体作为推进剂来递送药物，无需患者吹气（图7-4）。该系统具有两方面的突出特点：通过将推进剂和活性内容物分开包装，直到患者使用时才进行混合，可避免推进剂存在下活性药物的剂量不均匀和药物不稳定问题。

受控颗粒分散（controlled particle dispersion，CPD）技术：CPD技术平台为Kurve Technology Inc公司所开发，其对活性成分没有特别要求，可用于溶液或悬浮液制剂，发挥全身或局部作用。该技术平台通过液体喷射时产生的涡流，有效破坏固有的鼻腔气流，高涡度锥将携带更多微粒进入上鼻甲处，从而增加药物递送入脑的比例。

多剂量递送装置（multi-dose delivery device）：为满足临床需要，便于患者使用，部分产品采用了多剂量递送装置。该类装置由于频繁多次给药的定量递送特性，对抗氧化、抗腐蚀及密封性有较高要求。

鼻腔微创装置（minimally invasive nasal depot，MIND）：通过利用中枢神经系统和鼻腔嗅上皮之间的独特解剖连接，探索MIND技术作为改良的鼻—脑递送策略，以增强CNS药物的靶向递送。这项技术克服了药物吸收差、剂量显著不均匀和中枢神经系统分布有限等传统局部鼻内给药方法的实际挑战和生理问题。

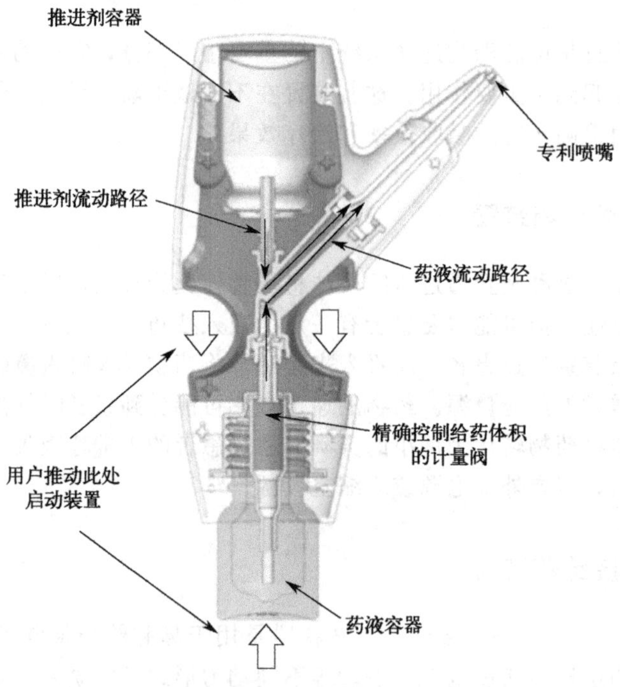

图7-4 POD鼻腔给药系统结构和工作原理示意图

实际应用中还可将给药装置与新的制剂技术联合使用，以进一步提高上鼻腔和嗅区沉积，延长药物在嗅区停留时间，例如在处方中添加黏膜黏合剂和渗透促进剂，应用纳米颗粒制剂技术制备药液等。表 7-4 为 FDA 批准的靶向鼻脑递送通路的鼻用制剂实例。

表 7-4 FDA 批准的靶向鼻脑递送通路的鼻用制剂实例

药物活性成分	适应证	商品名	上市许可持有人	上市时间	给药装置
佐米曲普坦	偏头痛	Zomig®	Amneal Pharmaceuticals	2003 年	一次性预填充鼻喷雾装置
舒马曲坦	偏头痛	Imitrex®	Glaxosmithkline	1997 年	一次性预填充鼻喷雾装置
舒马曲坦	偏头痛	Tosymra®	Upsher Smith Laboratories	2019 年	一次性预填充鼻喷雾装置
舒马曲坦	偏头痛	Onzetra Xsail®	Currax Pharmaceuticals	2016 年	Xsail®呼气递送系统
甲磺酸二氢麦角胺	偏头痛	Migranal®	Bausch Health	1997 年	一次性鼻喷雾器
甲磺酸二氢麦角胺	偏头痛	Trudhesa®	Impel Pharmaceuticals Inc	2021 年	POD®给药系统
佐维加普坦	偏头痛	Zavegepant®	Pfizer Inc	2023 年	一次性预填充鼻喷雾装置
咪达唑仑	癫痫	Nayzilam®	Ucb Inc	2019 年	一次性预填充鼻喷雾装置
地西泮	癫痫	Valtoco®	Neurelis Inc	2020 年	一次性预填充鼻喷雾装置
艾司氯胺酮	抑郁症	Spravato®	Janssen Pharmaceuticals Inc	2019 年	一次性预填充鼻喷雾装置（每瓶 2 喷）
纳洛酮	阿片过量	Narcan®	Emergent Operations Ireland Ltd	2015 年	一次性预填充鼻喷雾装置
纳洛酮	阿片过量	Kloxxado®	Hikma Pharmaceuticals Usa Inc	2021 年	一次性预填充鼻喷雾装置
纳洛酮	阿片过量	Naloxone HCl Nasal spray®	Amphastar Pharms Inc	2023 年	一次性预填充鼻喷雾装置
尼古丁	戒烟	Nicotrol®	Pfizer Inc	1996 年	重复使用的鼻喷雾装置
伐尼克兰	眼干燥症	Tyrvaya®	Oyster Point Pharma Inc	2021 年	重复使用的鼻泵装置

第四节 口腔黏膜给药

口腔黏膜递药系统作为黏膜递药领域的重要分支，近年来在药物传递技术中取得了显著进展。目前，该系统已广泛应用于口腔局部疾病和全身性疾病的治疗，并开发出口腔贴片、口腔喷雾剂和口腔凝胶等多种剂型。这些剂型凭借其快速起效、使用便捷的特点，逐渐受到临床和市场的认可。纳米技术、微针技术等新兴技术的应用，为口腔黏膜递药系统的发展带来了新的突破。在当前的研究与应用中，口腔黏膜递药系统正朝着提高药物递送效率和改善患者体验的方向发展。随着新型材料的不断研究，药物载体的性能有望得到进一步优化，从而提高药物的吸收率和生物利用度。个性化医疗的发展趋势也促使口腔黏膜递药系统更加注重满足不同患者的特定需求。口腔黏膜递药系统的发展具有广阔的前景，随着技术的不断进步和市场需求的扩大，该系统有望在更多治疗领域发挥重要作用。特别是随着新型药物载体的不断涌现，口腔黏膜递药系统的治疗效果和安全性也将得到进一步提升。本节将聚焦于口腔黏膜给药系统，深入剖析其基本原理、设计策略以及临床应用情况。我们将为读者呈现一个全面且系统的视角，帮助大家更好地理解该领域的新进展和未来趋势。

一、口腔黏膜的生理结构

口腔黏膜是覆盖在口腔内部的柔软组织，具有保护、感觉和分泌等多种功能。它由多层结构组成。上皮层位于黏膜表层，由外向内分别为角化层、颗粒层、棘层和基底层。其中角化层在上皮的最表层，由完全角化与不全角化的扁平细胞组成，质地坚硬且干燥；颗粒层位于角化层深侧；棘层位于基底层表面，是角质形成细胞中蛋白质合成活跃的层；基底层位于上皮的最深层。固有层位于上皮深层，由致密的结缔组织构成，包括乳头层和网状层。其中乳头层是突向上皮部分的结缔组织，含有丰富的毛细血管；网状层位于固有层深部，与乳头层无明确分界，内有纵横交错的胶原纤维束、血管、神经等。黏膜下层位于黏膜深部，为疏松结缔组织，内含血管、淋巴管、腺体和脂肪组织等。此处的血管分成小支进入固有层，形成血管网。基底膜为口腔黏膜上皮与固有层结缔组织的连接处（图 7-5）。

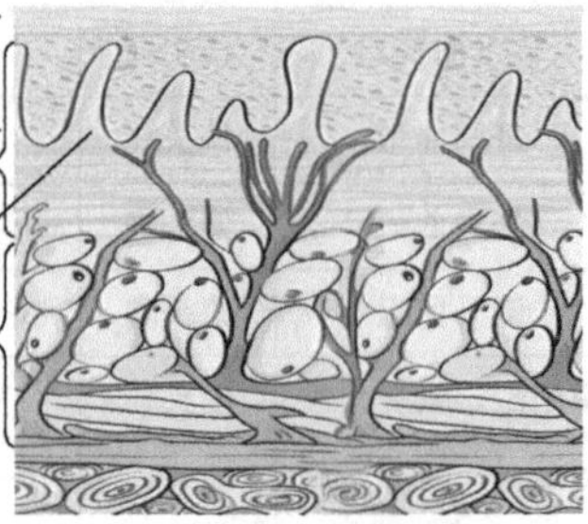

图 7-5　口腔黏膜的结构示意图

口腔黏膜的不同区域具有不同的生理特性（表 7-5），根据这些特性，口腔黏膜可以划分为颊黏膜、舌下黏膜、硬腭黏膜和牙龈黏膜等区域。颊黏膜面积较大，较厚但未角质化，有利于药物透过；舌下黏膜和牙龈黏膜较薄且血流丰富，适合作为给药部位；而硬腭黏膜较厚且角质化，药物很难透过。颊黏膜、舌下黏膜和牙龈黏膜较薄，血流丰富，前者未角质化，后者虽角质化，但均可作为给药部位。硬腭黏膜较厚且角质化，药物很难透过。

表 7-5　人口腔各部位黏膜的生理状况

部位	厚度/μm	面积/cm^2	角质化情况	渗透性情况
颊黏膜	500～600	50.2	未角质化	强
舌下黏膜	100～200	26.5	未角质化	强
硬腭黏膜	250	20.1	角质化	弱
牙龈黏膜	200	—	角质化	中

二、口腔黏膜给药的优势与局限

口腔黏膜给药系统因其操作简便、易于去除而备受患者青睐，无需复杂操作即可自行给药，显著提升了治疗的便利性和患者的依从性。口腔黏膜本身具有较强的抗机械刺激和损伤能力，更新修复速度快，能够适应液体、粉末、凝胶等多种剂型。在长期用药中，可通过在口腔内不同位点给药，避免同一部位长期给药造成的黏膜伤害，减少长期刺激和损伤。同时，由于口腔黏膜结构坚固，对药物吸收促进剂的使用限制可适当放宽，为药物配方的优化提供了更多可能性。

口腔黏膜的可渗透吸收面积相对有限，这不仅对药物释放系统的体积提出了严格要求，还可能在一定程度上影响药物的释放和吸收效率。口腔内的生理活动，如唾液分泌以及咀嚼、吞咽等动作，会加速药物离开作用部位，从而干扰药物的吸收过程，降低药物的疗效。由于药物直接接触口腔黏膜，对药物制剂的口感和味觉要求极高，若药物味道不佳，可能会显著影响患者的用药体验，甚至导致患者依从性降低。药物在口腔内的滞留时间相对较短，这意味着只有那些具有较高药理活性的药物才适合采用口腔黏膜给药系统，这在一定程度上限制了可选择的药物种类和该系统的应用范围。

三、口腔黏膜药物吸收机制及影响因素

药物通过口腔黏膜吸收的机制涉及多种途径，包括被动扩散、主动转运和胞吞作用。被动扩散是药物透过口腔黏膜的主要机制，其中非离子型药物通过细胞间转运和细胞内转运两种方式进行扩散。口腔黏膜的复层扁平上皮与皮肤相似，可以阻碍一些物质的透过，但口腔黏膜表面湿润，水化现象对药物分子透过有利，口腔黏膜比皮肤透过性高4～400倍。

药物直接经口腔内静脉进入颈静脉再进入体循环，可避免肝脏首过效应和胃肠道内酶代谢，有利于提高药物生物利用度。此外，口腔黏膜的屏障作用包括物理屏障和生物屏障，物理屏障主要由口腔黏膜的上皮层构成，而生物屏障则涉及黏膜表面的微生物群落、黏液和酶等成分，这些屏障作用限制了药物的透过。口腔黏膜给药的主要特点是利用生物黏附现象，延长制剂在生物黏膜表面上的停留时间，以获得更高、更稳定的药物吸收。

口腔黏膜给药系统中使用的聚合物的相对分子质量、浓度、分子链灵活性、空间结构、水合性、氢键形成能力、聚合度和电荷等都会影响黏膜黏附强度。理想的黏附剂应具有高相对分子质量、适当的浓度、良好的分子链灵活性、有助于黏附的空间结构、适当的水合性、能够形成氢键、适中的聚合度以及适宜的电荷特性，以确保药物在黏膜上的有效黏附和释放。

环境因素如界面pH值、施加的强度、接触时间和润湿程度也会影响黏膜黏附给药的效果。为了实现良好的黏附，聚合物与黏膜之间的pH值应匹配，施加足够的压力以确保紧密接触，保证足够的接触时间以允许聚合物链充分膨胀和渗透，并确保黏膜表面得到充分润湿，以促进聚合物的扩散和黏附。

口腔黏膜黏附给药系统的效果还受到生理状态的影响，包括黏蛋白翻转、疾病状态、黏膜细胞更新速度等。黏蛋白翻转可能限制聚合物的黏附时间，而疾病状态可能减少黏液分泌，影响润湿和溶胀过程。黏膜细胞的更新速度也可能改变黏液的物理化学性质或分泌量，从而影响药物的黏附和吸收。

四、口腔黏膜给药系统

口腔崩解片（orally disintegrating tablets，ODT）是一种在口腔内无需用水即可迅速崩解或溶解的片剂，其独特的设计使其在几秒钟到1min内崩解，通常崩解时间在15s左右。根据FDA的指导原则，规定其崩解时限为1min。这种剂型具有显著的临床优势，例如在急救场景，硝酸甘油口腔崩解片的快速崩解特性可为患者赢得宝贵的抢救时间。口腔崩解片还提高了药物的生物利用度，避免肝脏的首过效应，减少了胃肠道刺激。其便捷性尤其适用于儿童、老年人、吞咽困难患者以及需要快速起效的药物，如治疗精神分裂症的奥氮平口腔崩解片，可在3～5s内崩解并被口腔黏膜吸收，避免漏服。

口腔喷雾剂是一种通过雾化技术将药物喷洒到口腔黏膜的制剂，具有快速吸收、分布广泛、药物降解少和使用便捷等特点。口腔喷雾剂操作简单、无需辅助工具，可随时随地使用，适用于治疗口腔疾病、缓解口腔不适、抑制细菌生长及改善口腔气味等。含抗炎成分的喷雾剂可缓解口腔溃疡疼痛。该剂型因其高效、便捷的特性，在口腔护理和治疗领域展现出广阔的应用前景。

含漱剂是一种通过口腔含漱使药物与口腔黏膜接触的液体制剂，主要用于清洁口腔、杀菌消炎、去除口臭以及改善口腔健康。它通常含有抗菌成分，如氯己定、苯扎氯铵等，这些成分能够有效抑制口腔内细菌生长，减少牙菌斑形成，从而预防牙周炎、口腔溃疡

等疾病。此外，含漱剂还可能添加氟化物、茶多酚等成分，用于防龋齿或抑制牙菌斑。含漱剂分为日常保健型和医用治疗型。日常保健型主要用于清新口气和清洁口腔，适合普通人群使用；医用治疗型则含有更高浓度的药物成分，用于辅助治疗口腔疾病，需在医生指导下使用。

黏附片剂是一种新型给药制剂，近年来受到广泛关注。与普通片剂不同，黏附片在唾液润湿后可牢固黏附于口腔黏膜，通过高分子聚合物与黏膜表面的相互作用实现稳定的黏附。其释药速度适中，能够缓慢向黏膜或唾液中释放药物，延长药物在口腔内的作用时间，提高生物利用度。该剂型可有效避开肝脏首过效应，适用于口腔黏膜疾病及全身给药。常用的黏附材料包括聚丙烯酸类聚合物、甲基纤维素钠等，具有良好的生物相容性。胰岛素口腔黏附片可实现药物的缓慢释放和黏膜吸收。

口腔凝胶系统是一种以凝胶剂为基础的药物递送系统，常用于口腔疾病的局部治疗。其主要成分包括药效成分和基质，基质多采用卡波姆、纤维素衍生物和壳聚糖等高分子材料。这种剂型通过基质的溶蚀和药物的扩散实现缓释，能够延长药物在口腔黏膜的停留时间，提高局部药物浓度，从而增强治疗效果。甲硝唑凝胶在降低口腔炎症方面表现出色，口腔凝胶系统在治疗口腔溃疡、牙周炎等慢性疾病时，具有减少给药频率、提高患者依从性的优势。其局限性在于某些凝胶易被唾液冲洗，导致药物释放不均匀。

口腔黏附用膜剂则是一种薄而软的制剂（图 7-6），能够将药物直接释放到黏膜表面并快速吸收。与生物黏附凝胶相比，膜剂最大的优点是成形性好，给药后可直接黏附于给药部位，不会分散，能够保持原状并持续释放药物。这种特性使得膜剂能够更精准地控制药物剂量，确保药物在黏膜部位的高效吸收和利用。口腔黏附用膜剂在口腔黏膜给药中具有显著优势，尤其适用于需要精准释药的药物，如治疗口腔溃疡或口腔黏膜炎的药物。

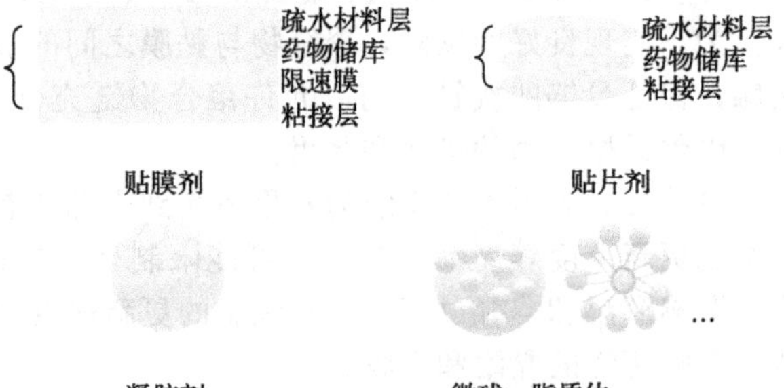

图 7-6　口腔黏膜黏附给药剂型示意图

理想的口腔生物黏附系统应具备以下特性：黏附时间足够长，通常可持续数小时，以确保药物在口腔内持续发挥作用；系统能够按需缓慢释放药物，精准调控药物释放速率，从而实现长效治疗效果。系统应与口腔黏膜高度兼容，最大限度满足黏膜对药物吸收的需求，同时避免对黏膜造成刺激或不适。在使用过程中，系统应具备良好的顺应性，确保患者在给药后能够正常进行日常活动，如交谈、饮水和进食，而不受任何干扰。部分已上市的口腔黏膜给药制剂见表 7-6。

表 7-6　部分已上市的口腔黏膜给药制剂

商品名（通用名；剂量规格）	适应证/用途	吸收途径	厂家	上市国家/地区
Breakyl（芬太尼；200μg，400μg，600μg，800μg 和 1200 μg）	癌性爆发痛	全身	Meda Pharma	欧洲
Onsolis（芬太尼；200μg，400μg，600μg，800μg 和 1200 μg）	癌性爆发痛	全身	Meda Pharmace-uticals	美国
Nicotinell（尼古丁；2.5 mg）	戒烟辅助	全身	Novartis	欧洲
Setofilm（昂丹司琼；4mg 和 8mg）	化疗所致恶心呕吐	全身	武田	欧洲
Chloraseptic（苯佐卡因；1.4mg）	缓解喉咙疼痛	局部	Prestige Brands Inc.	美国

续表

商品名(通用名;剂量规格)	适应证/用途	吸收途径	厂家	上市国家/地区
Donepezil Hexal SF(多奈哌齐;5mg 和 10mg)	阿尔茨海默病	全身	Hexal AG	欧洲
Gas-X(西甲硅油;62.5 mg)	胃肠道胀气	局部	GSK Consamer Health	美国
Risperidone Hexal SF(利培酮;0.5mg, 1mg, 2mg, 3 mg)	镇静	全身	Janssen	欧洲
Triaminic night time(苯海拉明/去氧肾上腺素;12.5/5 mg)	感冒咳嗽	全身	诺华	美国

第五节　肺黏膜给药

在现代药物传递系统的研究中，肺部黏膜给药系统作为一种极具潜力的给药途径，正逐渐成为研究的热点领域。肺部黏膜具有丰富的毛细血管网络和巨大的表面积，为药物的快速吸收和高效传递提供了理想的生理基础。此外，肺部给药能够绕过肝脏的首过效应，减少药物在消化道的降解，从而提高药物的生物利用度。近年来，随着纳米载体、表面修饰技术以及智能响应型材料的发展，肺部黏膜给药系统在药物递送效率和靶向性方面取得了显著进展。这一给药系统也面临着诸多挑战，例如肺部黏膜的生理屏障特性可能限制药物的吸收，而复杂的呼吸道环境则对药物递送系统的稳定性、靶向性和安全性提出了更高的要求。在本节中，我们将深入探讨肺部黏膜给药系统的原理并介绍当前的研究进展和未来的发展方向。通过这一节的阐述，读者将对肺部黏膜给药系统有一个全面而深入的了解。

一、肺黏膜的生理结构

肺黏膜是呼吸系统的重要组成部分，它覆盖在肺部和呼吸道的表面，具有保护、防御和参与呼吸过程的功能。肺黏膜的结构主要包括呼吸道黏膜、支气管壁、肺泡壁和肺泡膜。呼吸道黏膜包括有纤毛上皮细胞、黏膜细胞和杯状细胞。纤毛上皮细胞呈柱状，表面覆盖有纤毛，通过纤毛的运动将黏附在呼吸道黏膜上的异物、病菌等排出体外。黏膜细胞分泌黏液，能够润湿和保护黏膜表面，减少异物对黏膜的刺激。杯状细胞主要分泌黏液，也是黏液的主要成分之一。

支气管壁由平滑肌和结缔组织构成，平滑肌能够通过收缩或舒张调节支气管的管径大小。肺泡壁主要由Ⅰ型肺泡细胞（气体交换）和Ⅱ型肺泡细胞组成，与毛细血管内皮细胞及其共有的基膜形成气血屏障。肺泡膜是肺泡和肺组织之间的间隔结构，由结缔组织构成。

肺黏膜的主要功能包括保护、清除和吸收。肺黏膜通过黏液和纤毛协同作用起到保护作用。黏液能够减少异物和病菌对黏膜的刺激，并防止其进一步深入呼吸道。纤毛通过运动将黏附在黏膜上的异物、病菌等排出。肺黏膜还具有清除作用，通过分泌溶酶体和吞噬细胞来清除吸入肺部的外界微生物。另外，肺黏膜还能够吸收气体和液体。呼吸道黏膜部位还会出现局部抗体，这种抗体由呼吸道黏膜分泌黏液的细胞与进入呼吸道黏膜的血清免疫球蛋白 A 结合而成，参与特异性免疫。

二、肺黏膜给药的优势与局限

肺部具有较大的吸收面积，总面积可达 70～100 m^2，这为药物吸收提供了广阔的区域。

肺泡壁薄，且肺泡周围有丰富的毛细血管，肺泡区域的气血屏障由Ⅰ型肺泡细胞（厚度仅 0.1～0.2μm）与毛细血管内皮细胞（厚度 0.1～0.3μm）及其融合基膜构成，总厚度 0.2～0.5μm，有利于药物的快速吸收。肺部血流丰富，有助于药物快速分布到全身。空气-血液途径交换的距离短，药物吸收屏障小，速度快，这使得肺部给药的吸收速度仅次于静脉注射，且使用方便。肺部的生物水解代谢酶活性低，且无肝脏首过效应，有助于提高药物的生物利用度。患者顺应性好，尤其适用于需进行长期注射给药的患者。通过肺黏膜给药可以达到局部和全身的治疗效果。

尽管肺部黏膜给药具有显著优势，但肺部给药需要特殊的给药装置，这会增加患者的使用难度和成本。给药剂量的准确性难以把控，影响治疗效果。此外，长期使用肺部给药的安全性问题需要进一步考察，以确保不会对肺部造成损伤或引起其他不良反应。疾病对呼吸道生理的影响以及局部代谢酶对药物的分解也是需要考虑的因素。溶解度较低的药物由于溶解缓慢，因此在被溶解之前可能被呼吸道清除。颗粒的清除时间取决于沉积的位置，经鼻输送的颗粒停留时间最短，而肺泡巨噬细胞会在数月至数年内清除肺深处的颗粒。

三、肺黏膜药物吸收机制及影响因素

药物通过气道上皮的吸收途径包括被动和主动转运机制，如细胞旁和跨细胞转运、孔道形成、囊泡转运以及淋巴排泄。这些途径表明，药物从肺部的吸收与它们的分子量、解离度、油水分配系数、极性表面积等理化性质密切相关，并且与血浆蛋白结合率与组织结合率等都存在联系。亲脂性小分子化合物通常通过跨膜扩散吸收，而亲水性小分子则通过细胞旁途径进行吸收。由于与孔内衬的蛋白质和脂质的相互作用较少，离子化程度较低的水溶性小分子一般吸收得更快。对于大分子药物，其跨肺上皮吸收被认为由细胞旁途径或者胞吞两种方式介导。尽管有报道指出，在 1～500 kDa 的范围内，吸收率和分子量大致为负相关关系，但在对多种蛋白药物吸入速率的研究中并未发现分子量与吸收率之间存在联系。

尽管肺部转运体的研究滞后于肠道（已知靶点仅占全身的 18%），但最新单细胞测序证实肺泡上皮特异性表达 OCT3、P-gp 等关键转运体。这些蛋白通过双重机制影响药效：①对亲水性药物（如二甲双胍）的主动摄取使 AUC 提升 2～3 倍；②外排泵（如 BCRP）降低脂溶性药物（如环孢素）的生物利用度达 60%。尤其在吸入型大分子药物设计中，通过 IGF1 受体/FcRn 的靶向递送已成为突破肺局部给药的瓶颈策略。

吸入制剂的颗粒大小、雾化效果等均会影响吸收效果。合适的颗粒大小可以提高药物在肺部的沉积率，从而增强吸收。肺部的血流量、肺泡表面活性物质、纤毛运动等生理状态对药物吸收也有显著影响。血流量丰富有助于药物快速进入血液循环，而纤毛运动则可能影响药物在肺部的停留时间。患者的病理状态会改变肺部的组织结构和生理功能，进而影响药物的吸收。

四、肺黏膜给药系统

根据《中华人民共和国药典》2020 年版的相关规定，吸入制剂是指原料药物溶解或分散于适宜介质中，以气溶胶、蒸气或气体形式递送至呼吸道和/或肺部发挥局部或全身作用的制剂。

（一）肺部传统给药系统

吸入气雾剂是原料药物或原料药物和附加剂与适宜抛射剂共同装封于具有定量阀门系统和

一定压力的耐压容器中，使用时借助抛射剂的压力，将内容物呈雾状物喷出而用于肺部吸入的制剂。该剂型具有定量准确、分散均匀等优点，能够快速起效，药物可直接作用于肺部，减少全身不良反应。然而，气雾剂也存在一些问题：大多需要使用抛射剂，早期常用的氟氯烷烃抛射剂会对环境造成污染，虽然目前已被氢氟烷烃等环保型抛射剂替代，但这些替代品仍然会产生环境问题；气雾剂需要耐压容器和特殊的生产设备，这使得成本较高；气雾剂递送药物的剂量通常较小；许多患者由于不能很好地协调自身的呼吸和吸入装置的释药，导致无法合理用药；一些蛋白多肽类药物在形成气溶胶微粒时易发生变性，影响药物的稳定性和疗效。

吸入粉雾剂是药物或药物与载体的混合物以胶囊、泡囊或多剂量贮库形式，借助患者吸气产生的气流能量，分散成细小粒子，经气道递送至肺部的制剂。吸入粉雾剂是一种理想的肺部给药方式，它避免了抛射剂的使用，减少了环境污染和呼吸道刺激，同时能够递送较大剂量的药物。患者可以主动吸入药物，不存在协同配合困难，且药物剂量准确，无超剂量给药风险。此外，粉雾剂不含防腐剂和酒精等溶剂，对病变黏膜无刺激性。为了达到理想的治疗效果，吸入粉雾剂的粒子应具有特定的物理性状，如气流动力学直径应在 10 μm 以下，粒子形态应接近球形，且具有良好的流动性。为了防止药物聚集，常加入乳糖等载体。自1971 年首个干粉吸入装置问世以来，粉末吸入装置已发展至第三代贮库型，并有多种新型干粉吸入器在研发中，以适应不同患者的需求。当前吸入粉雾剂的研发重点在于开发适合该给药方式的药物和新型吸入给药装置，尤其是泡囊型和储库型装置。

吸入喷雾剂是药物溶解或分散于适宜的介质中，以手动泵的压力、超声振动或其他适宜的方法产生气溶胶，供吸入给药的制剂。其优点包括对患者吸气流速的要求降低，可吸入时间延长，且无需抛射剂，剂量精准、稳定。然而，该装置设计复杂，药物递送量有限，且因其面世时间相对较短，价格相对昂贵，目前市面上可选择的药物较少。

吸入液体制剂是指供雾化器用的液体制剂，即通过雾化器将液体、混悬液或乳液转化为连续可吸入气溶胶的制剂。雾化吸入溶液可使用面罩或口嘴吸入，适用于含婴幼儿的全年龄段人群。雾化用药过程中不需刻意配合，正常呼吸即可，同时亦具一定湿化、稀释气道分泌物的作用。相关指南建议雾化治疗对于部分年老体弱，吸气流速较低，严重呼吸困难，疾病程度较重，使用手持吸入装置存在困难者可长期或按需应用。四种吸入制剂的特点对比见表 7-7。

表 7-7 四种吸入制剂的特点对比

鉴别项目	吸入气雾剂	吸入粉雾剂	吸入喷雾剂	吸入液体制剂
药物分散度	++	++	++	+++
药物吸收率	+++	++	+++	+++
便携性	+++	+++	+++	+
吸气流速要求	+++	+++	++	+
操作难度	+++	+++	++	+
适用人群范围	++	++	++	+++

（二）肺部给药新型载体

在肺部给药系统中，脂质体作为一种新型载体，因其主要由磷脂组成，与肺泡表面活性剂的主要成分相同，显示出良好的组织相容性和高安全性。这种特性使其非常适合用于肺内控释给药。脂质体能够保护药物免受肺部环境的破坏，同时通过控制药物释放，提高药物的生物利用度和疗效。此外，脂质体的结构和组成使其能够与肺部黏膜的生理环境高度匹配，从而减少免疫反应和炎症反应，进一步增强其在肺部给药中的应用潜力。

除了脂质体，其他新型肺部给药载体还包括纳米粒、微球及非离子表面活性剂囊泡等。纳米粒因其小尺寸和大比表面积，能够显著提高药物在肺部的沉积率和吸收率。微球则可以提供更持久的药物释放，适用于需要长期治疗的疾病。非离子表面活性剂囊泡具有良好的生物相容性和稳定性，能够有效保护药物并提高其在肺部的递送效率。这些载体的多样性和独特优势为肺部给药系统的设计和优化提供了丰富的选择，也为未来的研究和应用奠定了基础。

近年来，研究人员还开发了其他创新载体，例如纳米网格结构载体，这种载体包载工程化细胞外囊泡（extracellular vesicles，EVs），可作为肺部给药的潜在治疗平台。EVs具有典型的脂质双分子层结构，能够保护内容物免受破坏，并在细胞通讯中发挥关键作用。通过这些新型载体的开发和应用，肺部给药系统在提高药物传递效率、靶向性和安全性方面取得了显著进展。

第六节　直肠黏膜给药

在现代药物传递系统的探索中，直肠黏膜给药系统的历史渊源可追溯至中国古代医学体系。早在东汉末年，张仲景在《伤寒杂病论》中便记载了蜜煎导法、猪胆汁灌谷道等直肠给药方法，开创了人类直肠给药治疗的先河。中医理论认为，直肠吸收药物后可通过经脉上输于肺，再经肺的宣发作用输布全身，从而发挥治疗作用。这种古老的给药方式不仅在传统医学中占据重要地位，还为现代医学提供了独特的思路。随着现代医学技术的发展，直肠黏膜给药系统逐渐成为药物传递领域的重要分支。该系统通过直肠黏膜丰富的血管和淋巴网络，实现药物的高效吸收，同时绕过肝脏的首关代谢，提高药物的生物利用度。近年来，直肠给药系统在剂型创新和技术优化方面取得了显著进展，如纳米凝胶、中空型栓剂等新型载体的研发，进一步拓展了其应用范围。在本节中，我们将深入探讨直肠黏膜给药系统的生理基础、药物传递机制以及影响吸收的关键因素，介绍当前直肠给药领域的创新进展。通过对这些内容的系统阐述，读者将对直肠黏膜给药系统形成全面而深入的认识。

一、直肠黏膜的生理结构

直肠位于盆腔后部，平骶岬处上接乙状结肠，沿骶骨、尾骨前面下行，至尾骨平面穿过盆膈与肛管相连。直肠长度12～15 cm，分为上段直肠和下段直肠，以腹膜返折为界。上段直肠的前面和两侧有腹膜覆盖，前面的腹膜返折成直肠膀胱陷凹或直肠子宫陷凹。下段直肠全部位于腹膜外。男性直肠下段前方借直肠膀胱隔与前列腺、精囊腺及输精管壶腹相邻。女性则以直肠阴道隔与阴道后壁紧密毗邻，该隔平均厚度仅1.5mm。直肠后方由骶骨、尾骨及梨状肌构成骨性支架，其间走行的骶前静脉丛和交感神经干在手术中需重点保护。

直肠黏膜紧贴肠壁，黏膜在直肠壶腹部有上、中、下三条半月形的直肠横襞，内含环肌纤维，称为直肠瓣。直肠下端由于与口径较小且呈闭缩状态的肛管相接，直肠黏膜呈现8～10个隆起的纵形皱襞，称为肛柱。肛柱基底之间有半月形皱襞，称为肛瓣。肛瓣与肛柱下端共同围成的小隐窝，称肛窦。窦口向上，肛门腺开口于此。窦内容易积存粪屑，易于感染而发生肛窦炎。肛管与肛柱连接的部位，有三角形的乳头状隆起，称为肛乳头。肛瓣边缘和肛柱下端共同在直肠和肛管交界处形成锯齿状的环形线，称齿状线。

直肠系膜指的是包裹中下段直肠后方和两侧的锥形结缔组织复合体上起第3骶椎平面，下达盆膈平面，厚度1.5～2.0 cm，内含动脉、静脉、淋巴组织及大量脂肪组织。

肛垫是位于直肠肛管移行区的特化血管性结构，宽约1.5cm，由窦状静脉丛、Treitz肌及胶原纤维共同构成。其网络状Treitz肌纤维（含特殊弹性蛋白）将血管丛锚定于内括约肌，形成可压缩的“生物阀门”：静息状态下通过血管充血维持肛门密闭性，排便时则通过血液回流实现容积调节。肛垫似一胶垫协助括约肌封闭肛门。

直肠和肛管腔面的形态见图 7-7。

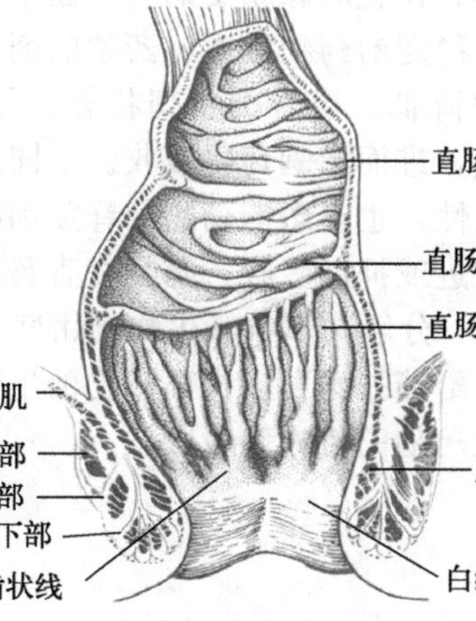

图 7-7　直肠和肛管腔面的形态

二、直肠黏膜给药的优势与局限

直肠给药系统作为一种重要的非口服给药途径，具有显著的临床应用价值。它能够有效避免肝脏的首过效应，减少药物在肝脏中的代谢，从而显著提高药物的生物利用度。直肠给药操作简便，安全性高，尤其适用于儿童、吞咽困难者以及无法口服药物的患者。直肠黏膜的吸收速度快，药物能够迅速进入血液循环，起效迅速。直肠给药还可直接作用于局部病灶，如痔疮、便秘等，提高治疗效果。这些优势使得直肠给药在临床应用中展现出广阔的前景。

直肠给药系统也存在一些局限性。直肠内粪便和黏液的存在会干扰药物与黏膜的接触，导致吸收效率不稳定。此外，直肠给药的操作需要一定的技巧和患者的配合，部分患者可能因操作不当或不适应而影响治疗效果。目前，直肠给药的药物种类相对有限，市场上缺乏规范化的中成药制剂和专用器具。部分患者对直肠给药的接受度较低，可能会产生不适感或心理障碍。尽管存在这些挑战，直肠给药系统仍具有重要的研究价值和临床应用潜力，值得进一步探索和优化。

三、直肠黏膜药物吸收机制及影响因素

药物通过直肠吸收的机制主要为被动扩散，其中直肠黏膜属于类脂膜，对脂溶性药物有较好的吸收能力。一般来说，药物从直肠吸收的有三条途径。通过直肠中静脉、下静脉和肛门静脉直接吸收进入大循环，不经过肝脏，从而避免了肝脏的首过解毒效应，提高血药浓度。由直肠上静脉经门静脉进入肝脏，代谢后再参与大循环。这一途径意味着药物在全身循环前会先经过肝脏的代谢。直肠淋巴系统也吸收部分药物，但因淋巴流量很低，经其吸收的药量实际上很少。尽管如此，这一途径仍然为药物提供了另一种进入体循环的方式。

药物在直肠中的吸收是一个复杂的过程，受到多种因素的影响。首先，药物的理化性质至关重要，其中小分子和高脂溶性的药物通常更容易通过直肠黏膜被吸收。药物在直肠内的具体位置也会影响其是否经历肝脏的首关代谢，如果药物能够到达结肠末端，它可能会通过

门静脉循环而丢失，进而影响其全身的生物利用度。直肠的生理环境，包括平均 pH 值 7.2～7.4、直肠液体积（1～3 mL）以及由柱状上皮细胞和杯状细胞构成的黏膜结构，都会对药物吸收产生影响。

药物从制剂中的释放速率和在直肠黏膜中的吸收速率是决定药物生物利用度的关键，而控制释放的制剂有助于维持更稳定的药物浓度。药物的剂量也是一个重要因素，因为高剂量可能导致吸收饱和，吸收效率降低。患者的生理状态，包括健康状况、年龄和直肠病理状况，都可能改变黏膜的通透性，进而影响药物吸收。不同的制剂类型，如栓剂、灌肠剂、凝胶和乳膏，各有其优势和局限性，也会影响药物的释放和吸收。药物与直肠黏膜中的黏液或细胞成分的相互作用可能会促进或抑制吸收。药物在直肠环境中的稳定性同样重要，不稳定的药物可能会在特定的 pH 值下分解，影响其生物利用度。给药方式的不同也会影响药物在直肠中的分布和吸收，正确的给药技术可以提高药物的生物利用度。直肠给药系统的设计需要综合考虑这些因素，以优化药物的传递和吸收。

四、直肠黏膜给药系统

栓剂是在体温下融化的固体剂型，是最常用的直肠给药系统，可以快速或控制释放药物，适用于需要局部作用或全身作用的治疗。制备的直肠栓剂应无刺激性，长期使用不引起黏膜变化，栓剂大小和形状适度，在各地区、不同季节的室温条件下保持稳定、不软化、不脆裂，在 37 ℃水溶液中有一定的溶解度和释药速率。近几年来由于新基质不断出现和栓剂生产自动化的实现以及采用了新型的单个密封包装技术，栓剂生产的品种和数量显著增加。除常用的普通栓剂外，还有中空栓剂、泡腾栓剂、微囊栓剂、渗透泵栓剂、凝胶栓剂、双层栓剂和骨架控释型栓剂等。

中空栓剂可以根据添加剂或药物载体的不同实现缓释或速释效果，这为药物递送提供了灵活性。同时，中空栓剂能够提高药物及制剂的稳定性，避免了普通栓剂常见的释药困难问题。它适用于水溶性和脂溶性药物，允许调整药量以适应不同的治疗需求。中空栓剂的制备过程相对复杂，它需要在栓剂基质边缘开始凝固而中心部分仍保持流动状态时进行操作。一般通过翻转模具，以便让中间未凝固的基质流出，从而形成一个空腔。或者在制作过程中预先插入一个棒状物，然后在基质接近凝固时取出该棒状物，以此形成空腔，之后再加入药物。

微囊栓剂是通过将药物先制成微囊，然后再与基质混合制成栓剂的一种剂型。微囊栓剂通常包括单微囊栓和复合微囊栓两种形式。单微囊栓是将栓剂中的主药全部经过微囊化处理，而复合微囊栓则是栓剂中的主药以药粉和药物微囊两种形式共存。这种剂型结合了微囊和栓剂的优点，既可以保护药物免受破坏，又可以延长药物作用时间，还可以通过调整药粉和微囊的比例来控制血药浓度范围。微囊栓的制备工艺较为烦琐和复杂，微囊粒径大小、囊壁厚度及栓剂制备温度等都需要严格控制，以防止温度过高导致微囊破裂，影响栓剂的释放。微囊栓剂的制备过程中，对药物的包封率和载药量的要求较高，这些因素限制了微囊栓剂的应用。

渗透泵栓剂是一种基于渗透压原理的控释型长效栓剂。这种栓剂是由药物、半透膜材料、渗透压活性物质和助推剂等组成，以渗透压作为释药动力，以零级释放动力学为特征的一种给药系统。其构造包括一个固体片芯，外包覆一层半渗透性的聚合物膜，并在包衣层上打一个或多个小孔。口服后，体内水分通过半透膜进入制剂，溶解药物与渗透压活性物质，利用制剂内外渗透压差将药物以恒定的速度泵出。该剂型可使血药浓度稳定保持在治疗浓度范围内，降低峰谷现象，使药物血药浓度波动所产生的不良反应降低到最小。此外，相对于普通制剂，药物恒速释放时间明显延长，可减少服药次数，改善患者用药顺应性，对于半衰期短需频繁服用的药物非常适用。渗透泵栓剂的制备工艺同样复杂，不易工业化生产，且激光打孔可能将膜灼烧或造成孔径不一，导致无规则释药。

凝胶栓剂是一种特殊的栓剂类型，其基质分为两大类：合成材料和天然材料。合成材料如聚乙烯醇、聚丙烯、聚乙烯、聚氨酯等，这些材料具有良好的热塑性，可以在较短时间内快速固化，维持药物稳定性。而天然材料如海藻胶、壳聚糖、石膏、山梨醇、植物油等，其特点是价格低廉，吸水性良好，可以有效保护药物、保持 pH 环境的稳定性。天然材料还可以提供一定的增塑性，容易被患者吸收，不易引起过敏。卡波姆、纤维素衍生物等具有亲水性、生物黏附性的材料常被作为基质使用。这些水性凝胶基质遇水会吸水溶胀，变得柔软有弹性，且对生物黏膜具有黏合力，能够长时间附着在黏膜表面，在缓慢释放的同时提高药物的生物利用度。

双层栓剂是一种特殊的栓剂形式，由两层组成，可以是内外双层或上下双层。这种剂型能够同时荷载两种药物，通过不同层的不同基质实现药物的控释，从而达到两种不同药物先后释放的目的。双层栓还可以降低药物之间的配伍反应，提高药物生物利用度和减少不良反应。制备内外两层的双层栓的模具称孔模，由内模和外模组成。内模一般是实体的锥体，外模即栓具模型。制备时先将内模固定于外模中，将其中一种药物和基质的熔融液倒入内模的孔中，待凝固后，拔出内模，再将另一种药物和基质熔融液倒入内模留下的孔中，冷却后，刮掉多余部分即得到内外两层的双层栓。双层栓的制备工艺要求较高，需要特殊的双层栓模，以确保两层药物的均匀分布和有效释放。

灌肠剂是一种历史悠久且应用广泛的直肠给药方式，它通过将药物制成溶液形式，使用导管或特定装置直接灌入肠道，以此达到治疗效果。这种方法能够使药物直接作用于肠道，快速起效，并且避免了药物对胃肠道的刺激。随着医疗技术的进步和制药行业的发展，灌肠剂已经成为治疗消化道疾病、康复护理和手术前准备等多个医疗领域的重要手段。

灌肠剂的发展经历了从传统剂型到现代制剂的转变，其安全性和有效性得到了显著提升。早期的灌肠剂以简单的药液形式存在，操作技术要求较高，存在安全隐患。而现代制剂技术的进步使得灌肠剂的剂型更加多样化，如缓释灌肠剂和靶向灌肠剂等新型制剂，能更精确地控制药物释放的速度和部位，从而提高疗效和安全性。近年来，精准医疗的需求推动了灌肠剂研究和应用的创新，个性化药物灌肠剂和智能控制释放灌肠剂等新型制剂的出现，为临床治疗和康复护理提供了更多选择。

乳膏是半固态的剂型，由油相、水相和乳化剂组成，适用于直肠黏膜的局部治疗，提供缓释或快速释放的药物，取决于其配方和基质，常用于治疗痔疮、肛裂和其他肛门直肠疾病。

直肠胶囊是含有药物粉末或颗粒的硬质或软质胶囊，设计为在直肠内溶解或释放药物。它们可以保护药物免受胃酸和酶的影响，同时减少首过效应，适用于需要快速吸收或避免口服给药的药物。

第七节　阴道黏膜给药

在现代药物传递系统的探索中，阴道黏膜给药系统因其独特的生理特性与多样的应用潜力，正逐渐成为药物递送领域中备受瞩目的研究方向。阴道黏膜不仅拥有丰富的血管和淋巴网络，能够为药物的高效吸收提供有力支持，还因其独特的解剖结构，为局部和全身治疗提供了多样化的给药策略。从局部感染的精准治疗到激素类药物的全身递送，阴道给药系统展现了其在不同临床场景中的独特价值。随着生物材料科学、纳米技术以及智能递送系统的快速发展，阴道黏膜给药系统在药物传递效率、靶向性以及患者依从性方面不断取得突破，为这一领域的研究注入了新的活力。本章节将深入剖析阴道黏膜给药系统的生理机制、药物递送的机理以及影响药物吸收的关键因素，详细介绍当前在阴道给药领域中广泛应用的技术和最新研究进展。通过对这些内容的系统阐述，读者将对阴道黏膜给药系统形成全面而深入的认识。

一、阴道黏膜的生理结构

阴道黏膜是女性生殖系统的关键组成部分，具有保护阴道免受外界侵害、维持内部环境稳定及促进性生活和谐等作用。阴道黏膜由上皮组织和结缔组织紧密构成，表面多黏稠，富含血管和神经，能够分泌黏液，起到润滑阴道、减少摩擦的作用。阴道黏膜还具备自我调节功能，通过分泌酸性物质来维持阴道的弱酸性环境，有效抑制有害细菌的生长，保护阴道免感染。同时其丰富的毛细血管和弹性纤维，为阴道提供了充足的营养。

阴道壁由黏膜、肌层和外膜组成。阴道黏膜形成许多横形皱襞，黏膜上皮为非角化型复层扁平上皮，较厚，一般情况下表层细胞虽含透明角质颗粒，但不出现角化。阴道上皮的脱落与更新及其一定的周期性变化受卵巢激素的影响，雌激素促使阴道上皮增厚，并使细胞合成大量糖原。在月经周期增生晚期阴道上皮最厚。在子宫内膜分泌晚期雌激素水平下降时，阴道上皮细胞脱落明显，上皮变薄。阴道上皮细胞脱落后，细胞内糖原被阴道内的乳酸杆菌分解为乳酸，使阴道分泌物保持酸性，有一定的抗菌作用。黏膜固有层的浅层是较致密的结缔组织，含有丰富的毛细血管和弹性纤维，深层有丰富的静脉丛。

二、阴道黏膜给药的优势与局限

阴道黏膜具有较大的接触面积和丰富的血管组织，这有助于药物快速吸收和避免肝的首过效应，尤其在局部给药时非常具有优势。此外，阴道给药能够延长药物在局部的滞留时间，避免肝脏代谢，增加药物吸收并减少降解。这些特点使得阴道给药在治疗阴道感染、月经痛、避孕和激素替代疗法等方面具有潜在的应用价值。阴道给药对多肽和蛋白质药物的渗透性高，这对于蛋白质和多肽类药物的开发具有重要意义。

然而，随着阴道生理功能不断变化，药物的递送效率受到影响。生理清除机制、个人卫生、局部刺激、黏液层孔隙结构的大小和黏液网的交互过滤作用都可能阻碍药物的递送。自然的生物力学和阴道流体动力学也会影响阴道组织中药物的递送。此外，阴道内给药的难点在于药物滞留不足和复杂的黏液屏障。

三、阴道黏膜药物吸收机制及影响因素

阴道黏膜给药的吸收机制主要包括细胞转运通道（脂溶性通道）、细胞外转运通道（水溶性通道）和受体介导的转运。由于阴道黏膜结构的特性，脂溶性通道在药物转运中占据主导地位。近年来的研究发现了一种“子宫首关效应”现象，即药物经阴道黏膜吸收后，可绕过肝脏的首关代谢，直接转运至子宫，但具体的过程仍有待探索。

阴道上皮组织厚度的周期性变化、分泌液的量和组成、pH 值、性冲动等都能影响阴道给药系统中药物的释放行为。例如，类固醇的阴道吸收会受到阴道上皮组织的厚度的影响。雌激素的阴道吸收绝经后的妇女比绝经前的要高。阴道分泌液的量、黏度和 pH 值对药物的

吸收有着双重影响。当分泌液的量增加时，水溶性差的药物吸收会增加，然而，过度黏稠的宫颈黏液可能形成药物吸收的屏障，而且过多的分泌液可能会将药物从阴道腔冲走，继而减少药物的吸收。此外，阴道宫颈黏液是一种糖蛋白凝胶，有可能被开发成一种药物生物黏附给药系统。对于pH值敏感的药物，pH值任何细微的变化都会影响经阴道给药的药物的释放曲线，从而影响药物的吸收。体外研究表明：前列腺素E2阴道制剂的释放行为主要取决于介质的pH值。

分子量、亲脂性、电离性、表面电荷等药物的理化性质都会影响阴道药物的吸收。一般亲脂性的小分子药物比大分子药物的吸收要好。关于聚乙烯醇的阴道吸收的一项研究表明：阴道黏膜允许吸收药物的最大分子量比其他黏膜的要大。由于阴道分泌液含有丰富的水，故任何经阴道运输的药物必须具有一定程度的水溶性。

根据使用目的不同，阴道用剂型常分成速效制剂和长效制剂。女性生殖器炎性反应的急性发作期需要使用速效剂型；而慢性炎性反应，长效避孕药，为提高局部或全身免疫力的抗原、抗体给药，则往往制成长效制剂。

四、阴道黏膜给药系统

阴道给药的剂型多样，包括溶液剂、栓剂、凝胶剂和片剂等传统剂型，以及阴道环等新型剂型。

栓剂是一种在常温下呈现固态的剂型，设计用于阴道给药。它们通常由药物与适宜的基质材料混合制成。栓剂的主要优势在于其易于使用，患者只需将其塞入阴道，随着体温的作用，栓剂会迅速软化、熔融或溶解于阴道分泌液中，从而逐渐释放药物。这种释放机制有助于药物在阴道局部或全身范围内发挥作用。栓剂因其操作简便、疗效确切、患者易于接受等优点，在临床上得到了广泛的应用。

凝胶剂是一种半固体剂型，因其制备简单、操作方便、水溶性强、流动性好、刺激性小等特点，在阴道黏膜给药系统中得到了广泛应用。凝胶剂通常由药物与增稠剂和保湿剂混合制成，可以提供舒适的使用体验，并能够在阴道内形成一层药物释放的屏障。凝胶剂的设计可以控制药物的释放速率，从而延长药物的作用时间，提高疗效。此外，凝胶剂还可以减少药物的流失，提高患者的依从性。

阴道片剂是另一种常见的阴道给药剂型，包括生物黏附片剂和泡腾片。生物黏附片剂通过加入生物黏附材料来增强药物与阴道黏膜的接触紧密性和持续性，从而增加药物的吸收速率和吸收量。这种设计有助于提高药物的局部浓度，增强疗效。阴道泡腾片剂则在阴道内偏酸性的环境下迅速溶解，释放药物，其生物利用度通常高于普通片剂，有利于保持药效稳定。泡腾片剂的快速溶解特性使其在需要快速起效的治疗中具有优势。

膜剂是一种将药物溶解或分散于成膜材料中的剂型，可以制成单层或双层膜状制剂。阴道膜剂因其薄膜状结构，可以紧密贴合阴道壁，从而提高药物的局部浓度和疗效。膜剂主要用于避孕和杀菌治疗，它们可以在阴道内缓慢释放药物，提供长时间的保护效果。膜剂的设计还可以减少药物的流失，提高患者的依从性。

阴道环是一种长效给药系统，由药物和聚合物材料制成，可以持续释放药物。阴道环的设计使其能够在阴道内长时间停留，缓慢释放药物，适用于需要长期治疗的情况，如雌激素替代疗法和避孕。阴道环的优点在于其使用方便，患者只需将其放入阴道，即可在数周或数月内持续获得药物释放，减少了给药次数，提高了患者的依从性。此外，阴道环还可以减少药物的峰谷现象，提供更稳定的药物血药浓度。

第八章
生物技术药物递送系统

第一节　概述

一、生物技术药物的概念及特点

生物技术（biotechnology）是指利用生物（动物、植物或微生物）或其产物生产对人类有用的物质或生物。现代生物技术是指以生物化学或分子生物学的操作方法来改变生物或其分子的（遗传）性质，或利用细胞和分子遗传过程来解决实际问题或制造产品的技术。现代生物技术包括基因工程、细胞工程、发酵工程和酶工程、蛋白质工程、生物电子工程、生物材料、生物反应器、生物信息技术与生物芯片、大规模蛋白纯化制备技术等，而核心是基因工程技术。医药生物技术包括两方面内容：①利用生物体作为生物反应容器，按人们的意志来研究、生产出医药生物技术产品，如基因工程药物、单克隆抗体、疫苗和寡聚核苷酸及诊断试剂等。②利用生物技术改进或创造出新的诊断、治疗、预防疾病的方法，如基因治疗和生物治疗等。

生物技术药物（biotechnology drugs）是以微生物、细胞、动物或人源组织和体液等为原料，应用传统技术或生物技术制成，用于人类疾病的预防、治疗和诊断的药物。生物技术药物广义是指所有以生物为原料制备的各种生物活性物质及其人工合成类似物，以及通过现代生物技术制备的药物。其中生物活性物质即生物技术药物的来源是酵母、细菌、植物、昆虫及哺乳动物等各种生物体内的特征细胞产物。生物技术药物狭义指利用生物体、生物组织、细胞及其成分，综合应用化学、生物学和医药学各学科原理和技术方法制得的用于预防、诊断、治疗和康复保健的制品，特指采用DNA重组技术或其他现代生物技术研制的蛋白质或核酸类药物。

生物技术药物大多数为多肽类、蛋白质类、核酸类及多糖类，目前上市品种绝大多数为蛋白质与多肽类。与小分子化学药物相比，生物技术药物具有以下特点。①药理活性高，一般使用剂量低。②结构复杂，理化性质不稳定。③口服给药易受胃肠道pH值、菌群及酶系统破坏。④生物半衰期短，体内清除率高。⑤具有多功能性，作用广泛。⑥检测存在诸多困难和不便。

生物技术药物可能存在潜在的免疫原性问题。很多生物制剂本身就具有不可忽略的抗原性。虽然蛋白质、多肽药物大多为内源性物质，临床使用剂量小，药理活性高，副作用少，很少有过敏反应发生；但是由于生物技术药物大都是从生物产物中分离、纯化得到的蛋白质，其所含杂质也常为蛋白质；这些蛋白质杂质的存在就可能引起过敏反应或使药物的治疗作用与预期不同。如重组生物制剂与内源性蛋白质略有差别就会激发免疫副作用。从菌群中制备得到的重组生物制剂若被一定量的细菌污染，也会激发免疫副作用。

除此之外，生物技术药物还存在结构确认的不完全性问题。生物技术药物的活性主要来自其空间结构和氨基酸序列，但由于其相对分子质量大，空间构型复杂，现有分析方法不能完全确认其化学结构。

生物技术药物常表现出种属特异性。生物技术药物的作用靶位主要是抗原表位或受体。不同种属的动物，其同类受体的功能或结构可能存在差异。因此可能出现某种生物技术药物在动物体内有生物活性，而在人体内无活性的现象。

生物技术药物大都为生物大分子物质，其结构特性决定了其对温度、环境 pH 值、离子强度、酶等较为敏感，容易失活。与小分子化学药物相比，保持其稳定性对其发挥治疗作用至关重要。蛋白质和多肽由于相对分子质量大，还时常以多聚体形式存在，很难透过胃肠道黏膜的上皮细胞层，故吸收很少，一般不能口服给药，患者的顺应性差。

多肽类、蛋白质类生物技术药物的药代动力学有以下特点：体内分布有组织特异性，分布容积比较小；某些药物还呈现非线性消除动力学特征；在大多数组织均有降解发生，体内降解部位广泛，降解迅速；从血中消除较快，因此在体内的作用时间较短，一般的注射给药往往没有充分发挥其作用。

二、生物技术药物开发的现状

目前开发的生物技术药物根据其化学结构可分为多肽类药物、蛋白质类药物、核酸类及多糖类药物等。蛋白质、多肽类药物又可以分为：①细胞因子类，如人干扰素、人白细胞介素-2、红细胞生成素等；②重组激素类，如胰岛素、降钙素；③重组溶栓类，如 rSK、rSAK、rTPA、Pro-UK；④导向毒素，如 IL-3-白喉类毒素融合蛋白；⑤单克隆抗体；⑥基因工程疫苗，如 DNA 重组乙型肝炎疫苗。核酸药物可以分为：①寡核苷酸药物；②反义寡核苷酸药物；③基因治疗药物；多糖类药物除具有抗肿瘤和免疫调节活性外，还有多糖疫苗等。按生物技术药物的作用性质和用途可分为：①疫苗；②抗毒素及免疫血清；③血液制品；④细胞因子和重组 DNA 产品；⑤诊断制品；⑥其他制品。

2024 年，中国国家药品监督管理局（NMPA）批准了 37 款生物新药上市（表 8-1）。这些生物新药包括单抗、双抗、抗体药物偶联药（ADC）、细胞疗法等。

表 8-1 2024 年中国国家药品监督管理局批准 37 款生物新药

药品名称	靶点	适应证
仑卡奈单抗	Aβ	阿尔茨海默病
伽奈珠单抗	CGRP	偏头痛
可伐利珠单抗	C5	阵发性睡眠性血红蛋白尿症
susoctocog alfa	factor Ⅷ	获得性 A 型血友病
泽沃基奥仑赛	BCMA	多发性骨髓瘤
依沃西单抗	VEGF-A；PD1	非小细胞肺癌
泽美洛韦单抗/玛佐瑞韦单抗	rabies virus	狂犬病
胰岛素艾妥	insulin	2 型糖尿病
特立帕妥单抗	BCMA；CD3	多发性骨髓瘤
恩沃利单抗	PD-1	宫颈癌
罗培干扰素 α-2b	IFNα2	真性红细胞增多症
培妥罗凝血素 α	factor Ⅷ	A 型血友病
比奇珠单抗	IL-17F；IL-17A	强直性脊柱炎
伏尼凝血素 α	vWF	血管性血友病

续表

药品名称	靶点	适应证
舒索凝血素 α(simoctocog alfa)	factor Ⅷ	获得性 A 型血友病
本瑞利珠单抗	IL-5Rα	嗜酸性粒细胞性哮喘
维恩妥尤单抗	nectin-4	尿路上皮癌
西达基奥仑赛	BCMA	多发性骨髓瘤
塞利奇单抗	L-17A	银屑病
布奇珠单抗	IL-17A	银屑病
注射用 A 型肉毒毒素	BoNT/A	眉间纹
司普奇拜单抗	IL-4Rα	特应性皮炎
伊努西单抗	PCSK9	血脂异常
艾帕洛利/托沃瑞利单抗	CTLA4；PD1	宫颈癌
昂戈瑞西单抗	PCSK9	血脂异常
利纳西普	IL-1R	CAPS
索米妥昔单抗	FRα	卵巢癌
芦康沙妥珠单抗	TROP2	三阴性乳腺癌
泰朗妥昔单抗	CD19	弥漫性大 B 细胞淋巴瘤
多奈单抗	pGlu3-Aβ	阿尔茨海默病
悬铃木花粉点刺液	悬铃木花粉变应原	花粉过敏
德国小蠊点刺液	德国小蠊变应原	过敏性疾病
猫毛皮屑点刺液	猫毛皮屑变应原	过敏性疾病
莫妥珠单抗	CD20；CD3	B 细胞淋巴瘤；滤泡性淋巴瘤
佐妥昔单抗	CLDN18.2	胃或胃食管交界处腺癌
塔戈利单抗	PD-L1	鼻咽癌

随着研究技术的飞速发展，生物技术药物的结构和应用范围不断拓展，特别是随着分子克隆、基因重组及细胞大规模培养等关键技术的突破，基于寡核苷酸、重组病毒、细胞等的药品陆续上市，并展现出了巨大的发展前景。生物技术药物研究已经逐渐成为创新药物研究的主流，有关生物技术药物制剂研究的技术和方法，也将成为药剂学研究的重要领域。

第二节　蛋白多肽类药物递送系统

一、蛋白多肽类药物的结构与理化性质

（一）化学组成及分子量

传统小分子药物分子量一般在 10～1000 Da 范围内，而生物技术药物分子量一般是小分子药物的 10～1000 倍。蛋白类与多肽类是通过多种氨基酸按一定顺序通过酰胺键相连形成的肽链，通常将分子量小于 5000 Da 的肽链称为多肽，分子量大于 5000 Da 的称为蛋白。蛋白类药物的三维结构比较固定和明确，并且其结构变化对活性的影响非常大，而多肽类药物在水溶液中具有较灵活的构象。

（二）蛋白质的结构特点

每一种天然蛋白质都具备特有的三维结构或称空间结构，这种三维结构通常被称为蛋白质的构象，可用一级、二级、三级、四级结构来表达（图 8-1）。其中一级结构称为初级结

构，即组成肽链的氨基酸排列顺序，包括起始和二硫键位置；二、三、四级结构称为高级结构，二级结构指蛋白质分子中多肽链之间通过氢键作用形成的折叠结构单元，包括 α-螺旋与 β-折叠结构等。三级结构是指包括主链和侧链在内的完整多肽链的空间排列组合方式；四级结构则是指两个以上具有特定三级结构的肽链通过非共价键连接形成的空间排列组合方式。蛋白质分子只有在其立体结构呈特定的构象时才有相应的生物活性。具有糖基化修饰的糖蛋白类药物结构更为复杂，糖链的多少、长短及连接位置均影响其活性。

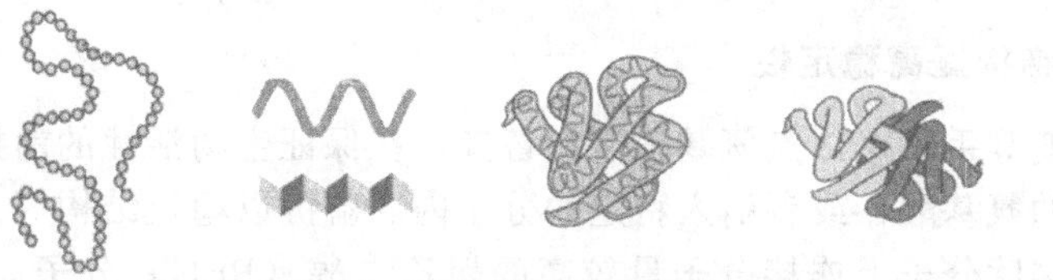

图 8-1　蛋白质结构示意图

（来自《药剂学》，孟胜男、胡容峰主编，中国医药科技出版社，第 1 版）

二、蛋白多肽类药物的稳定性

与小分子药物相同，蛋白类药物的活性与其结构密切相关。但不同的是，小分子药物药效的稳定性几乎完全取决于其化学稳定性，而蛋白类药物生物活性的保持不仅取决于其氨基酸的组成（初级结构），通常称化学稳定性，还取决于其高级结构的稳定性，即物理稳定性。这对于蛋白类药物的制剂研究、生产、贮存等至关重要。

（一）化学稳定性

蛋白质的化学稳定性是指通过共价键连接的氨基酸序列的稳定性，也包括其中各个氨基酸侧链的共价结构的稳定性。共价键改变引起蛋白质不稳定的原因有水解、氧化和消旋化；除此之外还有蛋白质的特有反应，即二硫键的断裂与交换。有时上述几种反应同时进行。

（二）物理稳定性

蛋白类药物的物理稳定性是指在蛋白质的氨基酸序列结构保持稳定的前提下，蛋白质三维结构的稳定性。其与维持蛋白质三维结构中的非共价键密切相关，一旦非共价键受到部分破坏，可能影响到整个协同作用，进而会造成蛋白质结构的破坏和生物活性的丧失，即变性（denature）发生蛋白质聚集（aggregation）、沉淀（precipitation）、表面吸附（absorption）或解折叠（unfolding）等。

上述不稳定现象将会给开发蛋白类与多肽类药物制剂带来许多困难。影响蛋白质物理稳定性的因素有很多，如温度、pH 值、蛋白质浓度、离子环境、表面作用和机械作用等，都需要重点关注。

三、蛋白多肽类药物稳定化方法

注射剂是蛋白类与多肽类药物的最常见剂型，一般包括液体型和无菌粉末两种形式的产品。由于蛋白类与多肽类药物的活性极易受到处方和环境因素的影响，在其注射剂的设计与制备中，需要特别重视对药物的稳定化保护。

（一）液体型注射剂的稳定化与制备工艺

液体型注射剂一般为蛋白质或多肽分子的溶液，但在某些特殊情况下也可以是分子聚集体或微晶的混悬液。增加蛋白类与多肽类药物在溶液中稳定性的方法主要有改造其结构或改变与其接触的溶剂的性质。一般在处方前研究中，通过对其氨基酸序列、高级结构和化学稳定性的分析，结合加速实验，找出其中最容易被降解的热点序列（hotspot）。

1. 改变化学结构提高稳定性

运用定点突变等手段对热点氨基酸进行替换，在保证生物活性的前提下，用较稳定的氨基酸替代易降解的氨基酸，或者引入特定的分子内二硫键以稳定结构等。

在蛋白质和多肽分子上连接分子量较高的聚乙二醇（PEG）分子，PEG 在蛋白质分子周围构成一定的空间位阻，能阻滞体内蛋白酶对蛋白质的降解；此外，PEG 修饰后的蛋白类药物还能避免补体系统等的消除作用、减少肾小球滤过，延长蛋白类药物在体内的驻留时间，从而兼具长效作用。

2. 采用制剂手段提高稳定性

通过处方的设计和优化，改变蛋白类与多肽类药物溶液的性质，抑制或延缓蛋白质分子的化学降解和物理变性。

（1）溶液的 pH 值和缓冲盐　由于多肽和蛋白质分子在溶液中的稳定性与溶液的 pH 值密切相关，如β-消除反应主要发生在酸性条件下，在碱性条件下会减少二硫键的断裂等。所以在制剂研究中需要选择最能保证蛋白质稳定性的溶液 pH 值范围及缓冲体系。应根据特定蛋白质和多肽序列的主要降解途径，有针对性地选择和筛选溶液的 pH 值。由于不同缓冲体系的 pH 值范围不同，所以缓冲液的选择也应该有相应的考虑，例如：去酰胺化的速率在磷酸和碳酸氢盐缓冲液中较快，而在硫酸、硝酸、醋酸、盐酸盐等缓冲溶液中则较为稳定。

蛋白质分子的物理稳定性也受溶液 pH 值影响。当溶液 pH 值接近蛋白质或多肽分子的 pI 时，蛋白质的溶解度最低，容易造成蛋白质聚集甚至沉淀等。

（2）小分子稳定剂和抗氧化剂　在蛋白类与多肽类药物制剂中，原辅料及包装容器中往往含有一些使氨基酸氧化的物质，导致蛋白质失活。此时可以加入蔗糖等稳定剂，也可以加入 EDTA 等金属离子螯合剂抑制氧化反应发生，提高蛋白类与多肽类药物的稳定性。

（3）表面活性剂　由于蛋白类与多肽类药物制剂在制备和贮存过程中，会遇到各种相界面，如溶液中的气泡、溶液的表面，以及容器和瓶塞的内表面等，很容易造成蛋白质的变性，所以有时需要在制剂中添加少量的表面活性剂，从而使蛋白质分子可以远离界面，降低变性的概率。主要为非离子型表面活性剂，如聚山梨酯 80、泊洛沙姆 188 等。

（4）大分子化合物稳定剂　部分大分子化合物用于蛋白类制剂中，可阻碍蛋白质间的相互作用，提高蛋白分子的稳定性。如人血清白蛋白（human serum albumin）在蛋白类药物制剂中，提供一定的蛋白质间相互作用的空间位阻，保护蛋白质活性，在人红细胞生成素、β-干扰素等制剂中起到稳定蛋白质活性的作用。

（二）固体型注射剂的稳定化与制备工艺

有很多蛋白类与多肽类药物分子在水溶液中不稳定，可以制备成冻干粉剂，降低蛋白质分子在介质中的热运动及相互作用的概率，在使用前再溶解成注射液。

由于蛋白类与多肽类药物对温度极为敏感，所以一般情况下多采用冷冻干燥法制备蛋白类与多肽类药物的冻干粉针，但制备过程中会产生多种冻结和干燥应力，使此类药物发生不同程度的变性。因此，为提高制剂的稳定性，必须对药品在冻干过程中的损伤和保护机制进行进一步的研究，优化冻干工艺。

1. 冷冻干燥过程对蛋白类与多肽类药物稳定性的影响

冷冻干燥主要包括两个步骤，即蛋白质溶液的冷冻和在真空状态下对冷冻固体的干燥。其中干燥环节又可进一步分为初级干燥和次级干燥两个步骤。初级干燥是除去冷冻的水分，而次级干燥是除去没有冻结的蛋白质和多肽分子上的结合水。冷冻干燥过程中，随着温度的下降，水分开始形成结晶，溶质不断浓缩导致蛋白质分子相互靠近，可能引起蛋白质分子发生聚集；温度继续下降时，溶质也将析出结晶，较早形成的冰会形成冰-水界面，从而导致蛋白质的界面吸附，可能会破坏蛋白质的高级结构。另外，缓冲液形成结晶后，残余溶液的pH 值会发生变化，可能导致蛋白质聚集及化学降解。

2. 蛋白类与多肽类药物冻干过程中辅料的选择

冷冻干燥法制备蛋白类药物制剂主要考虑的问题是选择合适的辅料，优化蛋白类药物的稳定性。一般认为，在冷冻液的处方中应尽量避免使用磷酸钠缓冲盐，因为磷酸氢二钠很容易结晶，可能造成非晶区域的 pH 值下降到 4.0 以下。此外，当溶液中出现很多冰晶时，其界面也会对蛋白质结构有一定的破坏作用，因此应控制冷冻速率，以尽量减少对蛋白质结构的影响。

干燥过程中保护蛋白质的三维结构往往依赖于蛋白质和水分子形成的氢键。在蛋白质冷冻干燥的过程中，尤其是干燥末期，随着蛋白质分子结合水的失去，氢键作用消失，会导致蛋白质的失活及进一步的降解。为了避免此现象，需要加入冻干保护剂，如甘露醇、山梨醇、蔗糖、乳糖、海藻糖、白蛋白、右旋糖酐等。这些冻干保护剂可以和蛋白质分子形成氢键，替代水分子的氢键作用，从而维持蛋白质空间构型。

为了保证冻干粉具有足够的机械强度，维持良好的外形，往往需要加入填充剂。这些填充剂具有较高的塌陷温度（collapse temperature），在冻干时不会发生塌陷，有利于水分的升华，也可避免药物的损失，如药物剂量很小（或浓度很低），冻干时会形成非常疏松而轻质的絮状物，有可能在真空条件下被抽出冻干瓶外，赋形剂的存在可形成蛋糕状结构，以限制有效成分的逃离。最常用的赋形剂是甘露醇和氨基己酸。

3. 蛋白类与多肽类药物冻干工艺参数的确定

为了提高制剂稳定性，在蛋白质和多肽的冷冻干燥过程中除了添加填充剂和冻干保护剂外，也应注意一些工艺参数对药物稳定性和外观的影响，如预冻温度和时间、最低与最高干燥温度、干燥时间和真空度等，并应该通过预试验了解药物发生降解的温度，以及冻干制剂出现塌陷的温度等。在预冻过程中，当温度下降到一定程度时，因部分水分冻结固化，物料变得很黏稠，此时的温度称为玻璃化温度（Tg）。大多数蛋白类与多肽类药物的 Tg 介于−60～−40℃，在此温度下化学反应基本中止，因此预冻时一般应尽快将温度降至 Tg 以下。冻干制剂的含水量也是一个重要参数，水分过多会影响药物的稳定性或引起制剂的塌陷；而干燥过度可能使蛋白类与多肽类药物的极性基团暴露（一般认为蛋白质分子被单层水分子包裹时最稳定），使得冻干制剂在加水复溶时出现混浊。因此，冻干制剂最终产品的含水量控制在 3%左右比较适宜，可获得外观形态规整且疏松的饼状物，加水可迅速溶解形成澄明的溶液。

四、蛋白多肽类药物的递送

蛋白多肽类药物的递送大致可分为注射和非注射途径递送。

（一）蛋白多肽类药物注射给药系统

蛋白多肽类药物在胃肠道中易被水解，吸收度差且半衰期短，临床上常需要重复给药；为保证生物利用度，目前市售的蛋白多肽类药物主要是通过注射途径给药（parenteral administration）。根据其体内作用过程不同，可以分成两大类：一类是普通的注射剂，包括溶液型注射剂、混悬型注射剂和注射用无菌粉末；另一类是缓释、控释型注射给药系统，包括利用微球、微囊、脂质体、纳米粒和微乳等工艺制备的缓释、控释注射系统和缓释、控释植入剂。

1. 蛋白多肽类药物注射剂的处方设计

蛋白多肽类药物注射剂处方设计面临的最主要问题是如何保证药物的稳定性。蛋白多肽类药物因不同的结构，在溶液中的稳定性有一定差异。某些蛋白质、多肽类药物的溶液在加有适当稳定剂并低温保存时，可放置数月或两年以上；而其他一些蛋白质、核酸药物（特别是经纯化的）在溶液中活性只能保持几个小时或几天。所以在制备注射剂时，是选择溶液型注射剂还是注射用无菌粉末，主要取决于蛋白质、多肽类药物在溶液中的稳定性。

这类药物的注射剂，可用于静脉注射、肌内注射或静脉输注等，对其的要求也与一般注射剂基本相同。增加蛋白多肽类药物的稳定性一般可以用改造结构和加入适宜辅料两种方式。

在蛋白质、多肽类药物的溶液型注射剂中常用的稳定剂包括盐类、缓冲液、表面活性剂类、糖类、氨基酸和人血清白蛋白（HSA）等。

pH 值对蛋白质、多肽类药物的稳定性和溶解度均有重要影响。在较强的酸、碱性条件下蛋白质、多肽类药物容易发生化学结构的改变，在不同的 pH 值条件下蛋白质、多肽类药物还可发生构象的可逆或不可逆改变，出现聚集、沉淀、吸附或变性等现象；大多数蛋白质、多肽类药物在 pH 值 4～10 的范围内是比较稳定的，在等电点对应的 pH 值下是最稳定的，但溶解也最少。常用的缓冲剂包括枸橼酸钠/枸橼酸缓冲对和磷酸盐缓冲对等。

血清蛋白可以稳定蛋白质、多肽类药物，其中人血清白蛋白可用于人体，在一些市售的蛋白多肽类药物制剂中已被用作稳定剂，用量为 0.1%～0.2%。人血清白蛋白易被吸附，可减少蛋白质类药物的损失；可部分降低产品中痕量蛋白质酶等的破坏；可保护蛋白质的构象；也可作为冻干保护剂（如在白介素-2、干扰素和 t-PA 等制剂中）。人血清白蛋白作为稳定剂广泛用于干扰素类、白介素-2、EPO、尿激酶、单抗制剂、组织型纤溶酶原激活剂、肿瘤坏死因子、球蛋白制剂和乙肝疫苗等。但人血清白蛋白对蛋白质、多肽类药物分析上的干扰，以及对产品纯度的影响应予以注意。

一些氨基酸如甘氨酸、精氨酸、天冬氨酸和谷氨酰胺等，可以增加蛋白质类药物在给定 pH 值下的溶解度，并可提高其稳定性，用量一般为 0.5%～5%(质量浓度)。其中，甘氨酸比较常用。氨基酸除了可降低表面吸附和保护蛋白质的构象之外，还可防止蛋白质、多肽类药物的热变性与聚集。氨基酸类可稳定干扰素、EPO、尿激酶和门冬酰胺酶等。

糖类与多元醇等可增加蛋白质类药物在水中的稳定性，这可能与糖类促进蛋白质的优先水化有关。常用的糖类包括蔗糖、葡萄糖、海藻糖和麦芽糖；而常用的多元醇有甘油、甘露醇、山梨醇、PEG 和肌醇等。

无机盐类对蛋白质的稳定性和溶解度有比较复杂的影响。有些无机离子能够提高蛋白质高级结构的稳定性，但同时使蛋白质的溶解度下降（盐析），而另一些离子却相反，可降低蛋白质高级结构的稳定性，同时使蛋白质的溶解度增加（盐溶）。常见无机离子从盐析作用到盐溶作用的大小排列顺序（Hofmeister 感交离子序）为：SO_4^{2-} > HPO_4^{2-} > CH_3COO^- > F^- > Cl^- > SCN^-，$(CH_3)_4N^+$ > NH_4^+ > K^+ > Na^+ > Mg^{2+} > Ca^{2+} > Ba^{2+}。

一般加入的无机离子在低浓度下可能以盐溶为主，而高浓度下则可能发生盐析。在适当的离子和浓度下，无机盐可增加蛋白质的表面电荷，促进蛋白质与水的作用，从而增加其溶解度；相反，无机盐可通过与水的更强的作用，破坏蛋白质的表面水层，促进蛋白质分子之间的相互作用而使其产生聚集等。在蛋白质、多肽类药物的溶液型注射剂中常用的盐类有 NaCl 和 KCl 等。

蛋白质、多肽类药物对表面活性剂是非常敏感的。含长链脂肪酸的表面活性剂或离子型的表面活性剂（如十二烷基硫酸钠等），甚至长链的脂肪酸类化合物（如月桂酸等）均可引起蛋白质的解离或变性。但少量的非离子型表面活性剂（主要是聚山梨酯类）具有防止蛋白质聚集的作用。可能的机制是表面活性剂倾向性地分布于气/液或液/液界面，防止蛋白质在界面的变性等。聚山梨酯类还可用于单抗制剂和球蛋白制剂等。

需要低温保存的蛋白多肽类药物在反复融冻的过程中会造成活性降低或丧失。蛋白质、多肽类药物溶液型注射剂一般要求在 2～8 ℃下保存，不能冷冻或振摇，取出后在室温下一般要求在 6～12 h 内使用。

在制备蛋白质、多肽类药物的注射用无菌粉末（冷冻干燥制剂更常用）时，一般要考虑加入填充剂、缓冲剂和稳定剂等。由于单剂量的蛋白质、多肽类药物剂量一般都很小，因此为了冻干成型需要加入填充剂。常用的填充剂包括糖类与多元醇，如甘露醇、山梨醇、蔗糖、葡萄糖、乳糖、海藻糖和右旋糖酐等，但以甘露醇最为常用。糖类和多元醇等还具有冻干保护剂的作用。在冷冻干燥过程中随着周围的水被除去蛋白质容易发生变性，而糖类和多元醇等多羟基化合物可代替水分子，可使蛋白质与之产生氢键，这对蛋白质药物的稳定是十分有利的。也可将一些稳定剂（如盐类和氨基酸类）直接用作填充剂。防腐剂和等张调节剂等可加入至稀释液中，在临用时用于溶解冻干制剂，或减少这些辅料与药物的接触时间。

对于蛋白多肽类药物注射剂，特别是溶液型的，内包装材料的吸附是不可忽略的。

2. 质量控制与稳定性评价

由于蛋白多肽类药物的作用靶点主要是受体或抗原表位，具有种属特异性、免疫原性、结构确证不完全性以及多功能性等特点，所以采用传统的临床前评价方法并不能适用于蛋白多肽类药物的评价。

蛋白多肽类药物普遍存在稳定性较差的情况，除了对温度、环境 pH 值、离子强度、酶等较为敏感，容易失活外，在注射剂的制备工艺过程中的很多环节都可能对其活性产生影响。如蛋白质冷冻过程中可能会变性，其原因一般认为是蛋白质在冷冻过程中其表面单层水分子被冻结而引起立体结构发生改变引起的，虽然加入保护剂可以改善，但也为这类药物的质量控制提出了新的要求。蛋白多肽类药物可能因为立体结构改变致活性丧失而失去应有的药理作用，但用常规的化学法测定则可能表现为含量几乎无变化。

通常根据纯化工艺过程、产品理化性质、生物学性质、用途等来确定质量控制项目，除外观、装量、无菌等制剂常规的检查外，还需要考察以下几方面。

（1）蛋白质理化性质的鉴定　包括特异性鉴别、相对分子质量、等电点、肽图、吸收光谱、N端氨基酸测序、氨基酸组成分析、C端氨基酸测序及其他项目。

在进行蛋白质、多肽类药物的稳定性评价时，一般不能用高温加速实验的方法来预测药物在室温下的有效期，因为蛋白质、多肽类药物在高温和室温下的变化过程可能是不一致的。

(2) 生物学活性（比活性） 蛋白质、多肽类药物生物学活性测定包括：①生物学效价测定。效价测定必须采用国际上通用的方法，多肽或蛋白质类药物的生物学活性是蛋白质药物的重要质控指标。蛋白质的生物学活性与其免疫学活性不一定相平行，因此，免疫学效价的测定不能替代生物学活性的测定。②比活性（UI/mg）。比活性是每毫克蛋白质的生物学活性，这是重组蛋白质药物的一项重要指标，由于蛋白质的空间结构不能常规测定，而蛋白质空间结构的改变特别是二硫键的错配可影响蛋白质的生物学活性，从而影响蛋白质药物的药效，比活性可间接地部分反映这一情况。

(3) 杂质检测 主要包括：外源DNA测定、残余宿主细胞蛋白测定、残余鼠源型IgG含量、残余小牛血清、内毒素测定、残余抗生素、生产和纯化过程中加入的其他物质。

(4) 安全性试验 主要包括：无菌试验、热原试验、安全试验、水分测定。

蛋白多肽类药物的临床前安全性评价与化学药品和中药制剂相比较应注意其特殊性。常规的药物毒性试验方法不一定适合于蛋白多肽类药物，因为后者具有结构和生物学性质的专一性和多样性，包括高度种属特异性、免疫原性和无法预料的多种组织亲和性、体液与细胞免疫活性、联合用药反应等。

蛋白多肽类药物可致机体产生对新抗原的经典免疫反应（过敏反应）和免疫耐受崩溃(break down）两种明显不同的免疫反应。药物引起的抗体反应会影响药动学、药效和（或）毒性。其中许多因素可以影响蛋白多肽类药物的免疫原性，如结构（序列和糖基化等）、下游处理工艺、贮存条件（氧化引起的变性和聚集）、污染或杂质、给药剂量、时间和途径、制剂配方、制剂包装材料和患者的遗传特异性等。由于蛋白多肽类药物的免疫原性及其引发的免疫反应具有高度不可预见性，加之临床广泛应用中存在复杂影响因素（如个体差异等），其临床安全评价尚有较大的难度。为此，需在质量评价中重点关注以下环节：选择生理相关性高的动物种属、制定灵敏度强且针对性明确的观察指标，科学设计给药方式与给药剂量，从而准确判定其在动物体内反应的临床意义。

3. 举例

(1) 重组人干扰素α1b注射液（recombinant human interferon α1b injection） 重组人干扰素α1b系由高效表达人干扰素α1b基因的大肠杆菌，经发酵、分离和高度纯化后获得的重组人干扰素α1b制成，含适宜稳定剂，不含防腐剂和抗生素。适用于病毒性疾病和某些恶性肿瘤。其规格为30μg：1 mL/支。

重组人干扰素α1b注射液在制备过程如下。首先是对工程菌菌种进行检定，使用的重组人干扰素α1b工程菌株系由带有人干扰素α1b基因的重组质粒转化的大肠杆菌菌株。需对表达的干扰素型别、重组质粒及目的基因核苷酸序列等项目进行以下检查：应用抗α1b型干扰素参考血清做中和试验证明型别无误；通过酶切分析验证重组质粒的物理图谱与标准图谱一致；通过测序确认目的基因核苷酸序列与批准序列完全相符。然后进行发酵、纯化得到原液。将检定合格加稳定剂的干扰素原液用稀释液稀释至所需浓度，除菌过滤，按规格分装后即为成品，保存于2～8 ℃。

重组人干扰素α1b注射液的生产过程是从生产原液开始，因此需要对原液及注射液进行逐一检查。原液检定包括生物学活性、蛋白质含量、比活性（为生物学活性与蛋白质含量比）、纯度、相对分子质量、外源性DNA残留量、宿主菌蛋白残留量、残余抗生素活性、细菌内毒素检查、等电点、紫外光谱扫描、肽图、N-末端氨基酸序列等项目。注射液成品检定包括鉴别试验、物理检查（外观、可见异物、装量）、化学检定（pH 值、渗透压摩尔浓度）、生物学活性、残余抗生素活性、无菌检查、细菌内毒素检查、异常毒性检查等。

(2) 注射用胰岛素纳米囊（insulin nanocapsules for injection）　胰岛素为多肽类药物，它是胰岛素依赖型糖尿病（IDDM）患者的首选药物。而胰岛素对酸、热及酶等敏感。口服或其他非注射途径给药后，因胃肠道酸解以及蛋白酶降解而致生物利用度低甚至失效，因此临床上常规用的是注射剂，糖尿病患者长期频繁注射。而口服或其他给药方式的胰岛素制剂仍然存在给药部位或释药部位黏膜透过性低、药物吸收差、体液造成的药物水解、肝的首过效应等问题，需要进一步研究。国外也有采用生物不降解材料制成可自动输入胰岛素的微机控制的植入泵，但生产难度大，需手术植入或取出，且难以避免植入部位的感染。目前研究表明，要获得具有治疗意义的降糖效果和生物利用度，注射给药仍应为首选。

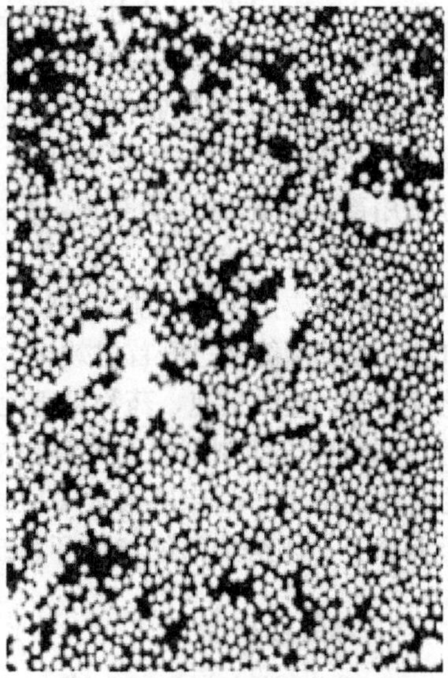

图 8-2　载胰岛素纳米微囊电镜图（×18000）

（来自《药剂学》张志荣主编，高等教育出版社，第 2 版）

以 α-氰基丙烯酸正丁酯（BCA）单体材料，用乳化聚合法制备胰岛素纳米粒。取一定量胰岛素和乳化剂等溶于水，用 HCl 调 pH 值约为 2，在磁力搅拌下缓缓滴加 BCA，加入胰岛素后继续搅拌，用 NaOH pH 值调至 5～6 即得。加入 1.5%葡萄糖作为支架剂，以 3 mL/瓶分装于小瓶中，按常规冻干制备方法冷冻干燥得注射用胰岛素纳米囊，临用时可任意稀释。

在此条件下制得的胰岛素纳米粒大小均匀、圆整（图 8-2），平均粒径 100.62 nm，平均包封率为 93.75% ± 2.26%(n=3)，注射用胰岛素纳米粒在低温或 25 ℃放置较稳定，释药规律符合双指数函数规律。对链脲霉素糖尿病大鼠药效学研究证实，皮下单剂量或多剂量注射胰岛素纳米囊具明显的缓释性，降糖时间可持续 7 天左右，具明显的量效关系。三天一次给药可接近胰岛素常规的治疗效果。

此外，一些蛋白多肽类药物如肝炎、破伤风、白喉等疾病的预防药物均为抗原蛋白，这些疫苗全程免疫至少需进行 3 次接种。在此过程中因各种原因不能完成全程免疫接种而发生的辍种率达 70%，故可制备成脉冲式给药系统，使用一次注射的方式完成全程免疫。

针对蛋白多肽类药物的特点，利用无针头粉末注射剂（也称粉末喷射剂，powder jet）这种新型的气动力注射给药系统，可提高蛋白质、多肽和基因工程药物稳定性以及生物利用度。粉末经皮给药系统是在氦气等超高速气流的作用下将固体药物粉末加速并输送到表皮和真皮内。注射部位疼痛与注射体积有关，若体积足够小则用药时基本无痛感。可重复使用的多剂量“填充式”无针头注射器，在蛋白质、多肽类药物方面，已在降钙素和胰岛素两个药物的临床前研究中获得成功。粉末经皮给药系统用于接种疫苗的研究较多，如乙肝 DNA 疫苗和流感疫苗等，其中已有了乙肝 DNA 疫苗的产品。

蛋白多肽类药物的植入剂国外已有相关产品上市，如布舍瑞林和戈舍瑞林的注射植入剂。植入给药系统（implantable drug delivery system，IDDS）是一类由药物与赋形剂或不加赋形剂经熔融压制或模制而成的一种供腔道或皮下植入用的无菌控制释药系统。植入给药系统目前已在癌症、心血管、糖尿病、眼部疾病、疫苗等多个领域得到广泛重视。

（二）蛋白多肽类药物非注射给药系统

非注射给药可解决注射给药给患者带来的诸多不便。蛋白质、多肽类药物的非注射制剂（non-parenteral drug delivery preparations）主要包括口服、鼻腔、肺部、透皮、颊含、直肠、眼部、阴道、经皮等给药途径。

这些给药途径的制剂研究中，重点需要解决以下问题：①给药部位的低透过性使药物吸收差，从而使药物的生物利用度低；②体液造成药物水解或酶解；③肝的首过效应；④药物对作用部位的靶向性低等。

各种非注射给药中，蛋白质、多肽类药物的口服给药研究最早最多，也最具有挑战性。鼻腔和肺部给药应用于蛋白质、多肽类药物的已展现出较好的应用前景。通过鼻、直肠、阴道、眼和口腔黏膜给药能绕过肝首过效应，这些部位黏膜角质化程度低，通透性相对较好；毛细血管相对比较丰富，吸收迅速，药物可避免胃肠道消除直达患处或进入循环，使药物更好地被吸收。

非注射给药制剂研究要解决的主要问题是生物利用度低的问题，这是影响蛋白多肽类药物的这些剂型用于临床的最大障碍。造成这种低生物利用度的主要原因是：①高选择性的上皮排斥大分子；②给药部位与循环系统之间存在很高的酶活力；③上皮细胞可清除外源性物质。

1. 鼻腔给药制剂

蛋白质、多肽类药物的鼻腔给药（nasal delivery）的主要剂型有滴鼻剂、气雾剂、粉雾剂等。已上市的药物有：布舍瑞林（buserelin）、去氨加压素（desmopressin）、降钙素（calcitonin）、缩宫素（oxytocin）、胰岛素等。虽然有的产品生物利用度并不高（如那法瑞林和缩宫素的生物利用度分别为3%和1%），但因其有效剂量很小，因此也得到广泛的临床应用。

蛋白质、多肽类药物的鼻腔给药具有一些有利条件。鼻腔黏膜中小动脉、小静脉和毛细淋巴管分布丰富，有利于药物吸收；鼻腔中大量的微绒毛形成较大的吸收面积，鼻腔黏膜的穿透性相对较高，这使得鼻腔给药吸收较容易；鼻腔黏膜的酶活性相对较弱，对蛋白质、多肽类药物分解作用低于胃肠黏膜；药物在鼻黏膜的吸收可以直接进入体循环，故能避开肝的首过效应；特别重要的是很容易使药物到达吸收部位，这一点比肺部给药更优越。因此一些蛋白质、多肽类药物（如降钙素）的鼻腔给药可作为注射给药的替换治疗。

蛋白质、多肽类药物鼻腔给药系统当前存在的主要问题是相对分子质量大的药物透过性差，生物利用度低，超过27个氨基酸的多肽鼻腔给药的生物利用度一般小于1%，有些药物制剂存在吸收差异大，局部刺激性强、阻碍纤毛运动以及长期给药所引起毒性等局限性。

提高蛋白质、多肽类药物鼻腔给药生物利用度的方法包括应用吸收促进剂和酶抑制剂，或者制成微球、纳米粒、脂质体、凝胶剂等以延长作用时间或增加吸收。常用的鼻腔吸收促进剂有：①胆盐类，如胆酸钠、甘氨胆酸钠、脱氧胆酸钠、牛磺脱氧胆酸钠等；②表面活性剂，如聚氧乙烯月桂醇醚、皂角苷等；③螯合剂，如乙二胺四乙酸盐、水杨酸盐等；④脂肪酸类，如油酸、辛酸、月桂酸等；⑤磷脂类及衍生物，如溶血卵磷脂、溶血磷脂酰胆碱、二癸酰磷脂酰胆碱等；⑥甘草亭酸衍生物，如甘草亭酸钠、碳烯氧代二钠盐等；⑦夫西地酸衍生物，如牛磺二氢甾酸霉素钠、二氢甾酸霉素钠等；⑧酰基肉碱，如辛酰基肉碱、月桂酰基肉碱、棕榈酰肉碱等；⑨环糊精，如α-环糊精、β-环糊精、γ-环糊精、环糊精衍生物。

疫苗的作用机制大都为通过刺激机体的受体而产生免疫作用，对血药浓度的依赖不规律。研究证明很多重要的感染可从鼻黏膜开始，而黏膜免疫可提供重要的防御。鼻黏膜的免疫可使其他黏膜（如胃肠、阴道等）产生抗体，而鼻腔相关的淋巴组织的作用在形成体液和细胞免疫时也是十分重要的。这使得通过鼻腔给药疫苗达到免疫的目的成为可能。

2. 肺部给药制剂

肺部给药有快速、及时、有效及生物利用度高的特点。给药剂型为喷雾、定量吸入气雾剂和干粉吸入剂。目前用于全身治疗的蛋白质、多肽类药物有胰岛素、重组人生长素、亮丙瑞林醋酸盐、鲑降钙素，用于局部治疗的有白介素、干扰素、环孢素等。

与其他黏膜给药途径相比，蛋白质、多肽类药物肺部给药对药物的吸收具有一定优势。肺部具有巨大的可供吸收的表面积（大于100m^2）和十分丰富的毛细血管；肺泡上皮细胞层很薄，易于药物分子透过；从肺泡表面到毛细血管的转运距离极短；肺部的酶活性较胃肠道低，没有胃肠道那么苛刻的酸性环境；药物经肺部吸收后可直接进入血液循环，可避开肝的首过效应。肺部对那些在胃肠道难以吸收的药物（如大分子药物）来说可能是一个很好的给药途径。但是，相对于注射途径给药，蛋白质及多肽类药物肺部给药系统的生物利用度仍然很低。为了提高这类药物的生物利用度，一般采用加入吸收促进剂或酶抑制剂，对药物进行修饰或制成脂质体等。

常用的吸收促进剂有胆酸盐类、脂肪酸盐和非离子型表面活性剂等。

常用的酶抑制剂有稀土元素化合物和羟甲基丙氨酸等。酶抑制剂应用于肺部给药系统由来已久，如甲磺酸萘莫司他（nafamostat mesilate，NM）、杆菌肽、胰蛋白酶抑制剂（soybean trypsin inhibitor，STI）、胰凝乳蛋白酶抑制剂（chymostatin）、乌苯美司（ubenimex）、抑蛋白酶多肽（aprotinin）等，它们能降低各种酶的蛋白质水解能力，从而增加一些对酶敏感、易降解的大分子药物如胰岛素的吸收。

很多药物可在上呼吸道沉积而致很难将药物全部输送到吸收部位。同时肺部也是一个比较脆弱的器官，长期给药的可行性需经过药理毒理实验验证，因此蛋白质、多肽类药物肺部给药系统应尽量少用或不用吸收促进剂，主要通过吸入装置的改进来增加药物到达肺深部组织的比率，从而增加吸收。蛋白质、多肽类药物的肺部给药主要是以溶液和粉末的形式，但也有制成微球、纳米粒和脂质体等的研究。利用脂质体等技术也可以使胰岛素这类多肽或蛋白类药物的相对生物利用度大大提高。

3. 口服给药制剂

口服给药使用方便，最易被患者接受，然而蛋白质、多肽类药物由于在胃肠道不稳定，若不经过化学或制剂修饰，直接口服给药，其生物利用度往往只有0.1%～2%甚至更低。蛋白质、多肽类药物目前已有个别品种实现了口服给药，如口服干扰素、胸腺肽、脑蛋白水解物等。另外，有些蛋白类药物如蚓激酶，虽然吸收很少，但在大剂量下仍能发挥一定的药理效应，故也有口服的制剂产品。多数的口服酶制剂只是在胃肠道发挥局部作用。这类药物制剂口服给药的研究重点是如何提高其口服生物利用度。影响生物利用度的原因有蛋白质、多肽类药物的自身特性，体内的pH值、消化酶以及生物膜的屏障作用等。

氨基酸或二、三肽通常可通过肠黏膜上的水性孔道而吸收，而肽类和多肽片段则不能，只能通过主动转运方式吸收。多数肽类药物很少或不能经胃肠道吸收，一般的蛋白质、多肽类药物在胃肠道的吸收都小于2%，原因主要是：①多肽类相对分子质量大，脂溶性差，难以通过生物膜屏障；②胃肠道中存在着大量肽水解酶和蛋白水解酶，可将蛋白质、多肽类药物水解为氨基酸或二、三肽等；③吸收后易被肝消除（首过效应）；④存在化学和构象不稳定问题。目前人们研究的重点放在克服两个障碍上，即如何提高多肽的生物膜透过性和抵抗蛋白酶降解这两个方面。

提高蛋白质、多肽类药物胃肠道吸收的方式常用的有应用吸收促进剂、使用酶抑制剂、应用生物黏附等。也有研究使用PEG修饰多肽以抵抗酶解，制备蛋白质、多肽类药物的脂质体、微球、纳米粒、微乳或肠溶制剂等以提高其生物利用度。这些研究证明，蛋白质、多肽类药物通过上述各种方式的确可以在一定程度上增加其在胃肠道的吸收。可能的机制包括载体材料（或酶抑制剂）对药物的保护作用、药物分散在载体中阻止了药物的聚集、颗粒性载体在胃肠道微绒毛丛中的滞留时间明显延长、用生物黏性材料（如多糖类）增加药物与黏膜接触的机会、将药物输送至酶活性较低的大肠部位等。

4. 口腔给药制剂

口腔黏膜与其他部位黏膜相比给药更为方便、快捷且可随时终止用药。但其黏膜通透性相对较差，需要加吸收促进剂，增强通透性，提高生物利用度。目前口腔黏膜给药可以分为三类：舌下给药、颊黏膜给药、局部给药。其中局部给药是作用于黏膜、牙组织、牙周袋起局部治疗作用，如口腔溃疡、牙周疾病等的治疗。口腔黏膜给药的剂型可以分为片剂、喷雾剂、粉剂、贴剂等，如干扰素口含片、胰岛素舌下粉剂等。

口腔黏膜给药（buccal delivery）的特点如下。①患者用药顺应性好。②口腔黏膜有部分角质化，因此对刺激的耐受性较好。③口腔黏膜虽然较鼻黏膜厚，但是面颊部血管丰富，药物吸收经颈静脉、上腔静脉进入体循环，不经消化道且可避免肝的首过效应。口腔黏膜给药的不足之处是如果不加吸收促进剂或酶抑制剂时，大分子药物的吸收较少。增加口腔黏膜吸收的方法主要集中在改进药物膜穿透性和抑制药物代谢两方面。蛋白质、多肽类药物的口腔给药系统的关键问题是选择高效低毒的吸收促进剂。

5. 直肠给药制剂

直肠给药（rectal delivery）可起局部作用，也有部分可以通过直肠黏膜，避开胃肠的蛋白酶的消化和肝的首过效应而取得预期的全身作用。如干扰素、低分子肝素。主要剂型为栓剂。虽然蛋白质、多肽类药物的直肠给药吸收较少，但是也有一定的优点。①直肠中环境比较温和，pH值近中性，而酶活性很弱，经过直肠给药药物被破坏得少。②在直肠中吸收的药物也可直接进入全身循环，避免药物在肝的首过效应。③不像口服给药易受胃排空及食物等影响。因此蛋白质和肽类药物直肠给药是一条可选择的途径。

提高蛋白质、多肽类药物的直肠吸收的重要方法是选择适当的吸收促进剂。常用的吸收促进剂包括水杨酸类、胆酸盐类、烯胺类、氨基酸钠盐等。例如，胰岛素在直肠的吸收小于1%，但加入烯胺类化合物苯基苯胺乙酰乙酸乙酯后，吸收增加至27.5%；用甲氧基水杨酸或水杨酸也可明显增加其吸收。

6. 眼内给药制剂

眼部黏膜给药主要用于眼科疾病。往往由于其生理原因，如眼部的容量小、泪液的稀释等，造成药物的生物利用度低。常用剂型为滴眼剂，如干扰素制成的滴眼剂可用于治疗单纯疱疹性角膜炎。

7. 经皮吸收制剂

经皮给药具有避免肠胃环境对药效的干扰和肝的首过效应，延长半衰期较短药物的治疗效果，长期维持稳定的给药速率等特点，但同黏膜相比，皮肤的角质化程度要远远高于黏膜，且蛋白质、多肽类药物相对分子质量相对较大、亲水性强、稳定性差，致使药物在所有非侵入性给药方式中，皮肤是透过量和透过率是最低的。但通过一些特殊的物理或化学方法和手段，仍能显著地增加蛋白质、多肽类药物的经皮吸收。除了加入促渗剂外，还可利用物理的方法促进渗透。这些方法包括超声导入技术、离子导入技术、电穿孔技术、微针技术、高速微粉给药、类脂转运技术、磁场作用、激光等，均能实现蛋白质、多肽类药物的经皮吸收，而且多种促透技术的联用既可以充分发挥单一技术的优势，同时又可以降低不良反应。部分蛋白质、多肽类药物可用于局部给药，以促进伤口愈合与修复。如表皮生长因子已有外用凝胶剂和喷雾剂上市。2009 年 7 月美国 FDA 批准胰岛素透皮控释贴剂上市，用于辅助糖尿病患者控制血糖。这是一种微型胰岛素输注泵，由胰岛素贴剂和遥控装置两部分组成，包含可更新的胰岛素贮库和重复使用的胰岛素泵，通过微型插管输送胰岛素，支架可以固定插管并将胰岛素泵牢固黏附在皮肤。

超声导入技术（phonophoresis）是利用超声波的能量来实现药物透过皮肤转运的一种物理促渗方法。在进行超声导入时，需要一些介质将超声波的能量从源头传递到皮肤的表面，这些介质主要是甘油、丙二醇或矿物油和水的混合物。研究表明，在低频的超声波作用下，一些蛋白质、多肽类药物如胰岛素、促红细胞生成素（EPO）和干扰素（IFN）等可以透过人体的皮肤。其原理在于超声波引起的致孔作用（主要的）、热效应、机械效应和对流效应等，导致角膜脂质层的紊乱，从而增加药物的透过。

离子导入法是利用直流电流将离子型药物（或中性分子）导入皮肤的技术。由于蛋白质、多肽类药物的大分子都是两性电解质，在一定的电场作用下可以随之发生迁移并透过皮肤的角质层。影响蛋白质、多肽类药物透皮性能的因素包括电场强度和维持时间、电场引起的膜的改变程度、药物溶液酸度和离子强度以及电场所致的水的渗透程度等。

电穿孔（electroporation）技术是利用高压脉冲电使皮肤产生暂时性的水性通道来增加皮肤对药物的通透性的方法。在千分之一秒或更短的时间内高压脉冲电可在脂质膜上产生电击穿，使膜的通透性大增。该技术在分子生物学和生物技术中已有较多的应用，如用细胞膜内 DNA、酶和抗体等大分子的导入、制备单克隆抗体或进行细胞的融合等。

微针技术中的微针足够穿透人皮肤的角质层，但又不足以触及神经，所以不会有疼痛感觉。这使得生物大分子经皮给药成为可能。

第三节　核酸类药物递药系统

核酸类药物的发现可以追溯至 20 世纪 70 年代。1978 年，科学家们发现反义寡核苷酸进入细胞后可以通过序列特异地与靶标 mRNA 结合形成双链结构，影响靶标基因的表达。此后，核酸类药物的研发成为热点，超过 2000 例与核酸类药物相关的临床试验正在进行中，更多的核酸类药物也成为许多生物制药公司的研发重点。

核酸类药物在生物信息流的上游起作用，与特定的疾病基因结合或使其降解，具有针对性强、疗效显著的优势，为人类攻克恶性肿瘤、遗传性疾病、基因突变等多类型疾病提供了可能性。但核酸类药物的开发困难重重，其原因在于：核酸易被核酸酶分解而失效、生物膜渗透性差、缺乏靶向特异性等。尽管化学修饰可在一定程度上帮助其增加稳定性、发挥疗效，但更适宜的给药系统仍亟待开发。核酸类药物进入细胞的机制与小分子药物完全不同，它们主要通过胞吞作用，需要借助转运载体传递至细胞核或细胞质而发挥作用。因此，传递系统的构建将是成功转运目的基因的关键一环。

理想的核酸类药物传递系统应满足能高效地转移目的基因，将目的基因导入特定的靶细胞，与细胞膜亲和性高、稳定性好、安全性高、制备工艺简单等多方面的要求。目前研究表明，病毒作为核酸类药物的传递载体具有高效性，但其存在的免疫原性、生物安全性和生产成本高等问题，使其应用于临床存在局限性，还有待改善。另外，基于先进的纳米生物技术，各种利用非病毒载体的基因疗法同样发展迅速。尽管非病毒载体转染效率相对较低，但其具有低毒、低免疫原性、靶向性和易于规模化生产等优点，引发了人们的研究热潮。

总之，核酸类药物作为一类特殊的大分子药物，其上市并能于临床中广泛应用还需解决诸多问题，其中制剂的设计将是研究中不可忽视的一个重要因素。

一、核酸类药物的结构及性质

（一）核酸类药物的概念

核酸（nucleic acid）是由很多单核苷酸聚合形成的多聚核苷酸，为生命的最基本物质之一。天然存在的核酸根据化学组成不同可以分为两大类：脱氧核糖核酸（deoxyribonucleic acid，DNA）和核糖核酸（ribonucleic acid，RNA）。核苷酸可被水解为核苷和磷酸，核苷可进一步水解，产生戊糖和含氮碱基。DNA 的一级结构是指其核苷酸链中脱氧核苷酸的线性排列顺序，二级结构即 DNA 的双螺旋结构。RNA 为单链结构，局部可因碱基互补配对（A—U，C—G）以氢键相连形成双螺旋结构，不参加配对的碱基所形成的单链则被排斥在双链外，形成环状突起，此为 RNA 的二级结构。RNA 按功能不同分为三类，即信使 RNA（mRNA）、转运 RNA（tRNA）及核糖体 RNA（rRNA）。

核酸通常显酸性，易与金属离子生成盐。核酸形态各异，如环状或链状，体积大，分子易互相缠绕，其水溶液可能在浓度较大时黏度明显增加。RNA 分子远小于 DNA，黏度相对较小。由于碱基是核酸的基本组成成分，因此，所有的核酸（包括 DNA 和 RNA）对 260nm 处的紫外线均有最大吸收值。由于 DNA 和 RNA 的多核苷酸链上既有酸性的磷酸基团，又有碱基上的碱性基团，因此也是两性电解质。不同核酸的电荷有一定差异性，由于磷酸基团的存在，在生理状态下核酸呈负电。凡能破坏双螺旋稳定性的因素，如加热、极端的 pH 值、酸、碱、有机溶剂、尿素及甲酰胺等，均可引起核酸分子变性。核酸热变性后经缓慢冷却，解开的两条链又可重新缔合而形成双螺旋，这个过程称为核酸的复性，是变性的一种逆转过程。

核酸是以核苷酸为基本组成单位的生物信息大分子，发挥重要的生物功能。核酸储存、传递生物遗传信息，影响蛋白质生物合成，其改变可能是影响诸多疾病发生发展的关键因素。随着生命科学技术的进步和生物工程的发展，科学家们进一步开发出用于疾病诊断、预防及治疗的核酸类药物。

核酸类药物是指由某些动物、微生物的细胞内提取出的核酸（包括核苷酸和脱氧核苷酸），或用人工合成法制备的具有核酸结构（包括核苷酸和脱氧核苷酸结构），并具有一定药理作用的物质。广义的核酸类药物包括核苷酸药物、核酸药物以及含有不同碱基化合物的药物。各种核酸类药物的研究与开发在近年来也得到了广泛的关注，并取得一定进展。例如，1998 年美国 FDA 批准上市的第一个反义核酸药物福米韦生（Fomivirsen），主要用于治疗获得性免疫缺陷综合征（艾滋病）患者并发的巨细胞病毒性视网膜炎；2017 年获得美国 FDA 批准的“矫正型”基因治疗药物 Voretigene neparvovec，主要用于治疗由双等位基因 *RPE*65 突变导致的遗传性视网膜营养不良但具有足够的活视网膜细胞的成人和儿童患者等。目前，以小干扰 RNA 为代表的小核酸药物和基因治疗药物已成为新药研发的热点，多项有显著疗效的核酸类药物相继上市，为从基因水平上治疗癌症、罕见遗传病等多种疾病提供了可能性。

（二）核酸类药物的分类

核酸类药物根据药物的结构性质主要分为以下几类：碱基及其衍生物类药物、核苷与核苷酸类药物、反义寡核苷酸药物（ASO）、小干扰 RNA 药物（siRNA）、微小 RNA 药物（miRNA）、核酸适体药物（Aptamer RNA）和其他基因治疗药物。此处重点讨论那些具有特定碱基序列、可以在细胞中专一性地降低目标基因表达水平的寡核苷酸类药物。寡核苷酸类药物是主要通过和 mRNA 的结合来调控蛋白质的翻译，或者结合疾病相关蛋白质来抑制或激活其功能。开发寡核苷酸类药物的主要优势是通过筛选与优化，可以快速找到疾病靶点的 RNA 药物，其生产成本较低，容易实现规模化生产。

1. 反义寡核苷酸和核酶

反义寡核苷酸（antisense oligonucleotides，ASO），也称为反义核酸（antisense nucleic acid），是指可以与目标基因 mRNA 互补结合，并影响目标基因 mRNA 正常功能的一段寡核苷酸分子，长度多为 15～30 个核苷酸。利用反义核酸特异性地抑制或封闭某些基因表达，使之低表达或不表达的技术称为反义核酸技术。利用反义核酸技术研制的药物称为反义核酸类药物，包括反义 RNA 分子、反义 DNA 分子，由部分 RNA 和部分 DNA 形成的 RNA-DNA 嵌合分子，以及经高度化学修饰的寡核苷酸类似物。反义药物可用于病毒感染、肿瘤、代谢性疾病等多类疾病的治疗。与传统药物主要是作用于致病蛋白质的原理相比，反义寡核苷酸是直接作用于致病编码基因，显示出多种优点，包括高度特异性、携带丰富的生物信息量、高效、低毒且安全性高。

近年有研究表明，反义 RNA 分子和 mRNA 分子结合形成的小段双链 RNA 可能具有显著的疗效。如果能在反义 RNA 分子上加上一段具有催化活性的区域（如核酶），将有助于增强反义 RNA 分子的作用。

核酶（ribozyme）是一类具有催化活性的 RNA 分子（而非蛋白质酶），能够特异性地催化切割靶 RNA，故也用于封闭 RNA。20 世纪 80 年代初，核酶最早由 Thomas R. Cech 等在研究嗜热四膜虫（*Tetrahymena thermophila*）的 rRNA 时发现，其Ⅰ型内含子 RNA 序列具备自我剪接的活性。目前研究者们已从低等真核生物、病毒和细菌中发现了多种具有核酶催化活性的 RNA 分子，根据其催化结构域的保守特征可大致分为：发夹状核酶、锤头状核酶、Ⅰ型内含子核酶、RNase P 核酶、丁型肝炎病毒核酶等。

2. 小干扰 RNA

小干扰 RNA（small interfering RNA，siRNA），也称为短链干扰 RNA（short interfering RNA）或沉默 RNA（silencing RNA），是指一类由 20～25 对核糖核苷酸组成的双链 RNA。RNA 干扰（RNA interference，RNAi）是指在进化过程中高度保守的、由外源或内源性的双链 RNA（double-stranded RNA，dsRNA）诱发的同源 mRNA 高效特异性降解的现象。RNAi 有利于允许靶向互补转录物，下调序列特异性基因的表达，所以被认为是更精确、高效和稳定的基因调控手段。研究表明，将与 mRNA 对应的正义 RNA 和反义 RNA 组成的双链 RNA 导入细胞，可以使 mRNA 发生特异性降解，导致其相应的基因沉默，即 siRNA 进入细胞质后形成 RNA 诱导沉默复合物（RNA-induced silencing complex，RISC），激发与之互补的目标 mRNA 沉默。

RNAi 是 20 世纪末发现、21 世纪初快速发展的具有划时代意义的基因沉默机制。20 世纪 80 年代，科学家们在研究矮牵牛花的查耳酮合成酶的过程中曾提到基因共抑制现象。1998 年，美国科学家 Andrew Fire 和 Craig Mello 在研究 RNA 阻断基因表达的实验时，首次提出 RNAi 概念，之后迅速成为研究热点，两位科学家也于 2006 年荣获“诺贝尔生理学或医学奖”。然而由于 siRNA 药物缺乏有效的递送系统，存在脱靶和免疫激活效应，临床应用遇到瓶颈。近年来，研究者们发现可以通过对 siRNA 进行特定的化学修饰，并设计合适的体内递送载体，以克服上述两大缺点。目前 siRNA 类药物已成为多家制药公司的研发重点，用于针对多种疾病尤其是特定基因变异引起的遗传性疾病及恶性肿瘤的治疗。例如，2019 年获美国 FDA 批准上市的 Givosiran，采用了 N-乙酰半乳糖胺来修饰 siRNA，从而有效提高了 siRNA 在体内的稳定性及对肝细胞的靶向能力。

3. 微小 RNA

微小 RNA（microRNA，miRNA）是指一类有 21～23 个核苷的单链 RNA，由具有发夹结构的 70～100 个碱基大小的单链 RNA 前体经 Dicer 酶加工后生成。miRNA 在生物进化过程中高度保守，其表达具有时序和组织特异性，在细胞内具有多重调节功能——调节信号分子如生长因子、转录因子、肿瘤基因、抑癌基因等表达，实现对细胞死亡、增殖、分化、发育和新陈代谢等一系列生命过程的调控。miRNA 也参与疾病的发生发展过程，如 miRNA 表达谱可用于肿瘤的分类、诊断和靶向治疗等。

1993 年，首个被确认的 miRNA-lin4 是从线虫中发现的，最开始以为是个例。直到 2001 年，科学家们发现很多物种中保守存在着大量有共性的一类功能性的小 RNA，故命名为 miRNA。miRNA 治疗的作用机制是一种翻译后的基因沉默机制，通过抑制靶标基因 mRNA 的翻译或降解靶标基因 mRNA 两种方式来调节基因表达。功能强大的 miRNA 被视为超越前者的新一代小核酸药物，为实现单一分子来治疗多基因诱发的疾病提供可能性。

4. 适体 RNA

核酸适体（nucleic acid aptamer）是指从人工合成的随机单链核酸库中筛选出的、特异性与靶物质高度亲和的核酸分子，包括 DNA 适体和 RNA 适体。随着体外筛选技术的发展和 PCR 技术的应用，大批能与各种蛋白或小分子特异性紧密结合的核酸适体被筛选出来。适体 RNA 是指与特定目标分子（如靶标蛋白质）结合的寡核苷酸，因其二级结构的多样性而具有靶分子广、亲和力高、特异性强等特点，有潜力应用于基础研究和药物研发等多个领域。

5. 基因治疗

基因治疗（gene therapy）是指将外源正常基因或者有治疗作用的基因导入靶细胞，纠正或补偿因基因缺陷或异常引起的疾病，以达到治疗目的的一类治疗方法。目前，基因治疗的研究内容已从单基因的遗传性疾病扩展到多基因的恶性肿瘤、获得性免疫缺陷综合征（艾滋病）、心血管病、神经系统疾病、自身免疫病和内分泌疾病等，被看作是潜在的对先天和后天基因疾病有效的治疗方法。

基因治疗的给药途径分为两类。一类是离体基因导入（ex vivo gene delivery）途径，即将含外源基因的载体在体外导入人体自身或异体细胞，经体外细胞扩增后，再输入人体。该方法步骤烦琐、技术要求高，但效果和安全性较易控制。例如，近年来受人们关注的嵌合抗原受体 T 细胞（CAR-T）免疫疗法正是通过该途径。另一类是体内基因导入（in vivo gene delivery）

途径，即将携带正确基因的载体（包括病毒载体和非病毒载体）或裸 DNA 等，通过适当的给药途径直接递送至患者体内，由它们将治疗基因递送至靶细胞，有效表达并达到治疗目的。该方法操作较简单、适用性广，但对导入的治疗基因及其载体的安全性要求较高。

基因编辑（gene editing）技术是指一种对基因组中的特定 DNA 序列进行靶向性修改的技术，包括基因打靶技术，以及近年发展起来的新型高效的 DNA 靶向内切酶的技术，如锌指核酸酶（zinc finger nuclease）技术、类转录激活样效应因子核酸酶（transcription activator-like effector nuclease）技术、规律成簇间隔短回文重复序列（clustered regularly interspaced short palindromic repeats and CRISPR-associated protein 9，CRISPR/Cas9）系统技术等。其中 CRISPR/Cas9 基因编辑技术因其简单、高效的特点，得到了广泛的研究与应用。

二、核酸类药物递送系统设计

目前核酸类药物的传递系统主要分为两类：病毒载体系统和非病毒载体系统。病毒载体的基因转运能力强、基因转染效率高，但存在着可致病毒感染、激活癌基因、自身免疫原性、目的基因容量小等缺点。近年来，非病毒载体在基因治疗领域获得了广泛的关注，如何在保证非病毒载体的安全性基础上进一步提高其转染效率，是非病毒载体研究中的热点。病毒载体和非病毒载体的主要优缺点对比，见表 8-2。此外，还有一类物理转染技术，是指通过物理手段将 DNA、RNA 等核酸分子导入到细胞和组织中，包括电脉冲导入和粒子轰击导入等；但这类技术主要用于体表组织，使其应用受限。总之，寻找和开发安全高效的基因递送载体是基因治疗临床应用的前提条件。

表 8-2　病毒载体和非病毒载体的优缺点对比

项目	病毒载体	非病毒载体
优点	体内感染效率高 可以感染不分裂细胞 目的基因表达效率高	免疫原性低 对目的基因的容量限制小 制剂稳定，易储存
缺点	制备复杂，生产成本高 需要低温(－80℃)贮存 存在免疫原性	体内转染效率一般较低 一些组织和细胞的靶向性有待提高 部分材料毒性大

（一）病毒基因传递系统

病毒基因传递系统（viral gene delivery system），也称为病毒载体，是指利用病毒具有传送其基因组进入其他细胞进行感染的机制，用治疗基因替代病毒本身的基因组，包装细胞可提供病毒必需的某些组分，使病毒载体能够被包装并将治疗基因导入靶细胞。目前常用的病毒载体包括：腺病毒载体、腺相关病毒载体、逆转录病毒载体、慢病毒载体、痘苗病毒（vaccinia virus）载体、疱疹病毒（herpes virus）载体及其他病毒载体等。

1. 腺病毒载体

腺病毒（adenovirus，AdV）是一种双链 DNA 病毒，属腺病毒科。腺病毒是一种常见的人类病毒，可引起一些呼吸道和消化道感染，但其致病性不强，安全性较好。腺病毒是一种较理想的载体，可以感染多种细胞，容易制备得到高滴度的病毒颗粒，没有插入突变的风险，对外源基因的容量较大。但其存在免疫原性强、缺乏特异靶向性、在缺乏其相应受体的某些细胞中感染效率低和基因表达时间短等缺点。

目前已有针对多种疾病利用腺病毒载体进行基因治疗的研究，尤其在肿瘤的基因治疗方面显示出有效性，如头颈部肿瘤等。2003 年，中国赛百诺公司自主研制开发的基因治疗产品“重组人 p53 腺病毒注射液”，获得中国国家食品药品监督管理总局（CFDA）批准上市，这也是我国首个获批上市的基因治疗药物，该产品采用的即腺病毒载体。

2. 腺相关病毒载体

腺相关病毒（adeno-associated virus，AAV）是一种单链 DNA 病毒，属细小 DNA 病毒科。该类病毒只能在已被腺病毒、疱疹病毒等病毒感染的细胞中复制，不可单独复制。腺相关病毒具有无致病性、免疫原性低、宿主细胞范围广和可长期表达外源基因等优点，是一种很有应用前景的病毒载体。但也存在对外源基因的容量有限、制备较困难等局限。

目前，以 AAV 为载体的基因治疗药物已被广泛地研究与开发，多项临床试验正在开展。1996 年，AAV 首次应用于治疗囊性纤维化的临床试验。2012 年，欧洲药品管理局批准了欧洲首个基因疗法药物 Alipogene tiparvovec，即用 AAV1 载体携带人脂蛋白脂肪酶（LPL）基因，通过肌内注射用于治疗一种罕见的遗传疾病——家族性脂蛋白脂肪酶缺乏症（LPLD）。2017 年，美国 FDA 批准了首个“矫正型”基因疗法药物 Voretigene neparvovec，即利用携带 *RPE*65 基因的 AAV2，用于治疗一种人类遗传性视网膜病变造成的视力丧失。目前，还有很多医药企业正在开发下一代 AAV 载体，以提高其安全性和针对疾病的特异性。

3. 逆转录病毒载体

逆转录病毒（retrovirus，RV）是一种单链 RNA 病毒，可高效地感染多种类型细胞，将外源基因随机插入并稳定整合到宿主细胞基因组中持续表达，是哺乳动物细胞基因转移和基因治疗中常用的载体病毒。逆转录病毒具有高效感染宿主细胞、长期稳定表达等优点。但其缺点在于：不能感染非分裂细胞、转录终止能力相对较弱；包装外源基因能力有限；可能造成插入性突变，导致癌症的发生，存在一定的安全隐患。目前其研究主要用于治疗黑色素瘤、多形性成胶质细胞瘤、艾滋病等多类型疾病。

4. 慢病毒载体

慢病毒（lentivirus，LV）载体，是以人类免疫缺陷病毒-1（HIV-1）为基础发展起来的基因治疗载体。慢病毒是逆转录病毒科的一个属，但区别于一般的转录病毒载体，LV 对分裂细胞和非分裂细胞均具有感染能力。此外，LV 还具有转移基因片段容量较大、目的基因表达时间长、感染能力强、免疫原性低等优点，是应用前景比较良好的病毒载体。相对于 AdV 和 AAV，LV 能携带更大、更复杂的转基因，可随机插入并稳定整合到宿主细胞基因组中，使产物稳定且长期表达。因而其安全性更高、适用性更广，目前已用于治疗 β-地中海贫血、复发或难治性大 B 细胞淋巴瘤等疾病。近年来，多项获批的基因治疗药物如 Tisagenlecleucel 和 Axicabtagene ciloleucel 等，均采用慢病毒载体和离体基因导入的方法。

（二）非病毒基因传递系统

非病毒基因传递系统（non-viral gene delivery system)，也称为非病毒载体，是利用非病毒载体材料的物化性质来介导基因的转移，可以克服病毒载体的一些缺陷。非病毒载体具有免疫原性低、无内源性病毒重组、降低不良反应概率、更容易实现大规模合成和生产等优势。其缺点是基因转染效率和蛋白质表达水平较低。目前常用的非病毒载体包括：质粒 DNA、脂质类载体、阳离子型聚合物载体、无机纳米载体等。

1. 质粒 DNA

质粒 DNA（plasmid DNA）是结构最简单的非病毒载体，由治疗基因及作为其载体的质粒组成。质粒 DNA 作为基因载体的优点是：易于制备，可利用细菌大量生产；宿主免疫反应弱；不整合到宿主的 DNA 中。质粒 DNA 能转运并表达目的基因，还可用于激发免疫反应，后者被称为 DNA 疫苗，已在临床研究中用于癌症、自身免疫病和传染病等的预防与治疗。但其转染效率和应用范围均很有限，注入体内后，核酸分子易被体内核酸酶降解。

2. 脂质类载体

脂质类载体是一种目前广泛用于递送基因的非病毒传递系统，主要包括脂质体、脂质纳米颗粒（LNP）、脂质乳剂、脂质植入剂等。脂质体载体通常是将脂质体与带负电荷的 DNA、sRNA 和 miRNA 等核酸混合，使核酸分子被脂质体包裹，是一种较理想的基因导入方式。它主要有两大优势：一是保护核酸分子免受血液中核酸酶的降解；二是帮助核酸分子高效地进入靶细胞。脂质体载体主要包括以下几种类型：阳离子脂质体、阴离子脂质体、pH 敏感脂质体和融合脂质体等。

其中，阳离子脂质体（cationic liposome）主要由带正电荷的脂类（cationic lipid）和中性辅助脂类（co-lipid）组成。前者如胆固醇阳离子衍生物、二酚基甘油和多胺的脂类衍生物等；后者如二油酰基磷脂酰乙醇胺（DOPE）或二油酰基磷脂酰胆碱（DOPC）等。阳离子脂质体本身带有正电荷，可与带有负电荷的质粒 DNA、siRNA 和 miRNA 等核酸通过静电作用紧密结合，形成脂质体/核酸复合物。阳离子脂质体/核酸复合物表面带正电荷，可与带负电荷的细胞膜通过静电吸附作用结合，再通过内吞作用将核酸导入细胞。例如，Patisiran 是在美国上市的全球首款 RNAi 药物，即将 siRNA 包裹于一种以 D-Lin-MC3-DMA 为阳离子脂质成分的脂质纳米颗粒中，静脉输注后用于治疗遗传性转甲状腺素蛋白淀粉样变性引起的多发性周围神经疾病。然而，阳离子脂质体也存在一定局限性，如较高的细胞毒性、非特异性组织分布和潜在的免疫原性等，仍需进行更多深入的研究。

3. 阳离子型聚合物载体

阳离子型聚合物（cationic polymer）与 DNA、siRNA 和 miRNA 等核酸可以在电荷作用下形成稳定的复合物。然后黏附到细胞表面的硫酸黏多糖上，被细胞内吞，随后进入细胞内表达。这类载体的优点是体外转染效率较高，易于制备；其缺点是结构较复杂、合成产物不均一，其安全性还有待深入评估与研究。研究中常用的阳离子型聚合物包括聚乙烯亚胺（polyethylenimine，PEI）、聚丙烯亚胺树突状物（polypropylenimine dendrimers）、聚酰胺树突状物（polyamidoamine dendrimers）、多聚赖氨酸、多聚组氨酸、多聚精氨酸、鱼精蛋白、壳聚糖等，以及上述聚合物的聚乙二醇修饰物等。

其中，PEI 是一种被广泛研究的聚合物基因载体。在生理环境中，由于其氨基质子化而带正电荷，可与核酸结合形成聚合物。PEI 和核酸形成的阳离子型聚合物通常保持正电荷，随后经内吞作用进入细胞质。利用 PEI 作为载体负载 DNA 和 siRNA，已广泛应用于动物模型的体内基因转染。

4. 无机纳米载体

随着生物纳米技术在医学上的广泛应用，无机纳米载体也被用作非病毒基因载体。目前常用的无机纳米载体主要包括：金属纳米颗粒，如金纳米颗粒、磁性纳米颗粒；无机非金属纳米颗粒，如二氧化硅、磷酸钙羟基磷灰石等。这类纳米颗粒载体具有无免疫原性、易于修饰等特点；研究者通过对无机纳米粒子进行不同修饰，希望提高其核酸递送效率。

第四节　疫苗递送系统

疫苗的产生可谓人类发展史上最具里程碑意义的事件之一。从 1798 年医学界正式承认"疫苗接种确实是一种行之有效的免疫方法"开始，疫苗在人类历史舞台上扮演了极其重要的角色，大大降低了感染性疾病的死亡率和致残率；现代疫苗的发展，使其不仅可以阻断传染性疾病的滋生和传播，还在非感染性疾病的治疗中逐渐崭露头角，新型疫苗制剂的开发将为人类对抗疾病提供有效的解决途径。由于疫苗存在不同于传统药物的特殊性质，疫苗制剂的组成成分、生产制备、存储运输以及接种都不同于普通药物制剂，这也使疫苗制剂的质量控制效力检测独具特色。

一、疫苗的特点与分类

疫苗是以病原微生物或其组成成分、代谢产物为起始材料，采用生物技术制备而成，用于预防、治疗人类相应疾病的生物制品。疫苗接种人体后可刺激免疫系统产生特异性体液免疫和（或）细胞免疫应答，使人体获得对相应病原微生物的免疫力。按照疫苗的组成成分和生产工艺，可以将疫苗分成以下几类。

1. 减毒活疫苗

减毒活疫苗（attenuated live vaccine）是指采用病原微生物的自然弱毒株或经培养传代等方法减毒处理后获得致病力减弱、免疫原性良好的病原微生物减毒株制成的疫苗。减毒活疫苗分为细菌性活疫苗和病毒性活疫苗，常用的减毒活疫苗有天花疫苗、狂犬病疫苗、卡介苗等。其优点在于：人体接种较小剂量即可产生较强的免疫应答；一般不需要添加佐剂，生产工艺一般无需浓缩纯化，价格低廉。但是其保存、运输、使用等条件要求较高，任何能损伤疫苗活性的物理、化学因素（热、光、消毒剂等）均可导致免疫反应减弱。

2. 灭活疫苗

灭活疫苗（inactivated vaccine）是指病原微生物经培养、增殖后，用加热或化学剂（通常是甲醛溶液）灭活、纯化后制成的疫苗。在灭活的过程中保留了病原微生物抗原决定簇的完整性，因此具有较强的免疫原性和较好的安全性，包括伤寒疫苗、霍乱疫苗、鼠疫疫苗等。这类疫苗对光和热的耐受性较好，易于保存和运输，不受体内循环抗体影响。灭活疫苗不能在体内复制，引起的免疫反应相对较弱，往往需要免疫佐剂和多次接种。

3. 亚单位疫苗

亚单位疫苗（subunit vaccine）是利用微生物的某种表面结构成分（抗原）制成、能够诱发机体产生抗体的疫苗。根据制备方法可以分为三种：①纯化亚单位疫苗，由致病性微生物的特定成分（如细菌多糖、病毒表面蛋白等构成，通过分离纯化单个蛋白或多糖作为抗原，通常需要添加佐剂或各种偶合物来增强其免疫原性。例如，23 价肺炎球菌多糖疫苗、伤寒 Vi 多糖疫苗等。②合成肽亚单位疫苗，如合成的病毒相关肽、肿瘤特异性抗原肽等。合成肽亚单位疫苗存在功效低、免疫原性差、半衰期短等不足。③基因工程亚单位疫苗，指在分离出病原体特异性抗原编码基因的基础上将外源基因转入另一非致病性微生物内表达的基因产物，进一步通过分离纯化获得特异的蛋白质抗原。例如，乙肝病毒疫苗、人乳头瘤病毒预防性疫苗等。

4. 核酸疫苗

核酸疫苗（nucleic acid vaccine）是 20 世纪 90 年代发展起来的一种新型疫苗，包括 DNA 疫苗和 RNA 疫苗，由能引起机体保护性免疫反应的抗原的编码基因和载体组成，其直接导入机体细胞后并不与宿主染色体整合，而是通过宿主细胞的转录系统表达蛋白抗原，诱导宿主产生细胞免疫应答和体液免疫应答。与传统疫苗相比，核酸疫苗具有制备简单、免疫原性良好、效果持久及可产生交叉免疫防护等优点。但是核酸疫苗具有安全性尚不确定、体内转染效率低等缺点，这些阻碍了核酸疫苗的临床应用。

二、疫苗递送

疫苗递送系统可大致分为注射和非注射给药系统。注射剂是疫苗递送最常见的剂型，一般包括液体型和无菌粉末两种形式的产品。根据其接种方式可进一步分成皮下注射制剂、肌内注射制剂、皮内注射制剂。皮下注射能降低对局部神经血管损伤的危险，因此不良反应较小，具有足够免疫原性的疫苗推荐采用皮下注射。肌内注射通常用于含佐剂疫苗的接种，因该类疫苗皮下或皮内接种常引起明显的局部疼痛、硬结、皮肤变色、炎症及肉芽组织的形成。非注射给药系统有利于提高患者用药的依从性。疫苗非注射途径的给药方式主要包括鼻腔、口服、肺部、直肠、口腔黏膜和经皮给药；但这类大分子药物的黏膜透过能力差，易受 pH、酶等多种因素的影响而降解，可采用化学修饰药物、加入吸收促进剂或酶抑制剂、离子电渗法等多种方法促进其吸收。

（一）疫苗的注射制剂

疫苗成分大多为蛋白质、多肽或核酸等成分，稳定性差，在胃肠道中容易被胃酸或酶降解，吸收差且半衰期短；疫苗的不同接种方式甚至接种部位都会直接影响机体免疫应答的强度和类型。因此，为了提高疫苗的生物利用度、提高免疫应答效率，大多数疫苗都制备成在适宜部位注射的注射制剂。

1. 疫苗注射剂的处方设计

疫苗注射制剂除了有效的抗原成分外，还包含一些保持疫苗稳定性，提高免疫原性的成分。疫苗成分与接种疫苗的药效以及不良反应直接相关，因此掌握疫苗成分有极其重要的意义。疫苗的基本成分包括抗原、佐剂、抑菌剂、稳定剂、灭活剂及其他活性成分。

(1) 抗原　抗原是疫苗最主要的有效活性组分，是决定疫苗特异免疫原性的物质。抗原应能有效地激发机体的免疫应答，产生保护性抗体或致敏淋巴细胞，最后产生特异性抗原的保护性免疫。免疫原性较强的抗原有蛋白质、多糖等，类脂和多肽相对较弱。有些免疫原性较弱的抗原可以通过加入佐剂来增强免疫应答。

(2) 免疫佐剂　免疫佐剂（immunologic adjuvant）是增强和引导免疫应答的物质。佐剂能够增强抗原的特异性免疫应答和疫苗的黏膜传递，增强免疫接触和抗原的免疫原性。铝盐佐剂是使用历史最悠久、使用最广泛的佐剂，目前使用的主要有氢氧化铝和磷酸铝，对抗原有较强的吸附能力，可以形成抗原贮库，激活炎症小体释放细胞因子来促进免疫应答。需要注意的是含有铝佐剂的疫苗不可以冷冻，冷冻会破坏抗原使其失活，因此目前含铝盐佐剂的疫苗均需冷链运输。其他的佐剂有 MF59、磷酸钙、QS21、免疫刺激复合物（ISCOM）、单磷酰脂质 A(MPLA）等。

(3) 稳定剂或冻干保护剂　由于很多疫苗对环境温度、光等因素非常敏感，抗原容易变性失活，因此需要加入稳定剂，常用的稳定剂有蛋白质、糖类、氨基酸；对于冻干疫苗制剂不仅需要加入冻干保护剂，还需要加一些物质如糖类、多元醇等为疫苗提供基质，因疫苗制剂中的抗原通常量较少，冻干后可能会黏附在瓶身肉眼难以看到，不便于使用，加入一定量的基质可以改善该情况。

(4) 抑菌剂　疫苗中加入抑菌剂是为了防止疫苗在保存、使用过程中被外来病原微生物污染。大多数灭活疫苗都有使用抑菌剂如硫柳汞、苯酚等。

(5) 灭活剂　灭活疫苗在制造过程中必须保证疫苗的灭活。灭活除了用物理方法外还常用化学试剂，如甲醛、丙酮等，这些物质对人体有一定的毒害作用，因此在灭活抗原后必须及时除去或降低其浓度，并严格检测以保证疫苗的安全性。

(6) 其他　在疫苗中也使用多种缓冲液（磷酸盐缓冲液等）以保持一定的 pH 范围；加入盐（如氯化钠）达到等渗。

2. 疫苗注射剂的质量控制

疫苗的原材料来源于活的生物体，其生产制备过程复杂，存在可变性，副产物的范围和特性都会变化，中途所用物料也是微生物生长的良好培养基，易被污染。同时疫苗成分多为蛋白质、多肽、多糖或者核酸，其性质不稳定、不耐热、易失活，许多终产物不能灭菌处理。因此需要在生产过程中严格控制，疫苗制品出厂前必须进行严格的质量检定，以确保制品安全有效。通常根据纯化工艺过程，产品理化性质和生物学特性确定需要考察控制的项目，除了外观检查、pH 检测、装量、无菌等常规检查，还需要重点考察产品以下几方面：

(1) 理化性质及纯度　主要为了检测纯化制品中所含的有效成分和无效有害成分，包括物理性状检查、抗原含量测定、抑菌剂含量测定、纯度检测。纯度检测通常可通过测定有效抗原在疫苗中的绝对值或测定主要杂质的量推算有效抗原在疫苗中的相对值。

(2) 宿主细胞 DNA 和蛋白质残留量检测　采用传代细胞生产的疫苗，应限制疫苗中宿主细胞的 DNA 和蛋白质残留量，进行方法研究时应建立相应标准品，并对检测试剂的敏感性和特异性进行验证。

(3) 热原或内毒素检查　参照现行《中国药典》的相关要求进行。

(4) 抗生素检测　预防用疫苗生产过程中不得添加青霉素或其他β-内酰胺类抗生素。如果在生产过程中添加除上述以外其他抗生素，应建立相应的检测方法并规定抗生素残留量检测方法和限度标准。

(5) 稳定性　应在生产工艺确定后尽早留样进行，定期取样测定制品效力和其他相关质量指标，为正式产品有效期的确定提供依据。

(6) 灭活效果验证　对于灭活疫苗，其病原体对人体有致病性，因此应建立有效的灭活方法并对灭活效果进行验证，在成品检定中应建立灭活剂残留量检测的方法和限度标准。

(7) 异常毒性试验　按照《中国药典》相关要求，做小鼠试验和豚鼠试验考察制剂是否存在异常毒性。

(8) 效力试验　疫苗是通过诱导机体产生免疫应答反应起作用的，因此需要评价其体液免疫和细胞免疫的免疫效力。

(9) 佐剂的质量评价　如最终制品含有佐剂，则应建立佐剂含量以及与之结合率的检测方法，并制定相应的质量标准。

（二）疫苗的非注射制剂

虽然疫苗制剂大多数都为注射制剂，但是注射给药方式存在很多缺点，如患者顺应性差、可能引起医护人员损伤、注射需要专业人员操作等。因此疫苗的非注射制剂已经成为人们重点关注的项目之一。目前上市使用的非注射疫苗制剂主要有：口服疫苗和鼻腔疫苗。

口服疫苗通常是减毒活疫苗，其必须被吞咽并在胃内保持一段时间，减毒的病原微生物或其有效成分经消化道，在消化系统黏膜表面形成免疫保护，此类疫苗主要针对经粪-口途径传播的疾病。目前已上市应用的口服疫苗有口服脊髓炎灰质减毒活疫苗（OPV）、口服重组霍乱减毒活疫苗（CVD103-HgR，商品名 Orochol）、口服 Ty21a 伤寒减毒活疫苗（商品名 Vivotif）。流感减毒活疫苗（LAIV）是唯一通过鼻腔途径接种的疫苗，它的接种装置是一个带有剂量分配夹的鼻喷雾器，可以每次在每个鼻孔导入 0.1mL 的喷雾。该减毒活疫苗是经过改造后得到的冷适应株，即只能在低温条件下进行生长，因此健康人群不会致病，但是免疫功能严重抑制的人不应该接种 LAIV。随着新的抗原及脂质体、纳米粒等新型递送系统的深入研究鼻腔疫苗将拥有更广阔的前景。

随着生物工程技术的发展，其他非注射的疫苗接种技术也有所发展。经皮免疫是将佐剂及疫苗抗原经过皮肤递送给抗原提呈细胞进而诱导免疫应答的新型免疫方式。它具有提高接种的顺应性、避免注射引起的潜在并发症、操作简单等优点。微针的高度在 100～1000μm，能够穿透角质层而不触及神经，在表皮上形成微孔通道使得抗原大分子能够透过皮肤吸收，进而产生免疫应答。经阴道或直肠免疫正处于实验室研究阶段，主要是针对 AIDS 疫苗的研究，但是大部分结果来自动物实验，且该方式存在实际操作难度及社会伦理争议，所以该类疫苗的研发道路还很漫长。

第九章
现代药物传递系统设计

第一节 概述

药物通过与作用靶点的特异性受体相互作用，产生生物效应，实现疾病治疗。治疗有效性取决于药物以合适速度和浓度递送至靶点，从而最大化疗效、最小化副作用。然而，药物递送和靶向分布过程中存在诸多天然屏障，可能导致有潜力的药物失效。药物剂型影响服用便捷性和递送效率，但传统剂型如注射剂、口服制剂和外用制剂等，常无法同时满足有效吸收、避免非特异性分布、防止过早代谢与排泄及剂量精准等要求。因此，优化给药途径或开发新型递送系统，成为应对药物递送挑战、提升药效的关键策略。

新型药物递送系统旨在克服传统剂型不足，通过提高生物利用度和治疗指数、降低副作用、提升患者依从性来实现。前三个目标固然重要，患者依从性同样关键。全球每年近 10 亿人因错误服药入院。提升依从性需开发服用方便、给药次数少的剂型。自 20 世纪 50 年代起，持续释药的新口服递药系统逐渐取代传统剂型。如史克公司的 Spansule 胶囊，其含药包衣小丸被认为是首个新型递药系统。60 年代，聚合物材料应用于递药系统，科学家采用更系统的方法设计递药系统，融入药物动力学、生物界面上的过程及生物相容性等知识。70 年代纳米粒引入递药系统；80 年代经皮递药系统出现；80～90 年代，生物技术和分子生物学突破，为肽类、蛋白质、反义寡核苷酸和小分子干扰 RNA 等生物技术药物合成提供可能；90 年代跨膜转运过程研究模型不断涌现。

随着科技进步，分子药理学、分子细胞生物学、分子药物动力学、药物分子传递及系统工程学等学科发展、融合，以及纳米技术等新技术不断涌现，药物剂型和制剂研究进入药物递送系统新时代。药物递送系统旨在将药物以必要量、在必要时间内递送至必要部位，以最大化药效、最小化副作用。运用 DDS 技术，优化药物疗效、降低副作用，可提高患者生存质量、产生经济效益、延长药物生命周期。基于 DDS 技术的生物技术药物制剂产业化，使疑难病治疗成为可能。此外，DDS 技术还具有药理作用分离、使用性改善、开发风险降低等诸多优势。

药物递送系统的出现，给药物治疗带来了新的变革。它不仅提高了药物的疗效，还降低了药物的副作用，同时提升了患者的依从性。在临床应用中，DDS 技术已经展现出了巨大的潜力和价值。例如，在癌症治疗中，通过 DDS 技术，可以将药物精准地递送至肿瘤细胞，从而减少对正常细胞的损害，提高治疗效果。又如，在慢性病治疗中，DDS 技术可以实现药物的缓慢释放，减少给药次数，提高患者的治疗依从性。

展望未来，随着科技的不断进步和创新，药物递送系统有望在更多领域发挥重要作用。例如，纳米技术、基因编辑技术、人工智能AI等新兴技术的融合，将为DDS技术带来更多的可能性。同时，DDS技术也将不断优化和升级，以满足不断变化的临床需求。总之，药物递送系统作为一种先进的药物治疗手段，将在未来医疗领域中占据重要地位，为人类健康事业做出更大的贡献。

一、药物传递系统设计的目的

药物制剂设计是药物研发过程中的关键环节，其流程科学严谨，旨在确保药物疗效与安全。首先，需依据疾病特性、临床需求及药物的理化与生物学性质，确定给药途径和剂型。给药途径多样，如口服、注射、透皮等，每种途径都有对应的剂型，像口服的片剂、胶囊，注射用的注射液等。接着，深入研究药物的理化与生物学特性，明确新制剂技术或工艺需重点解决的问题及目标。例如，药物若在胃酸中不稳定，就需设计特殊包衣技术。然后，选择合适的辅料与制备工艺，辅料需与药物相容性好，工艺要保证药物质量稳定。之后，筛选最佳处方和工艺条件，通过实验对比不同处方和工艺对药物质量的影响，找出最优组合。最后，确定包装形式，确保药物在有效期内稳定，最终形成适合工业生产和临床应用的制剂产品。

药物进入人体后，一种情况是在血液中达到较高浓度，随血液循环到达作用部位，发挥疗效，但可能在其他部位产生副作用；另一种情况是直接将药物输入作用部位，只需极小剂量就能迅速起效，且其他部位药物浓度低，副作用小。为确保药物合理递送，在临床上呈现适宜的药理学和治疗作用，制剂设计时，应达到以下目标：精准控制药物释放速度和位置，使药物在作用部位达到有效浓度，同时减少在非作用部位的分布，提高药物疗效，降低副作用。增强药物稳定性，确保药物在储存和使用过程中保持活性。改善药物的服用和使用方便性，提高患者的依从性。最终使制剂产品在质量上稳定可靠、在生产上可行、在临床上有效且安全。具体如下：

（一）药物能迅速到达作用部位，保持药物有效浓度

在设计与选择药物剂型时，应确保药物能够迅速抵达作用部位，并维持有效的药物浓度，同时具备较高的生物利用度。例如，水溶性药物通过静脉注射可实现100%的生物利用度，其作用速率易于调控：既可通过一次推注使药物立即生效，也能采取滴注方式让药物以稳定速率持续发挥作用。而像软膏、吸入剂、洗剂这类用于局部作用的药物剂型，相对容易到达皮肤、黏膜等部位，但要实现完全吸收则较为困难。

（二）避免或减少药物在体内转运过程中的破坏

在进行制剂剂型设计时，必须全面考虑药物在体内的代谢过程和稳定性。具体而言，需要明确药物是否因肝首过效应而导致活性损失，进而影响其疗效；同时，还需考察药物是否容易被生物膜阻挡，以及是否会因体液的pH值或酶的作用而遭到破坏。这些因素都可能影响药物的吸收、分布和代谢，从而降低药物的治疗效果。因此，通过合理的剂型设计，可以有效克服这些潜在障碍，提高药物的生物利用度和稳定性，确保其在体内的有效传递和作用。

（三）减少药物的刺激性与副作用

某些药物对胃肠道有刺激性或对肝肾等器官具有毒性，通过合理的剂型设计可以有效减少这些不良反应。例如，乙酰水杨酸对胃黏膜有较强的刺激性，容易引起胃部不适甚至损伤。将其制成肠溶制剂后，药物可以在肠道中释放，从而减少对胃的刺激。同样，阿霉素普通注射剂存在较大的心脏毒性，限制了其临床应用。而将阿霉素制成脂质体后，脂质体能够改变药物的分布特性，减少药物在心脏等敏感组织中的积累，显著降低心脏毒性，同时保持其抗肿瘤活性。这些实例表明，通过剂型设计可以显著改善药物的安全性，提高患者的治疗依从性。

（四）药物能溶于浸没生物膜的体液

药物要发挥治疗效果，必须能够溶解于生物膜表面的体液中，只有溶解在体液中的药物才能被转运和吸收。因此，在进行药物处方设计之前，需要深入研究和了解以下关键问题：

(1) 药物在不同粒度、不同晶型、不同 pH 值以及不同离子强度下的溶解度与溶解速度。这些因素会显著影响药物的溶解性能，进而影响药物的吸收和疗效。

(2) 药物在水中的解离度以及在油水两相中的分配系数。药物的解离度决定了其在体液中的存在形式，而分配系数则反映了药物在脂质和水相之间的分配情况，这与药物的吸收机制密切相关。

(3) 药物通过生物膜的透过性。生物膜是药物吸收的主要屏障，了解药物的透过性有助于预测其在体内的吸收情况，并为剂型设计提供依据。

(4) 药物本身的稳定性。药物在储存和使用过程中需要保持其化学和物理稳定性，以确保其疗效和安全性。

例如，某些药物的口服生物利用度不高，可能是因为药物在体液中溶出过慢或不完全。在这种情况下，可以采用物理化学方法来改善药物的溶解度或溶解速度，如制成纳米粒、微乳等新型制剂，或者选择其他给药途径，如注射给药、透皮给药等，以提高药物的生物利用度和治疗效果。

（五）保证体外溶出或释放与体内吸收相关

设计的制剂需确保药物在体外的溶出或释放试验与在体内的吸收试验结果具有良好的相关性。这样，体外试验才能为体内实际应用提供可靠的预测，尤其对缓控释制剂的研究具有特别重要的意义。

（六）考虑吸收部位与特点

生物环境的生理特性对药物吸收的影响不容忽视。以胃肠道吸收为例，即使药物在小肠中解离而在胃中不解离，其在小肠内的吸收速率仍显著高于在胃中的吸收速率。这主要是因为小肠黏膜具有丰富的褶皱和大量绒毛，极大地增加了吸收表面积，且大多数药物的主要吸收部位是小肠。至于经皮吸收，其主要屏障是角质层，而角质层中的类脂通道是限制药物渗透的关键因素。因此，在制剂设计时，必须充分考虑这些生理特性对药物吸收的影响。

药物活性成分的充分释放不仅取决于其含量和纯度，制剂也是实现理想疗效的关键因素。事实上，老药通过新型DDS的开发与应用，其临床价值的提升可与新分子实体（new chemical entities，NCE）的创制相媲美。因此，研发NCE的制药企业开始重视新型DDS，并与掌握药物释放技术的公司合作或并购，以延长药品的生命周期。DDS是现代科学技术在药剂学中应用与发展的结晶，其研究与开发已成为推动全国医药产业发展的核心动力之一，也是制药行业中增长最快的领域之一。

二、药物传递系统设计的原则

无论是新化学实体产品还是新制剂产品，良好的制剂设计都应以提高或至少保持药物的药理活性，同时减少药物的刺激性、副作用及其他不良反应为目标。药物传递系统设计的原则主要基于以下几个方面：首先，要充分考虑药物的理化性质和生物学特性，确保制剂能够精准地将药物递送至作用部位；其次，需结合临床需求，优化药物的释放速度和作用时间，以实现最佳治疗效果；最后，应注重制剂的安全性和质量可控性，确保其在生产、储存和使用过程中的稳定性，满足工业化生产及临床应用的要求。

（一）安全性

药物传递系统的设计首先要考虑用药的安全性，制剂的安全性问题主要来源于药物本身，但也可能来源于辅料并且与药物制剂的设计有关。理想的制剂设计应在保证疗效的基础上使用最低的剂量，并保证药物在作用后能迅速从体内被清除而无残留，从而在最大限度上避免刺激性和副作用。对于治疗指数低的药物宜设计成控释制剂，减少血药浓度的峰谷波动，维持较稳定的血药浓度水平，以降低不良反应的发生率。为确保药物制剂的安全性，当改变剂型、使用新辅料或新工艺而提高药物吸收及生物利用度时，需重新审查或修正制剂的剂量和适应证。对于毒性大或治疗指数低的药物，不宜采用微粉化工艺加速溶解吸收。总之，药物传递系统的设计是一个复杂而精细的过程，需要综合考虑多方面的因素，以确保药物的安全性、有效性和稳定性。首先，设计者必须深入研究药物的理化性质和生物学特性，了解其在体内的吸收、分布、代谢和排泄过程，以便选择合适的制剂形式和给药途径。其次，要充分评估药物的毒性和潜在的不良反应，通过合理的辅料选择和制剂工艺优化，降低药物的刺激性和不良反应。

（二）有效性

药物递送系统的有效性是药物开发的关键前提。尽管化学原料药物是药品发挥疗效的核心因素，但药物的实际疗效还与给药途径、剂型、剂量以及患者的生理病理状况密切相关。例如，治疗心绞痛的药物硝酸甘油，通过不同的给药途径（如舌下、经皮等），其起效速度和作用强度差异显著。在心绞痛急救时，舌下给药能使药物快速吸收，2～5min起效；而预防性长期给药则适合使用缓释透皮贴剂，其作用可持续24h以上。此外，即使在同一给药途径下，不同剂型也可能导致不同的治疗效果。例如，溶液剂、分散片、口溶片等剂型吸收快、起效迅速，但通常维持时间短，需要频繁给药。

在确保用药安全的基础上，通过合理的制剂处方和工艺设计，可以显著提高药物治疗的有效性。对于水中难溶的药物，在制备口服制剂时，可采用多种方法增加其溶解度和溶出速度，从而促进吸收，提高生物利用度。这些方法包括在处方中添加增溶剂或助溶剂、对药物进行微粉化处理、制备固体分散体、环糊精包合物，以及将其制成乳剂或微乳等。通过这些制剂技术，可以有效改善难溶性药物的溶解性和吸收性能，进而提高药物的治疗效果。

（三）可控性

药品质量是其有效性与安全性的核心保障，制剂设计必须注重并实现质量可控，这主要体现在可预知性和重现性上。重现性关乎质量的稳定性，要求不同批次制剂均达质量标准，变异须控制在允许范围内。为确保制剂质量符合标准，设计时应选择成熟剂型、给药途径与制备工艺。当前，国际推崇“质量源于设计”理念，旨在制剂设计初期便将质量可控性纳入考量，以确保整个设计过程的科学性与合理性。

（四）稳定性

药物传递系统的稳定性是制剂安全性和有效性的基础。药物制剂的稳定性涵盖物理、化学和微生物学三个方面。在处方设计初期，就应将稳定性纳入考察范围，全面考察处方的配伍稳定性、工艺过程中的药物稳定性，以及制剂在贮藏和使用期间的稳定性。

在新制剂的制备工艺研究中，需进行为期 10 天的影响因素考察，即在高温、高湿和强光照射条件下，考察处方及制备工艺对药物稳定性的影响，从而筛选出更为稳定的处方和制备工艺。例如，通过在 40℃、75％相对湿度的环境下放置 10 天，观察药物是否发生降解或变质，进而评估其稳定性。

药物制剂的化学不稳定性会导致有效剂量降低，形成新的、具有副作用的物质；物理不稳定性可能导致液体制剂产生沉淀、分层，固体制剂发生形变、破裂、软化和液化等形状改变；微生物学不稳定性则可能导致制剂污损、霉变、染菌等严重安全隐患。这些问题可以通过调整处方、优化制备工艺或改变包装和贮存条件等方法来解决。例如，添加抗氧化剂可以提高药物的化学稳定性，采用避光包装可以减少光对药物的影响，优化制备工艺可以提高制剂的物理稳定性。通过这些措施，可以有效提高药物制剂的稳定性，确保其安全性和有效性。

（五）顺应性

顺应性是指患者或医护人员对所用药物的接受程度，其对制剂的治疗效果有着显著影响。给药方式或剂型若难以被患者接受，将不利于治疗的顺利进行。例如，长期使用含有刺激性成分的注射剂，注射时产生的强烈疼痛感，以及老年人、儿童及吞咽困难患者服用体积较大的口服固体制剂等情况，都会影响患者的顺应性。影响患者顺应性的因素众多，除了用药方法和给药频次外，还包括制剂的外观、大小、形状、色泽、口感等方面。因此，在剂型设计时，应遵循顺应性的原则，优先考虑采用最便捷的给药途径，减少给药频次，同时在处方设计中尽量避免可能给患者带来的不适或痛苦。此外，制剂设计在确保上述原则的基础上，还应从药物经济学的角度出发，尽可能降低成本，简化制备工艺等，以提高药物的可及性和临床应用价值。

三、药物递送系统面临的挑战

药物递送是药剂学领域的核心内容，其发展过程见证了从传统的药物递送方式到现代新型药物递送系统的转变。传统的药物递送方式包括口服剂、注射剂、呼吸道剂、皮肤给药剂等，这些方法在医疗实践中长期占据主导地位。然而，随着生物材料科学的不断进步，药物递送系统迎来了新的变革。自20世纪50年代起，高分子材料的产生和发展推动了一些新型的控缓释药物递送系统的出现，这些系统逐渐取代了传统的递送方式，标志着药物递送技术的一个重要里程碑。目前，药用生物材料在我国新时代背景下已经取得了长足的发展。国家每年在生物材料领域投入大量的科研经费，并将其作为重大专项研究立项，这带动了国内高校、研究所、药企和材料企业投入科研攻关，合成了许多药用生物材料，包括控缓释递送材料、靶向递送材料、智能递送材料等。这些新型材料和系统不仅提高了药物的疗效，还改善了患者的治疗体验。然而，开发和生产先进的药物递送系统仍然面临着许多问题：

（1）操作复杂　许多先进的药物传递系统（如动脉注射药物传递系统）需要专业的医疗设备和技术，操作复杂，增加了医疗成本和风险。

（2）药物稳定性问题　某些药物在传递过程中可能会发生降解或失效，影响治疗效果。

（3）个体差异　不同患者对药物的反应可能存在显著差异，个体化给药仍然是一个挑战。

（4）技术瓶颈　尽管纳米技术、精准医疗等新兴技术为药物递送系统带来了新的希望，但仍有许多技术难题有待解决。

（5）可能引发并发症　例如，动脉注射药物递送系统可能引发血管损伤和血栓形成，增加了患者的痛苦和治疗难度。

（6）成本高昂　先进的药物传递系统通常成本较高，可能不利于普及和广泛应用。

（7）伦理和法律问题　某些药物传递系统可能涉及伦理和法律问题，如基因编辑技术在药物传递中的应用。

（8）学科交叉不足　药用生物材料和药物制剂学科研究人员各自为战。从事生物材料研究的科研人员大部分属于材料学专业，擅长材料的提取、合成、修饰、表征，但对材料的生物安全性评价了解甚少。药用材料的生物安全性评价需要生物学专业人员的参与。

（9）历史发展不平衡　我国长期以来存在重原料、轻制剂的发展状况。改革开放以前，我国大部分药企和药物研究单位主要资金、设备和人员都投放在原料药的研发和生产中，药用生物材料多从外国进口，缺乏自主品牌。以控缓释制剂为例，国外品种已达200多种，而我国生产的还不到100种，新型释药技术的研发和应用也相对滞后，极大地限制了我国药用生物材料的发展。改革开放后，虽然我国开始意识到这一问题，但由于前期技术积累有限，发展依然缓慢，在药用生物材料的研发技术和质控等方面仍大幅落后于欧美发达国家。

（10）高技术、高投入、小规模　药用生物材料作为药物递送的主要材料，运用于各种类型的药物递送方式，但不论以何种方式，最终都要进入人体参与疾病治疗。因此，相对于一般工业材料，药用生物材料要求更高的纯度，不允许含有会引起毒性反应的引发剂、中间体、参与溶剂、未反应完的单体等。高精纯度不仅需要更高的技术要求，还要消耗更多原材料，增加成本。后期的生物安全性评价更是需要投入大量时间和金钱。

（11）评价周期长、回报率低　药用生物材料的评价指标众多，周期长，回报率低。前期一般需要材料学专家提取合成符合性能要求的材料，之后还需经过漫长的生物安全性评价。目前《中国药典》规定的生物安全性评价试验多达数十种，特别是大动物试验少则一年以上，这一系列试验均在实验室完成。从实验室到市场过渡则需要更长时间，几乎相当于一个一、二类新药的周期。大量时间和金钱的投入带来不对等的回报率，使得许多国内外厂家对开发药用生物材料缺乏信心，这也是药用生物材料研发和生产受阻的原因之一。

综上所述，尽管现代药物传递系统在很多方面取得了显著进展，但仍需不断改进和完善，以克服现有缺点，提高治疗效果和患者安全性。未来，随着科技的不断进步和多学科的交叉融合，药物递送系统有望克服当前面临的挑战，为人类健康事业做出更大的贡献。

第二节　处方前研究

药物制剂的处方前研究是指在设计制剂处方前，对药物的物理性质、化学性质、生物学特性等基本性质开展的系列研究。其目的在于为后续开发稳定、有效、具有适宜生物学特性且符合工业化生产的优质制剂提供科学依据。处方前研究在新药的剂型设计和药物的剂型改良中已成为不可或缺的重要环节。

制剂处方前研究工作主要包括通过文献检索或实验测定获取药物的相关科学情报资料，如药物的物理性状、熔点、沸点、溶解度、溶出速率、多晶型、pK_a、油水分配系数、物理化学稳定性以及药物的药代动力学参数等。然后，根据药物的特性、剂型和工艺要求，有针对性地开展一些必要的实验，获取充分的数据资料。这些数据是研究人员在处方设计和产品开发中选择最佳剂型、工艺和质量控制方案的重要依据，可确保药物在物理化学和微生物学上的稳定性，并使药物制剂在人体使用时具有较高的生物利用度和最佳药效。处方设计前工作的具体内容取决于药物的种类、性质和目标剂型。处方前研究的出发点是获取原料药物及其相关性质的详细情报，同时进行全面而必要的文献检索，以确保研究工作的系统性和科学性。

一、资料收集和文献查阅

资料收集与文献检索是处方前工作首先面临的一个很重要的内容。随着现代医药科学的飞速发展，医药文献的数量与种类也日益增多，要迅速、准确、完整地检索到所需文献资料，必须熟悉检索工具，掌握检索方法。检索工具是指用于报道、存储和查找文献线索的工具，如按检索手段不同可分为手工检索和机器检索工具。20 世纪 90 年代新发展的网络信息检索更是方便、简捷、经济，而且网络信息更新更快。因此，现在 Internet 网已成为获取信息的最主要途径之一。通过 Internet 网可以收集到的与药学有关的资源简介如下。

药物数据库：如 PubMed、SciFinder 等，提供丰富的药物研究文献和数据。

专业指南与法规：获取药物研发、生产及临床应用的相关法规和指南。

在线期刊与杂志：访问各类药学期刊，获取最新研究成果和行业动态。

学术会议资料：了解最新的学术交流和研究前沿。

教育与培训资源：获取药学教育资料和专业培训信息，提升专业素养。

通过这些资源，研究人员可以全面了解药物的物理化学性质、生物学特性、市场情况以及最新的研究进展，为药物制剂的处方前研究提供坚实的基础。

（一）常用搜索引擎

1. 通用搜索引擎

随着互联网信息的爆炸式增长，为了帮助用户高效快捷地获取所需信息，许多公司和信息机构推出了多种通用检索引擎。其中，具有重要影响的综合搜索引擎包括：Google（http：//www. google. com）、Yahoo（http：//www. yahoo. com）、百度（http：//www. baidu. com）等。

这些搜索引擎不仅提供了广泛的搜索功能，还通过不断优化算法和提升搜索效率，帮助用户在海量信息中快速找到所需内容。通过这些平台，用户可以轻松访问新闻、学术论文、图片、视频等多种类型的资源，极大地提高了信息获取的便利性和效率。

2. 人工 AI 搜索

人工 AI 搜索是利用人工智能技术来优化和提升搜索效率和准确性的新型搜索方式。随着人工智能技术的飞速发展，人工 AI 搜索工具应运而生，为用户提供了更智能、更精准的搜索体验。以下是一些常见的人工 AI 搜索工具及其特点。

Google Scholar(http：//scholar. google. com）是一个广泛使用的学术搜索引擎，它利用谷歌强大的搜索算法和人工智能技术，能够快速检索到大量的学术文献、论文、专利等。它不仅提供基本的关键词搜索，还支持布尔逻辑检索和高级搜索选项，帮助用户更精确地找到所需文献。

Lens(http：//lens. org）是一款专利与学术文献关联分析的智能搜索引擎，特别适合药物递送系统创新性评估。

这些人工 AI 搜索工具不仅提高了搜索的效率和准确性，还为用户提供了更加个性化和智能化的搜索体验，成为现代科研和信息检索的重要工具。

3. 专业医药信息检索资源

互联网上除了大量的一般主题指南和综合搜索引擎外，还有许多站点专供医药专业网络搜寻。例如，美国国家医学图书馆（http：//www. nlm. nih. gov）提供了 PubMed/MEDLINE、MeSH 数据库、ClinicalTrials. gov 等多种医学信息检索工具和服务，涵盖生物医学文献、健康信息、临床试验、图像检索等多个方面。此外，还有 DrugBank(http：//www. drugbank. ca)、PharmGKB(http：//www. pharmgkb. org）等专业药物数据库，它们为科研人员和医疗保健专业人员提供丰富的高质量数据与先进的分析工具，辅助个性化给药系统设计，以支持科学研究和临床决策。这些专业站点为医药领域的研究和实践提供了丰富的资源和便捷的检索渠道。

（二）常用的药学网站

1. 政府医药管理部门网站

（1）美国食品药品监督管理局（FDA）：http：//www. fda. gov。该网站提供了丰富的信息，包括药品审批、安全警报、召回信息以及最新的政策动态等。

（2）中国国家药品监督管理局（NMPA）：http：//www. nmpa. gov. cn。该网站提供了药品注册、审批、监管等信息，以及药品安全警示和召回公告。

（3）中国国家知识产权局：http：//www. cnipa. gov. cn。该网站主要提供专利申请、审查、授权等信息，对于药物研发和知识产权保护具有重要意义。

2. 常用药学论坛

（1）丁香园论坛：http：//www. dxy. cn/bbs/。丁香园是一个专业的医学交流社区，提供临床经验分享、病例讨论等服务，可为药物传递系统设计提供交流平台。

（2）其他药学论坛：如小木虫（http：//muchong. com/bbs)、西部药学论坛（http：//www. westyx. com/bbs/）等，这些论坛为药学专业人士提供了交流和学习的平台，促进了药学知识的传播和共享。

（三）常用 Internet 数据库

国内主流学术数据库检索资源丰富，主要包括中国知网（http：//epub.cnki.net/kns/）、万方数据知识平台（http：//g.wanfangdata.com.cn）和维普科技期刊数据库（http：//www.cqvip.com/）等。这些平台为科研人员和学者提供了广泛的文献资源，涵盖期刊论文、学位论文、会议论文、专利、标准等多种类型的文献，满足药物递送系统设计的研究需求。

国外权威学术数据库检索资源同样丰富，包括 http：//www.pubmed.ncbi.nlm.nih.gov（PubMed 检索系统）和 OCLC FirstSearch 数据库（https：//www.oclc.org/en/firstsearch.html）等。PubMed 检索系统是生物医学领域的重要资源，提供大量的生物医学文献和研究资料。OCLC FirstSearch 数据库则是一个综合性的学术数据库，涵盖各种学科领域的文献资源，为全球的学者和研究人员提供便捷的检索服务。

这些国内外的数据库检索平台为科研人员和学者提供了丰富的文献资源和便捷的检索工具，促进了学术交流和知识共享，推动了科研工作的进步和发展。

二、药物理化性质测定

药物的物理化学性质，例如溶解度和油水分配系数等，是影响其在体内作用的关键因素。因此，全面了解药物的理化性质，明确药物在制剂研发中的关键问题，才能有针对性地选择合适的剂型、辅料、制剂技术和工艺。新药的理化性质研究主要涵盖 pK_a、溶解度、多晶型、油水分配系数、表面特征以及吸湿性等方面的测定。

具体而言，药物的溶解度直接决定了其在体内的吸收速度和程度，而油水分配系数则反映了药物在脂质和水相之间的分配情况，与药物的膜通透性和生物利用度密切相关。多晶型现象在药物中较为常见，不同晶型的药物在溶解度和稳定性方面可能存在显著差异，进而影响药物的疗效。此外，药物的表面特征和吸湿性也对其制剂设计和稳定性具有重要影响。通过深入研究这些理化性质，可以为药物制剂的设计提供科学依据，确保药物在体内的有效传递和作用。

（一）溶解度与 pK_a

药物的吸收通常以溶解为前提，因此，药物必须具备一定的溶解度，才能通过各种给药途径进入循环系统并发挥治疗效果。对于易溶药物，可制成多样剂型，适用于不同给药方式。然而，对于难溶性药物，其低溶解度限制了溶出速度，进而成为影响生物利用度的关键因素。通过将过量药物与特定溶剂在一定温度下混合并充分搅拌至饱和，测定溶剂中药物浓度，可得到其饱和或平衡溶解度。

药物的解离常数（pK_a）对其溶解性和吸收性影响显著。多数药物为有机弱酸或弱碱，在不同 pH 环境中溶解度各异，且以解离型或非解离型存在。一般而言，解离型药物难以透过生物膜被吸收，而非解离型药物则能有效透过。因此，在处方前研究中，需优先测定药物的溶解度和 pK_a，以指导后续研发。溶解度决定了药物能否制成注射剂或溶液剂，而 pK_a 值有助于研究人员利用 pH 值变化解决溶解度问题或选择合适盐类，提升制剂稳定性。

Hander-Hasselbalch 公式可以说明药物的解离状态，pK_a 和 pH 的关系见式(9-1)、式(9-2)：

对弱碱性药物　　$pH=pK_a+\log[A^-]/[HA]$　　(9-1)

式中，$[A^-]$ 为解离型（共轭碱）浓度；$[HA]$ 为未解离型（酸）浓度。

对弱酸性药物　　$pH=pK_a+\log[B^+]/[BH^+]$　　(9-2)

式中，$[B^+]$ 为未解离型（碱）浓度；$[BH^+]$ 为解离型共轭酸浓度。

Henderson-Hasselbalch 公式在药物研究中具有广泛应用，主要解决以下问题：①通过测定药物在不同 pH 下的溶解度来确定其 pK_a 值；②若已知药物的 [HA] 或 [B] 浓度及 pK_a 值，则可预测其在任意 pH 条件下的溶解度；③辅助选择药物的合适盐形式；④预测盐的溶解度与 pH 的关系。根据该公式，pH 每改变一个单位，药物的溶解度将发生 10 倍的变化。因此，在液体制剂中，精确控制体系的 pH 值至关重要。

pK_a 值的测定通常采用电位滴定法。以弱酸性药物为例，使用碱进行滴定，并将被中和的酸的中和分数（X）与 pH 值作图。同时，需对纯水进行滴定以获得相应的曲线。通过计算两条曲线在每一点的差值，可绘制出校正曲线。pK_a 值即为当 50% 的酸被中和时所对应的 pH 值。其中，水的曲线表示滴定水中所需碱的量，而酸的曲线则代表药物的滴定曲线，两者的差值曲线即为校正曲线，即在相同纵坐标值下，酸曲线与水曲线对应横坐标值的差。

对于胺类药物，其游离碱形式通常溶解度较低。为了准确测定这类药物的 pK_a 值，可在含有有机溶剂的体系中进行滴定。通过使用不同浓度的有机溶剂，并将结果外推至有机溶剂含量为 0% 时，可推算出药物在水中的 pK_a 值。这种方法有效地解决了游离碱在水相中溶解度低的问题，确保了 pK_a 值的准确测定。

（二）油水分配系数

药物分子需有效穿透体内生物膜屏障，方能抵达病变部位发挥治疗作用。生物膜相当于类脂质屏障，药物分子穿透生物膜的能力与其亲脂性密切相关。油水分配系数是衡量分子亲脂特性的指标，因此在处方前研究中常用于评估药物分子的亲脂性。

油水分配系数是指药物在油相和水相中的分配比例，用式(9-3)表示：

$$P=C_O/C_W \tag{9-3}$$

式中，C_O 表示药物在油相中的摩尔浓度；C_W 表示药物在水相中的摩尔浓度。

在实际应用中，常用油水分配系数的对数值（$\log P$）作为参数。$\log P$ 值越高，表明药物的亲脂性越强；反之，则说明药物的亲水性越强。由于正辛醇与水不互溶，且其极性与生物膜相似，因此正辛醇被广泛用于测定药物的油水分配系数。

摇瓶法是测定药物油水分配系数的常用方法之一。具体操作为：将药物加入水和正辛醇形成的两相溶液中，充分振荡至分配平衡，随后分别测定有机相和水相中药物的浓度。当某一相中药物浓度过低时，也可通过测定另一相中药物浓度的降低值来进行计算。

（三）多晶型

药物的多晶型现象是指同一化学结构的药物因结晶条件不同而形成多种晶格排列不同的晶型。这些晶型主要包括稳定型、亚稳定型和无定型。稳定型具有较高的结晶熵、高熔点、低溶解度和慢溶出速度；无定型因无需克服晶格能而具有最快的溶出速度，但在储存甚至体内可能转化为稳定型；亚稳定型的特性则介于稳定型和无定型之间，具有较低的熔点、较高的溶解度和溶出速度，且在常温下相对稳定，有利于制剂的制备。

多晶型对药物的吸收速度和药理活性有显著影响，因此在选择药物制剂原料时必须予以关注。若能掌握晶型转化的条件，可有效制备出吸收性良好的药物制剂。不同晶型在物理性质上存在差异，固体状态下常表现为不同的红外光谱、密度、熔点、溶解度及溶出速度。因此，鉴别化合物晶型的方法多样，包括熔点测定法、光谱学研究、显微镜观察、X射线衍射法及差示扫描量热法等。

（四）药物的溶出速率

在药物制剂的处方前研究中，测定药物的固有溶出速率是评估其体内生物利用度的重要环节。溶出过程是指固体药物分子在溶剂作用下，从固体表面进入溶液的动态过程，而溶出速率则反映了这一过程的快慢。该速率主要受药物在水或水性溶剂中的溶解度影响，同时也受到粒度、晶型、环境pH值、缓冲液浓度、溶液黏度及粉末润湿性等多种因素的调控。

根据Noyes-Whitney/Nernst-Bruner扩散层模型，当溶出介质中药物浓度远低于其饱和溶解度，即满足漏槽条件时，溶出速率主要由固体颗粒的表面积决定。因此，当保持固体表面积恒定时，测得的单位面积溶出速率即为固有溶出速率，这一参数反映了药物分子从固体表面进入溶出介质的速度。

固有溶出速率的测定方法是将一定量的药物原料压制成特定直径的圆片，并在控制的溶出介质和转速条件下进行溶出速率的测定。采用这种方法的目的是在固定表面积的同时，不干扰药物的正常溶解过程。由于高压可能导致某些化合物发生晶型转变，因此在压片完成后，需要通过X射线衍射等方法确认药物的晶型，以确保测定结果的准确性。

这一参数对于揭示不同晶型或盐型药物的溶解速率差异具有重要意义，从而指导后续处方研究中是否需要考虑因溶出速率过低而导致的生物利用度问题。

（五）吸湿性

药物的吸湿性是指其从周围环境中吸收水分的特性。通常情况下，物料的吸湿程度与周围空气中的相对湿度密切相关：空气的相对湿度越大，暴露在空气中的物料越容易吸收水分。值得注意的是，不同水溶性的药物具有不同的吸湿规律。具体而言，水溶性药物在相对湿度超过其临界相对湿度时，吸湿量会急剧增加；而非水溶性药物则随着空气相对湿度的升高缓慢吸湿。

在室温条件下，大多数吸湿性药物在相对湿度30%～45%的环境中能够与周围环境中的水分达到平衡状态，因此在这个湿度范围内贮存最为稳定。此外，适当的包装也能在一定程度上抵御水分的侵入。在处方前对物料的吸湿性进行研究，可以为辅料的选择和设计优良、稳定的处方提供重要依据。

为了准确评价药物的吸湿性，可以采用测定药物的平衡吸湿曲线的方法。具体操作是：将药物置于已知相对湿度的环境中，经过一定时间间隔后，取出药物并称重，以测定其吸水量。通常情况下，在25℃、80%的相对湿度下放置24h后，若吸水量小于2%，则表明药物微吸湿；若吸水量大于15%，则表明药物极易吸湿。

（六）粉体学性质

药物的粉体学性质涵盖粒子形状、大小、粒度分布、比表面积、密度、吸附性、流动性、润湿性和吸湿性等方面。这些性质对固体制剂的工艺、稳定性、成型性、药物释放、质量控制以及体内的吸收和生物利用度等都有着显著的影响。因此，大多数固体制剂需要根据具体需求进行粒子加工，以改善粉体性质，满足产品质量和操作的要求。此外，固体制剂中使用的辅料，如填充剂、崩解剂、润滑剂等，其粉体性质也会对主药的粉体性质产生影响，若选择不当，可能会影响制剂的整体质量。

三、原料药的固态性质

原料药的固态性质是多方面的，它们共同决定了药物的质量、稳定性和生物利用度。因此，在药物设计过程中，对原料药的固态性质研究和控制是非常重要的。原料药的固态性质主要包括以下几个方面。

（1）溶解行为　原料药在固态时的溶解度对其在体内的吸收和分布有着重要影响。溶解度低的药物可能需要通过改变剂型或添加增溶剂来提高其生物利用度。研究表明，药物的溶解度不仅影响其吸收速度，还可能影响药物在体内的分布范围和治疗效果。因此，深入研究药物的溶解行为对于优化药物制剂设计至关重要。

（2）稳定性　固态性质还包括原料药的化学和物理稳定性。化学稳定性指的是原料药在储存过程中抵抗降解的能力，而物理稳定性则涉及其晶体结构的稳定性，例如是否容易发生多晶型转变或脱水等现象。稳定性是确保药物在货架期内保持其疗效和安全性的关键因素，因此在药物开发过程中需要特别关注。

（3）多晶型　许多原料药可以存在不同的晶型，这些晶型在溶解度、熔点、密度等方面可能有所不同，从而影响药物的疗效和安全性。不同晶型的药物在体内的溶出行为和生物利用度可能存在显著差异。因此，控制和表征原料药的多晶型是药物开发中的一个重要方面，有助于确保药物的一致性和可靠性。

（4）粒度和形态　原料药的粒度分布和颗粒形态也会影响其流动性和压缩性，这对于固体制剂的生产至关重要。粒度较小的药物通常具有较大的表面积，这可能提高其溶解速率，但也可能导致加工过程中出现静电等问题。此外，粒度还与药物的溶出速率和生物利用度有关，因此需要根据具体需求进行优化。

（5）表面性质　原料药的表面性质，如表面能和润湿性，也会影响其与其他辅料的混合以及在体内的分散情况。表面性质的差异可能导致药物在制剂中的分布不均匀，进而影响药物的释放特性和生物利用度。因此，在制剂设计中需要考虑这些因素，以确保药物的均匀分布和有效释放。

（6）吸湿性　吸湿性过强可能导致药物在储存过程中结块或降解，影响制剂的稳定性和生物利用度。了解药物的吸湿性有助于选择合适的包装材料和储存条件，从而延长药物的货架期。

（7）流动性　原料药的流动性对于固体制剂的生产和压片过程非常重要。良好的流动性可以确保药物在生产过程中的均匀分布和填充，减少生产过程中的问题，如分层和片重差异。流动性差的药物可能需要通过粒化或其他方法来改善其流动性。

（8）密度　原料药的密度影响其在制剂中的填充和压缩性能，对于控制制剂的重量和尺寸具有重要意义。密度的变化可能影响药物的填充量和片剂的硬度，因此需要在制剂设计中进行精确控制。

综上所述，原料药的固态性质在药物开发和制剂设计中起着关键作用。深入研究和精确控制这些性质，有助于提高药物的质量、稳定性和生物利用度，从而确保药物在临床应用中的安全性和有效性。通过对这些性质的全面理解和优化，可以开发出更高效、更稳定的药物产品，满足临床需求。

四、药物稳定性和辅料配伍研究

药物稳定性是指药物在特定的储存条件下，能够保持其物理、化学和生物学特性的能力。药物的稳定性受到多种因素的影响，包括药物的化学结构、制剂工艺、储存条件等。药物稳定性研究是药物开发的重要组成部分，有助于确保药物的有效性和安全性。

药用辅料（pharmaceutical excipients）是指在生产药品和调配处方时使用的赋形剂和附加剂，它们除了赋形、充当载体、提高稳定性外，还具有增溶、助溶、缓控释等重要功能。这些辅料在药物制剂中起着关键作用，不仅影响药物的疗效和不良反应，还与药物的质量、安全性和有效性密切相关。

药用辅料的来源广泛，包括天然、合成和半合成的物质。无论其来源如何，药用辅料必须对人体无毒害作用，具有良好的化学稳定性，并且与主药及辅料之间无配伍禁忌。此外，药用辅料不应影响制剂的检验，应尽可能在较小的用量下发挥最大的作用。

在药物制剂中，药用辅料的质量可靠性和多样性是保证剂型和制剂先进性的物质基础。它们不仅赋予药物一定的剂型，还与提高药物的疗效、降低不良反应有很大的关系。因此，药用辅料是药物制剂的基础材料和重要组成部分，是保证药物制剂生产和发展的关键物质基础。

（一）药物的稳定性与剂型设计

药物在受到外界因素如空气、光、热、金属离子等的影响时，常常会发生物理和化学变化，导致药物疗效降低，甚至产生未知的副作用。因此，在处方设计前，对药物的理化稳定性和影响稳定性的因素进行研究是至关重要的。这些研究不仅能够指导处方组成、制备工艺、辅料和稳定性附加剂的选择，还能为合适的包装设计提供重要依据。

在处方设计前的研究阶段，评估药物在溶液中的稳定性可以在一系列不同 pH 条件下进行，同时检测药物在不同温度和光照条件下的降解情况。对于固态药物的稳定性，则可以将药物置于加速实验条件下考察其降解情况。稳定性研究通常采用薄层色谱和高效液相色谱等方法来检测化合物的含量变化和降解产物；热分析法用于检测多晶型、溶剂化物及药物与辅料的相互作用；漫反射分光光度法也可用于检测药物与辅料的相互作用。

许多药物含有易被水解的基团，如酯、酰胺、内酯、内酰胺等，因此水解是最常见的影响药物稳定性的降解反应之一。药物的水解通常遵循伪一级动力学过程，并与溶液中氢离子的浓度有关。例如，对于遇水稳定性较差的药物，可以选择更为稳定的剂型，如固体剂型，或者通过添加隔离层（如薄膜衣片）来减少药物与外界环境的接触，从而减少药物的分解。此外，导致药物不稳定的反应还包括氧化反应、聚合反应、脱羧、脱氨等。在处方前研究中，应根据药物的结构和性质以及拟采用的给药途径进行详细分析，并在后续的稳定性研究中对这些潜在的不稳定因素进行重点考察。

新型药用辅料在提高制剂质量、改进制剂性能、开发新剂型以及提高生物利用度方面发挥着非常关键的作用。为了适应现代药物剂型和制剂的发展，药用辅料的更新换代已成为药剂工作者关注的热点。这些新型辅料不仅能够增强药物的稳定性，还能改善药物的释放特性，提高患者的依从性，从而推动药物制剂领域的不断创新和发展。

（二）药物与辅料的配伍研究

1. 固体制剂的配伍研究

固体制剂常用的辅料包括填充剂、黏合剂、润滑剂和崩解剂等，每种辅料都具有独特的理化性质。选择合适的辅料与药物配伍，对于制剂的加工成型、外观、有效性及安全性等方面具有重要意义。

对于缺乏相关数据的辅料，可以进行相容性研究。通常的方法是将少量药物与辅料混合，放入小瓶中，用胶塞封口并用蜡密封，然后分别在室温和 55℃条件下贮存。根据药物稳定性指导原则中考察影响因素的方法，在一定时间间隔后取样检查，重点考察性状、含量、有关物质等指标。必要时，可以用原料和辅料分别做平行对照实验，以确定变化是原料本身所致还是辅料引起的。如果处方中使用了与药物有相互作用的辅料，需要用实验数据证明处方的合理性。

在选择辅料时，通常情况下，口服制剂可以选用多种辅料。如果辅料用量较大，如稀释剂，可按主药与辅料 1∶5 的比例混合；如果辅料用量较小，如润滑剂，则可按主药与辅料 20∶1 的比例混合。

热分析方法是一种简便、快速的研究和预测药物与辅料之间物理化学相互作用的手段。通过比较药物与辅料混合物、单独药物和单独辅料的热分析曲线，可以从熔点的变化、峰形和峰面积、峰位移等方面了解药物与辅料之间的理化性质变化。这种方法有助于在制剂开发的早期阶段识别潜在的相互作用，从而优化处方设计，确保药物制剂的稳定性和有效性。

2. 液体制剂的配伍研究

液体制剂的配伍研究通常涉及将药物置于不同 pH 值的缓冲液中，以考察 pH 值与药物降解反应速率之间的关系。这一研究有助于选择药物最稳定的 pH 值和缓冲液体系。例如，通过在不同 pH 值条件下测定药物的降解速率，可以确定药物在何种 pH 值下具有最佳的稳定性。

对于注射剂，由于其直接进入血液循环系统，因此对辅料的安全性要求更高。在研究注射剂的配伍时，通常将药物置于含有附加剂的溶液中，如含有重金属或抗氧剂的溶液，以考察药物和辅料在氧化、光照和重金属接触条件下的稳定性。这些研究为注射剂处方的初步设计提供了依据。

口服液体制剂的配伍研究则需要考察药物与乙醇、甘油、糖浆、防腐剂和缓冲液等常用辅料的相容性。例如，某些药物可能在含有乙醇的溶液中不稳定，而另一些药物可能在糖浆中容易降解。通过这些研究，可以确定药物与辅料的最佳配伍，以确保制剂的稳定性和有效性。

在进行这些配伍研究时，通常采用高效液相色谱法（HPLC）等分析方法来检测药物的含量变化和降解产物。此外，还会考察制剂的物理性质，如外观、颜色、黏度等，以确保制剂在储存和使用过程中的稳定性。

总之，液体制剂的配伍研究是确保药物稳定性和有效性的重要环节，通过科学的实验设计和分析方法，可以为制剂的开发和优化提供有力的支持。

五、生物药剂学性质及其在制剂设计中的应用

1. 生物药剂学概述

生物药剂学自 20 世纪 60 年代兴起，专注于药物及其剂型在体内的吸收、分布、代谢与排泄过程。它不仅评估药品质量，还为设计合理的剂型、处方及生产工艺提供依据，助力临床合理用药，使药物疗效最大化。因此，制剂设计之初，必须考察药物的生物药剂学性质，依此合理规划给药途径、频次和剂量。

2. 药物吸收机制与影响因素

药物吸收是指药物从给药部位进入血液循环的过程，是全身作用药物发挥药效的前提条

件。处方前研究需重点考察药物的吸收机制和效率，以降低开发风险。口服药物的吸收主要受溶解度和渗透性两大关键因素影响：肠壁作为亲脂性生物膜，要求药物兼具适当亲脂性（保证渗透性）和足够水溶性（确保溶出）。

根据生物药剂学分类系统（BCS），药物可分为四类：Ⅰ类（高溶解度、高渗透性）制剂开发风险最低，适合开发控释制剂；Ⅱ类（低溶解度、高渗透性）需通过增溶等技术提高溶出速率；Ⅲ类（高溶解度、低渗透性）需增强膜透过性；Ⅳ类（低溶解度、低渗透性）开发风险最高，通常不考虑口服给药。此外，吸收还受胃肠道转运时间、食物效应等因素影响。处方设计前需结合药物动力学参数和理化特性，通过文献调研为剂型选择提供依据。

3. 药物动力学与制剂设计

药物的药代动力学特性，如吸收速度、分布容积、代谢速率和排泄途径，对制剂设计有重要指导意义。例如，半衰期短的药物可能需要设计为缓释制剂以维持血药浓度的稳定；而首过效应显著的药物则可能需要采用绕过首过效应的给药途径，如舌下给药或直肠给药。此外，药物在体内的分布特性也影响制剂的设计，对于需要在特定组织或器官中达到高浓度的药物，可以设计成靶向制剂，以提高疗效并减少全身副作用。

4. 处方设计前研究的关键内容

处方设计前研究是药物开发的关键阶段，涉及药物的理化性质、生物药剂学性质和稳定性等多个方面。这些研究的目的是全面了解药物的特性，为后续的制剂设计和开发奠定基础。具体研究内容包括但不限于以下几点。

（1）溶解度和溶出速率　测定药物在不同条件下的溶解度和溶出速率，评估其在体内的吸收潜力。

（2）渗透性　通过体外和体内模型研究药物的生物膜透过性，预测其在肠道中的吸收效率。

（3）稳定性　考察药物在不同环境条件下的稳定性，确定其最佳储存条件和制剂形式。

（4）多晶型和晶型转化　研究药物的多晶型现象及其对溶解度和稳定性的影响，选择最适宜的晶型用于制剂开发。

（5）辅料相容性　评估药物与各种辅料的相容性，选择合适的辅料以确保制剂的稳定性和有效性。

5. 未来展望

生物药剂学在药物制剂设计中起着核心作用，通过深入研究药物的吸收、分布、代谢和排泄特性，可以为剂型选择、给药方案优化提供科学依据。处方设计前的研究是确保药物制剂安全、有效和稳定的基础，需要综合考虑药物的理化性质、生物药剂学性质和稳定性等多个因素。未来，随着对药物体内过程理解的不断深入和新技术的不断涌现，生物药剂学将在药物开发和制剂设计中发挥更加重要的作用。

第三节　处方和工艺设计及优化

处方设计是在前期对药物和辅料的理化及生物学性质等深入研究的基础上，依据剂型特点和临床需求，设计出几种基本合理的处方，并开展后续研究工作。在优化药物制剂的处方和工艺时，首先要明确药品质量的关键指标。在此基础上，采用优化技术对处方和工艺因素进行深入研究，确定其最佳范围。通常先通过预实验方法初步选择辅料和制备工艺，再采用优化技术对处方和工艺进行优化设计。这不仅能够确定特定产品的处方和工艺流程，还能获得完整的影响药品质量的数据，从而科学地制定出能够确保产品质量的设计空间。

一般而言，优化过程包括以下几个方面。①选择优化设计方案：根据模型的线性或非线性特征，选择可靠的优化设计方案，确保模型拟合的准确性。②建立数学关系式：通过实验数据建立效应与因素之间的数学关系式，并进行统计学检验，确保模型的可信度。③优选最佳工艺条件：根据模型分析，确定最佳的工艺条件，以实现药品质量的关键指标。

在实际操作中，优化技术的应用需要综合考虑药物的物理化学性质、生物药剂学性质和稳定性等多个因素。例如，在选择辅料时，需要评估其与药物的相容性，以确保制剂的稳定性和有效性。在工艺优化方面，可以采用实验设计方法，如正交设计、均匀设计等，系统地研究各因素对药品质量的影响，从而找到最佳的工艺参数。

此外，优化过程还应注重数据的完整性和可靠性。通过系统的实验研究，可以获得大量关于药物和辅料相互作用的数据，这些数据不仅有助于理解药物制剂的行为，还能为后续的质量控制和生产工艺的优化提供科学依据。在实际应用中，还可以结合现代分析技术，如高效液相色谱、质谱、热分析等，对药物制剂的质量进行实时监测和评估，进一步提高优化过程的科学性和准确性。

总之，处方设计和优化是药物制剂开发过程中的关键环节，通过科学合理的优化策略，可以提高药物制剂的质量和性能，确保其在临床应用中的安全性和有效性。

一、药物递送系统处方设计

随着我国新药申报和审批制度的逐步规范化，以及新药研发重心从仿制向创新的转移，制剂设计在新药研发中的地位日益凸显。在确定给药途径和剂型后，需依据药物的基本性质和制剂的基本要求，精心选择适宜的辅料与制备工艺，以确保药物制剂的质量可靠、使用方便且成本低廉。处方设计的本质是根据药物的特性和剂型的要求，对药用辅料进行筛选与应用的过程。这一过程不仅需要考虑药物的物理化学性质、生物学特性，还需综合考量临床需求、生产工艺的可行性及质量控制等多个方面。通过合理选择辅料和优化制备工艺，可以有效提高药物制剂的稳定性、生物利用度和患者依从性，从而确保药物在临床应用中的安全性和有效性，推动新药研发向更高水平迈进。

（一）剂型设计

药物的理化性质、疗效、副作用和临床需求等是发挥其疗效的关键因素，而剂型在提升疗效和减少不良反应方面也起着至关重要的作用。在研究任何一种剂型时，首先需要明确其优点和特点，并且要对国内外的研究现状进行阐述，提供相关的文献资料作为支撑。

理想的剂型应满足三效（高效、速效、长效）、三小（剂量小、毒性小、副作用小）和五方便（服用、携带、生产、运输、储存方便）的要求。例如，缓释控释制剂能够使短效药物在较长时间内持续发挥作用，维持平稳的血药浓度，同时减少给药次数。黏膜递药系统（如口服、鼻腔等）和经皮递药系统可以使药物避免在胃肠道中降解和首过效应。0 靶向递药系统则通过载体将药物定向输送至病变部位，从而提高疗效，减少全身副作用。同一种药物制成不同的剂型，其疗效和副作用可能会有显著差异。例如，治疗哮喘的胡椒酮，其口服剂型不仅用量大、显效慢、疗效差，还会引起胃肠道副作用。若将其制成气雾剂，则具有用量小、显效快、疗效好、副作用少等优点。

剂型设计是一个复杂的研究过程，受到多种因素的影响。设计时需要综合考虑临床需求、药物的理化性质、药动学数据以及现有的生产工艺条件等因素，通过文献研究和预试验来确定最佳方案。在设计过程中，应充分发挥各剂型的特点，优先选用新剂型。

1. 依据临床需要设计

不同剂型的药物在载药量、药物释放速度和方式上存在差异。因此，剂型设计首先要考虑临床医疗的需求，包括药物的治疗作用和适应证。对于抢救危重患者、急症患者或昏迷患者，应选择速效剂型和非口服剂型，如注射剂、气雾剂和舌下片等。若药物需要长期发挥作用，可选用缓释控释制剂或经皮递药系统。局部用药应根据用药部位的特点选择合适的剂型，如皮肤疾病可选用软膏剂、涂膜剂等；腔道疾病如痔疮可选用栓剂。

2. 依据药物的性质设计

在剂型设计前，必须掌握药物的治疗机制、分子结构、理化性质（如色泽、气味、颗粒大小、形状、晶型、熔点、水分、含量、纯度、溶解度、溶解速度等）以及生物半衰期和体内代谢过程等特殊性质，特别是热、湿、光对药物稳定性的影响。剂型设计需要考虑药物的性质，以克服其本身的某些缺点，充分发挥疗效。药物的某些性质对剂型的选择起决定性作用。例如，有苦味、臭气、易挥发、潮解的药物，需要选用包衣片等合适的剂型。药物的溶解性能和油水分配系数也会影响剂型的选择，难溶药物不能制成以水为介质的溶液型制剂。胃肠道中不能充分溶解的药物，制成普通口服制剂可能会导致生物利用度低的问题。晶型问题可能直接影响制剂的疗效，甚至影响生产过程，使制剂难以实现工业化生产。对于生物半衰期较短的药物，应考虑将其制成长效缓释制剂，以避免频繁给药和血药浓度的大幅波动。如果药物在体内有明显的肝脏首过效应，剂型设计时应尽量避开首过作用。例如，硝酸甘油若采用普通口服片剂给药，会因首过效应而发生严重代谢反应，因此可选用舌下片，使药物通过口腔、舌下黏膜迅速吸收直接进入血液循环。

3. 依据生产工艺条件设计

不同剂型的生产工艺路线、设备要求和生产环境各不相同。例如，注射剂的生产对配液区和灌封区的洁净度有较高要求，冻干粉针剂的生产需要配备冻干设备等。

（二）处方筛选

自行设计的处方都应进行处方筛选。在进行处方筛选时，应结合制剂特点至少设计 3 种以上处方，供小样试制。处方中应包括主药和符合剂型要求的各类辅料，如填充剂、崩解剂、润滑剂等，以确保制剂的质量和性能。处方筛选的主要工作是辅料及用量的筛选，通过实验和评估来确定最合适的辅料种类和用量，以达到最佳的制剂效果。在筛选过程中，需要综合考虑辅料的性质、药物的特性以及制剂工艺的要求，确保处方的合理性和可行性。同时，还要注意辅料之间的相互作用，避免可能影响制剂稳定性和有效性的因素。

1. 辅料的选择

辅料是药物剂型和制剂得以成型的物质基础。它们不仅为药物提供了必要的支撑和载体，还赋予制剂特定的物理和化学性质，从而确保药物在使用和储运过程中的稳定性和有效性。通过精心选择和搭配辅料，可以显著增强主药的稳定性，有效延长制剂的保质期限，精准调控主药在体内外的释放速度，优化药物的吸收效率，调节身体的生理适应性，甚至实现药物给药途径和作用方式的创新与转变。辅料的选择对制剂的质量和生产工艺有着深远的影响。科学合理的辅料选择能够确保药物在制备过程中的可操作性，避免因辅料与药物或辅料之间不相容而导致的生产问题，同时还能保证最终产品的性能和安全性，满足临床使用的需求。

（1）辅料的来源　辅料是主药以外所有材料的总称，在药物制剂中起着至关重要的作用。在处方中使用的辅料，原则上应优先选用国产产品，且必须是《中国药典》、部颁标准或局颁标准所收录的品种，或是经过国家相关部门批准进口的辅料。对于那些在实际应用中已被广泛认可和习惯使用的其他辅料，应当提供充分的使用依据，并制定严格且适宜的质量标准，以确保其安全性和有效性。对于已被国外药典收录的辅料，使用时应提供相应的药典依据以及进口许可等证明文件，确保其合法性和质量可控性。在药物制剂中，有时会用到食品添加剂，如调味剂、矫味剂、着色剂、抗氧化剂等，这些添加剂也应提供明确的质量标准及合理的使用依据，以保证其在药物中的安全应用。特别需要注意的是，如果使用了能够改变制剂给药途径的辅料，必须制定相应的质量标准，以确保这种改变是在可控且安全的范围内进行的，不会对患者的健康产生不利影响。对于国内外尚未使用过的全新辅料，按照相关法规要求，必须经过严格的申报和审批程序，获得批准后方可使用，以防止潜在的安全风险。严格规范辅料的使用和管理，是确保药物制剂质量和疗效的关键环节，对于保障患者的用药安全具有重要意义。

（2）辅料的一般要求　辅料的选择应依据剂型、制剂条件以及给药途径的需求来确定。例如，对于小剂量片剂，主要应选择填充剂，以便制成大小适宜的片剂，方便患者服用；而对于一些难溶性药物的片剂，除了一般的成型辅料外，还应重点考虑选择高效的崩解剂或表面活性剂，以提高药物的溶解度和生物利用度；在制备凝胶剂时，则应挑选能够形成稳定凝胶结构的辅料；在混悬剂的配制中，需要加入能够调节药物粒子沉降速率的辅料，以保证药物的均匀分布和稳定性。同时，在辅料的选择过程中，必须考虑到辅料与主药之间的相容性，确保两者不会发生物理或化学的相互作用，以免影响药物的稳定性和疗效。此外，所选用的辅料不应干扰制剂的含量测定，以保证药物质量控制的准确性和可靠性。总之，科学合理地选择辅料对于确保药物制剂的质量、安全性和有效性具有至关重要的意义。

（3）辅料的选择　辅料在药物制剂中起着关键作用，其合理选择与使用能够充分发挥主药的药理活性，从而提高药物的治疗效果。通过优化辅料的使用，不仅可以减少药物的用量，进而降低主药可能带来的副作用，还能显著增强药物的稳定性，有效延长其储存时间。此外，辅料还能够控制和调节药物在体内的释放过程，实现减少患者服药次数的目的，从而提高患者治疗的依从性。例如，将阿霉素制成脂质体制剂后，能够显著减轻其心脏毒性和急性毒性，这展示了辅料在减少药物副作用方面的潜力。又如，以羟丙基甲基纤维素为辅料生产的片剂，相较于使用淀粉为辅料的片剂，其稳定性更好，在存放期间不会出现药片硬度增加和主药溶出度下降的现象，这凸显了辅料选择对药物稳定性的重要影响。在局部用制剂中，辅料的作用同样不可忽视。以软膏和栓剂的基质为例，其不仅能够影响药物的释放速度，还能左右药物向皮肤组织深部的渗透能力。克霉唑栓剂在亲水性基质中的释放速度明显快于在油脂性基质中；而在苯巴比妥栓剂中加入3%的月桂氮䓬酮，能够使生物利用度提高一倍，这些实例充分说明了辅料在局部制剂中药物释放和吸收方面的关键作用。反之，若辅料选择不当，往往会带来一系列问题，如影响制剂的生物利用度、降低药物的稳定性，甚至危及药物的安全性和有效性。例如，硬脂酸镁（钙）作为辅料，能与苯唑西林钠发生化学反应，导致药物失效；四环素若以磷酸氢二钙作为辅料，往往会形成难以吸收的钙-四环素配合物，从而显著降低其生物利用度；在胶囊填充物中，若使用易溶于水的乳糖代替微溶的硫酸钙，可能会使苯妥英钠的溶出速率增大，进而导致血药浓度过高，甚至引发中毒现象。

2. 处方相容性研究

处方相容性研究旨在探究药物与辅料间的相互作用，以确保制剂的稳定性和有效性。尽管多数辅料化学性质惰性，但仍可能存在与药物混合后产生配伍变化的风险。因此，新药研发中，主药与辅料相互作用的研究至关重要。

以口服固体制剂为例，具体实验方法如下：

（1）辅料选择与混合比例　根据辅料用量，如填充剂、稀释剂等用量较大的辅料，按主药：辅料＝1：5 的比例混合；而润滑剂等用量较少的辅料，则按主药：辅料＝20：1 的比例混合。

（2）实验条件　取一定量混合物，依据药物稳定性指导原则中的影响因素实验方法，分别置于强光（4500lx±500lx）、高温（60℃）、高湿（相对湿度 90%±5%）条件下放置 10 天。

（3）检测方法　采用 HPLC 或其他适宜方法检查含量及有关物质在放置前后的变化，同时观察外观、色泽等物理性状的变化。必要时，用纯原料做平行对照实验，以区分原料本身的变化与辅料的影响。此外，可借助差示分析、漫反射等方法进一步实验，如漫反射法可用于研究药物与辅料间是否存在相互作用，以及相互作用的性质（物理吸附、化学吸附或化学反应）。

通过上述研究，可考察辅料对主药的鉴别与含量测定的影响，并设计含有不同辅料及不同配比的制剂。以制剂的外观性状、pH、澄清度、溶出度、降解产物和含量等质量检查项目为指标，评估不同处方制剂的质量，以及光、热、湿气对制剂质量的影响，最终筛选出质量高、稳定性好的处方。

（三）制剂工艺筛选优化

制剂工艺是影响药剂质量的关键因素之一。不同的工艺条件能够显著影响口服固体制剂的生物利用度，液体制剂的澄明度与稳定性，以及注射剂的澄明度、色泽与含量。例如，在注射剂制备过程中，活性炭处理的方法直接影响成品的澄明度和色泽；灭菌的温度与时间则会影响注射剂成品的色泽、pH 值和含量等关键指标。对于固体制剂，原料药粒子的大小、制粒操作的细节以及压片时的压力等工艺参数，都会或多或少地影响药物的溶出速度，进而影响其吸收效果。因此，为了确保药剂的质量和疗效，必须对工艺进行系统、全面的筛选和优化，以确定最优的生产工艺。

1. 工艺路线设计

工艺路线的设计是制剂研发的首要步骤，其依据包括药物与辅料的共同理化性质、剂型要求、处方组成、生产技术与设备条件，经济以及成本等多方面因素。设计合理的工艺路线能够为后续的工艺优化和质量控制奠定坚实的基础。

2. 工艺条件筛选

工艺条件的筛选是确保制剂质量的关键环节，应遵循系统、规范的原则，全面研究每个环节的影响因素，并对每个因素进行三个或以上的多水平研究，以充分揭示其对制剂质量的影响规律。在预实验的基础上，可以采用多种优化方法，如比较法、正交设计、均匀设计、单纯形优化法、拉氏优化法和效应面优化法等，根据不同的剂型特点和质量要求，选择合理的评价项目和合适的统计分析方法，以科学、有效地筛选出最佳工艺条件。

3. 制剂的基本性能评价

通过辅料选择、处方筛选和工艺优化后得到的新制剂，必须对其基本性能进行系统的考察，以确保其符合相应剂型的质量标准。例如，固体制剂需要考察其外观、硬度、脆碎度、溶出度等指标；液体制剂则需关注其澄明度、黏度、含量均匀度等；注射剂还需特别检查其无菌性、热原或细菌内毒素等安全性指标。这些基本性能的评价是确保制剂在临床使用中安全、有效的重要前提。

总之，通过科学合理的工艺路线设计、严谨规范的工艺条件筛选以及全面系统的制剂性能评价，能够有效提高药剂的质量和稳定性，为患者提供安全、有效的药物治疗手段。

（四）影响制剂的因素与包装材料考察

在药物制剂的研究过程中，对于已经通过基本项目考察的合格样品，需要进一步挑选至少两种进行制剂影响因素的考察。这一考察旨在深入了解新药及其制剂对光、热、湿度和空气等环境因素的敏感性。具体的实验方法是将新制剂去除包装后暴露在空气中，分别置于强光照射（4500lx±500lx）、高温（60℃）和高湿度（90%±5%）的环境下放置5天。在这5天内，需要进行多次取样，以观测制剂的外观、降解产物、含量以及某些关键质量指标的变化情况。如果在实验过程中发现质量指标的变化足以区分不同制剂处方的优劣，那么可以停止实验；反之，如果无法通过这些变化来区分处方的优劣，则需要继续延长考察时间5天，并且根据实际情况适当提高温度或延长实验时间，以便更全面地评估制剂的稳定性。对于那些不适合在60℃高温或90%±5%相对湿度条件下进行考察的品种，可以选择在40℃或相对湿度75%±5%的条件进行实验。此外，对于易水解的水溶液制剂，还需要进一步研究不同pH值对其稳定性的影响。对于容易氧化的药物，应探讨是否通过使用氮气保护或添加抗氧剂等方法来实现有效的抗氧化保护。最后，根据不同剂型的性能特点，设计必要的影响因素实验，以筛选出最佳的处方组合。这一步骤对于确保制剂在实际储存和使用条件下的稳定性和有效性至关重要。

根据上述研究结果，应采取相应的包装措施以确保制剂的稳定性。

（1）避光包装　对光敏感的制剂应采用避光包装材料，如棕色玻璃瓶或铝箔包装，以减少光线对药物稳定性的影响。

（2）防潮包装　对易吸湿的产品，应采用防潮包装材料，如密封的塑料容器或带有干燥剂的包装，以防止水分进入导致药物变质。

（3）低温或阴凉处储存　对不耐高温的产品，除采用严密的包装外，还应在低温或阴凉处储存，以延长其保质期。

通过以上考察和包装措施，可以有效提高药物制剂的稳定性和安全性，确保其在临床应用中的有效性和可靠性。

二、优化方法

在现代药物制剂的研究与开发过程中，常用的试验设计和优化技术包括正交设计、均匀设计、单纯形优化法、拉氏优化法和效应面优化法等。这些方法均基于多因素数学分析原理，依据特定的数学规律精心设计实验方案。在实际应用中，研究人员首先按照设计的试验方案进行实验，获取相应的数据和结果。随后，通过建立特定的数学模型或利用已有的数学模型，对实验数据进行客观、系统的分析和比较。这些方法的优势在于能够综合考虑多个因素的相互影响，从而在相对较少的试验次数和较短的时间内，确定最优的制剂工艺方案，或者为后续的工艺改进提供明确的方向。

1. 单纯形优化法

单纯形优化法是一种动态调优的方法，具有易懂、计算简便、结果可靠准确的特点，无需建立数学模型，且不受因素个数的限制。其基本原理是：对于 n 个需要优化的因素，由 $n+1$ 个点在 n 维空间中构成多面体，即单纯形，各顶点代表不同的试验点。通过比较各试验点的结果，去掉效果最差的点，以其对称点（称为反射点）作为新试验点。新点与剩余点形成新的单纯形，逐步向最优目标靠近。若新点效果最差导致单纯形来回“摆动”无法推进，则改去掉次差点以继续优化。与正交设计相比，单纯形法在相同试验次数下能获得更优结果。

2. 拉氏优化法

拉氏优化法是一种用于解决限制条件下优化问题的数学技术。在面对这类问题时，函数关系的优化必须在满足自变量的约束条件下进行。此法具有以下特点：①直接确定最佳值，无需搜索不可行的实验点；②只生成可行的可控变量值；③能有效处理以等式和不等式表示的限制条件；④可处理线性和非线性关系。

拉氏优化法在药物制剂优化中应用广泛，例如在优化药物释放速率时，可精确调整多个变量，确保释放速率符合预期。该方法通过构建拉格朗日函数，将目标函数与约束条件结合，从而在优化过程中兼顾两者。其核心在于引入拉格朗日乘数，这些乘数对应约束条件的边际变化对目标函数的影响，通过求解方程组找到最优解。

3. 效应面优化法

效应面优化法，也称为响应面优化法，是一种通过特定的实验设计来研究自变量（即影响因素）与因变量（效应）之间关系的优化技术。该方法借助数学模型和统计学原理，通过计算机技术对实验数据进行分析和处理，以揭示因素之间的交互作用及其对结果的影响趋势，并最终找到最优的实验条件。

效应面优化法的核心在于构建一个能够准确描述效应与考察因素之间关系的函数模型，这个模型可以通过实验数据进行拟合和验证。与传统的优化方法相比，它不仅能够处理线性和非线性关系，还能有效地分析多个变量之间的复杂交互作用，从而为实验设计和工艺优化提供更为精准和可靠的指导。作为一种先进的优化手段，效应面优化法在药物制剂、化学工程、生物技术等多个领域得到了广泛应用，在提高实验效率、降低研发成本以及优化产品性能等方面发挥了重要作用。

4. 正交设计

正交设计是一种运用正交表来规划多因素、多水平试验，并借助常规统计分析方法解析实验结果，进而推断出各因素最佳水平的科学手段。其核心优势在于：通过正交表的巧妙安排，能够使因素间的搭配均匀且合理，从而清晰地剖析每个因素的独立作用，精准地定位最优水平组合。此外，正交设计还充分考量了因素之间的联合作用，为实验结果的全面性和准确性提供了有力保障。更为重要的是，在保证实验结果可靠性的前提下，正交设计能够显著减少实验次数，极大地提高了实验效率。正交试验设计的突出特点在于其“均匀分散、整齐可比”的原则，确保了实验点在各因素不同水平上的均衡分布，使得实验数据具有更高的代表性和可比性，为科学研究和实际应用提供了强大支持。

5. 均匀设计

均匀设计法是一种高效的多因素试验设计方法，相较于正交试验设计法，其试验次数更少，尤其适用于因素较多、试验成本较高的情况。在运用均匀设计法时，必须采用均匀设计表和相应的均匀设计使用表。每个均匀设计表都配备有一个使用表，该使用表详细指出了不同因素应选择的列，以确保试验点在设计空间内均匀分布。均匀设计法的核心原则是完全采用均匀性，即通过数学理论确保试验点在各因素的取值范围内均匀分散，避免出现试验点过于集中或稀疏的情况。这样可以最大程度地减少试验次数，同时保证试验结果的代表性和可靠性。在数据分析阶段，均匀设计法通常采用多元回归分析或逐步回归分析法来构建多元回归方程。通过求解该方程的极值，即可确定多因素的优化条件，为实验设计和工艺优化提供科学依据。

参考文献

[1] 方亮. 药剂学 [M]. 8版. 北京：人民卫生出版社，2016.

[2] 潘卫三. 工业药剂学 [M]. 3版. 北京：中国医药科技出版社，2015.

[3] 张奇志，蒋新国. 新型药物递释系统的工程化策略及实践 [M]. 北京：人民卫生出版社，2019.

[4] 马骏威，任连杰. 长效注射剂的质量控制 [J]. 中国新药杂志，2022，31 (9)：845-849.

[5] Jain K K. Drug Delivery Systems [M]. New York：Humana Press，2020.

[6] 何文. 现代药剂学 [M]. 武汉：武汉大学出版社，2012.

[7] 刘素梅. 药物新剂型与新技术 [M]. 北京：化学工业出版社，2006.

[8] 梅兴国. 药物新剂型与制剂新技术 [M]. 北京：化学工业出版社，2006.

[9] Pathak Y，Islam N. Handbook of Lung Targeted Drug Delivery Systems [M]. Boca Raton：CRC Press，2021.

[10] Hoshyar N，Gray S，Han H，et al. The effect of nanoparticle size on in vivo pharmacokinetics and cellular interaction [J]. Nanomedicine，2016，11 (6)：673-692.

[11] 曹耿飞，任伟新，张海潇，等. 小粒径载药微球联合信迪利单抗及贝伐珠单抗治疗不可切除肝癌的安全性及疗效分析 [J]. 中华介入放射学电子杂志，2024，12 (1)：45-50.

[12] 叶镇宁，吴正红，张华清. 纳米递送系统介导的血脑屏障跨越策略和脑靶向药物递送研究进展 [J]. 中国药科大学学报，2024，55 (5)：590-602.

[13] 丁天皓，吴尔灿，占昌友. 脂质纳米药物体内递送过程及调控机制 [J]. 药学学报，2023，58 (8)：2283-2291.

[14] 王新春，何军，阳长明，等. 中西药被动靶向制剂的研究新进展 [J]. 中国医院药学杂志，2003，23 (4)：48-50.

[15] Owens D E，Peppas N A. Opsonization，biodistribution，and pharmacokinetics of polymeric nanoparticles [J]. Int J Pharm，2006，307 (1)：93-102.

[16] Salvati A，Pitek A S，Monopoli M P，et al. Transferrin-functionalized nanoparticles lose their targeting capabilities when a biomolecule corona adsorbs on the surface [J]. Nat Nanotechnol，2013，8 (2)：137-143.

[17] Hu C M J，Zhang L，Aryal S，et al. Erythrocyte membrane-camouflaged polymeric nanoparticles as a biomimetic delivery platform [J]. Proc Natl Acad Sci USA，2011，108 (27)：10980-10985.

[18] Matsumura Y，Maeda H. A new concept for macromolecular therapeutics in cancer chemotherapy [J]. Cancer Res，1986，46 (12)：6387-6392.

[19] Albanese A，Tang P S，Chan W C. The effect of nanoparticle size，shape，and surface chemistry on biological systems [J]. Annu Rev Biomed Eng，2012，14：1-16.

[20] Barenholz Y. Doxil®-The first FDA-approved nano-drug：Lessons learned [J]. J Control Release，2012，160 (2)：117-134.

[21] Kulkarni S A，Feng S S. Polyvinylpyrrolidone (PVP) in nanoparticle synthesis [J]. Chem Soc Rev，2018，47 (14)：5188-5213.

[22] Parodi A，Quattrocchi N，van de Ven A L，et al. Synthetic nanoparticles functionalized with biomimetic leukocyte membranes possess cell-like functions [J]. Nat Nanotechnol，2013，8 (1)：61-68.

[23] Davis M E，Chen Z，Shin D M. Nanoparticle therapeutics：an emerging treatment modality for cancer [J]. Nat Rev Drug Discov，2008，7 (9)：771-782.

[24] Walkey C D，Chan W C. Understanding and controlling the interaction of nanomaterials with proteins in a physiological environment [J]. Chem Soc Rev，2012，41 (7)：2780-2799.

[25] Gabizon A，Catane R，Uziely B，et al. Prolonged circulation time and enhanced accumulation in malignant exudates

of doxorubicin encapsulated in polyethylene-glycol coated liposomes [J]. Cancer Res, 2003, 54 (4): 987-992.

[26] Danhier F, Ansorena E, Silva J M, et al. PLGA-based nanoparticles: An overview of biomedical applications [J]. J Control Release, 2012, 161 (2): 505-522.

[27] Kim T Y, Kim D W, Chung J Y, et al. Phase I and pharmacokinetic study of Genexol-PM, a cremophor-free, polymeric micelle-formulated paclitaxel, in patients with advanced malignancies [J]. Clin Cancer Res, 2004, 10 (11): 3708-3716.

[28] Chau C H, Steeg P S, Figg W D. Antibody-drug conjugates for cancer [J]. Lancet, 2019, 394 (10200): 793-804.

[29] 牟大超，周轶，白秀峰．单克隆抗体技术进展及上市药物分析 [J]．药物生物技术，2022，29 (1)：87-94.

[30] 孙默然．靶向秋水仙碱位点微管蛋白抑制剂的设计、合成及抗肿瘤活性研究 [D]．郑州：郑州大学，2021.

[31] 张琳琳，孟凡路，钟殿胜．DNA 损伤修复系统与肺癌的药物治疗 [J]．中国肺癌杂志，2022，25 (6)：434-442.

[32] 张建忠．FDA 批准新药概况（2019 年 12 月-2020 年 1 月）[J]．上海医药，2020，41 (7)：78-79.

[33] Lindell T J, Weinberg F, Morris P W, et al. Specific inhibition of nuclear RNA polymerase Ⅱ by alpha-amanitin [J]. Science, 1970, 170 (3956): 447-449.

[34] Bross P F, Beitz J, Chen G, et al. Approval summary: gemtuzumab ozogamicin in relapsed acute myeloid leukemia [J]. Clin Cancer Res, 2001, 7 (6): 1490-1496.

[35] Petersdorf S H, Kopecky K J, Slovak M, et al. A phase 3 study of gemtuzumab ozogamicin during induction and postconsolidation therapy in younger patients with acute myeloid leukemia [J]. Blood, 2013, 121 (24): 4854-4860.

[36] Narayan P, Osgood C L, Singh H, et al. FDA approval summary: fam-trastuzumab deruxtecan-nxki for the treatment of unresectable or metastatic HER2-positive breast cancer [J]. Clin Cancer Res, 2021, 27 (16): 4478-4485.

[37] Rosenberg J E, Powles T, Sonpavde G P, et al. EV-301 long-term outcomes: 24-month findings from the phase Ⅲ trial of enfortumab vedotin versus chemotherapy in patients with previously treated advanced urothelial carcinoma [J]. Ann Oncol, 2023, 34 (11): 1047-1054.

[38] Skjørringe T, Gjetting T, Jensen T G. A modified protocol for efficient DNA encapsulation into pegylated immunoliposomes (PILs) [J]. J Control Release, 2009, 139 (2): 140-145.

[39] 盛洁，布卡，谢蜀生，等．抗人膀胱癌阿霉素-白蛋白免疫毫微球的构建及杀伤活性的研究 [J]．北京医科大学学报，1995，27 (4)：296-300.

[40] 丁双．抗 HER2 单克隆抗体偶联纳米白蛋白紫杉醇对乳腺癌的作用及机制研究 [D]．北京：北京大学，2017.

[41] Chen J, Chen L, Du S, et al. High sensitive detection of circulating tumor cell by multimarker lipid magnetic nanoparticles and clinical verifications [J]. J Nanobiotechnology, 2019, 17 (1): 116.

[42] Zhang J, Fang R, Li Y, et al. Encapsulation of Au (Ⅲ) complex using lactoferrin nanoparticles to combat glioma [J]. Mol Pharm, 2023, 20 (7): 3632-3644.

[43] Wan M, Pan S, Shan B, et al. Lipid metabolic reprograming: the unsung hero in breast cancer progression and tumor microenvironment [J]. Mol Cancer, 2025, 24 (1): 61.

[44] Liu L, Huang G, Bai H, et al. Synthesis of folate modified chitosan-based nanomicelles and its in vitro anti-tumor activity [J]. J Zhejiang Univ Med Sci, 2020, 49 (3): 364-374.

[45] Li H, Bruce G, Childerhouse N, et al. Biotin receptor-mediated intracellular delivery of synthetic polypeptide-protein complexes [J]. J Control Release, 2023, 357: 333-341.

[46] Lin A, Liu Y, Huang Y, et al. Glycyrrhizin surface-modified chitosan nanoparticles for hepatocyte-targeted delivery [J]. Int J Pharm, 2008, 359 (1-2): 247-253.

[47] 庞怡诺，张彦，张志荣，等．地塞米松-葡聚糖酯大鼠体内结肠靶向性 [J]．中国医院药学杂志，2003，23 (5)：257-260.

[48] 崔福德．药剂学 [M]．7 版．北京：人民卫生出版社，2011.

[49] Kianfar E. Magnetic nanoparticles in targeted drug delivery: a review [J]. J Supercond Nov Magn, 2021, 34 (7): 1709-1735.

[50] Nikzamir M, Hanifehpour Y, Akbarzadeh A, et al. Applications of dendrimers in nanomedicine and drug delivery: a review [J]. J Inorg Organomet Polym Mater, 2021, 31 (6): 2246-2261.

[51] Ghaffar A, Yameen B, Latif M, et al. pH-sensitive drug delivery systems [M] // Shah M R, Imran M, Ullah S. Metal Nanoparticles for Drug Delivery and Diagnostic Applications. Elsevier, 2020: 259-278.

[52] Wang W, Wang Y, Wang Y, et al. Redox/pH dual stimuli-responsive ZnO QDs-gated mesoporous silica nanoparti-

cles as carriers in cancer therapy [J]. IET Nanobiotechnol, 2019, 13 (6): 640-649.
[53] Wang X W, Thorgeirsson S S. The biological and clinical challenge of liver cancer heterogeneity [J]. Hepat Oncol, 2014, 1 (4): 349-353.
[54] 杨晓春，张强，吴霖．我国药剂学靶向制剂研究的基本思路 [J]. 中国药学杂志，2001，36 (12)：795-799.
[55] Üner M, Yener G. Importance of solid lipid nanoparticles (SLN) in various administration routes and future perspectives [J]. Int J Nanomedicine, 2007, 2 (3): 289-300.
[56] 孙悦，刘倩，杨化新．抗肿瘤类靶向制剂靶向性评价方法研究进展 [J]. 中国新药杂志，2017，26 (7)：791-799.
[57] 孔晓龙，郭梅红，范颖，等．纳米靶向制剂的研究进展 [J]. 广西医科大学学报，2015，32 (4)：670-673.
[58] Staker B L, Hjerrild K, Feese M D, et al. The mechanism of topoisomerase I poisoning by a camptothecin analog [J]. Proc Natl Acad Sci USA, 2002, 99 (24): 15387-15392.
[59] 杜会强，安鸿志，李红霞．药动学在药物新剂型评价中的应用 [J]. 中国医院药学杂志，2007，27 (3)：374-375.
[60] 房嫣，彭倩雯．药物制剂靶向性评价方法的研究进展 [J]. 中国药师，2013，16 (8)：1232-1234.
[61] Mitragotri S, Lahann J. Physical approaches to biomaterial design [J]. Nat Mater, 2009, 8 (1): 15-23.
[62] 杨春欣，徐雪华，董颖．中药和天然药靶向制剂的研究进展 [J]. 中国中药杂志，2003，28 (8)：673-677.
[63] 李光华．微粒给药系统在体内分布的特点及制剂研究进展 [J]. 天津药学，2013，25 (2)：47-49.
[64] Varshosaz J, Ghaffari S, Khoshayand M R, et al. Development and optimization of solid lipid nanoparticles of amikacin by central composite design [J]. J Liposome Res, 2010, 20 (2): 97-104.
[65] 王富喜，邓宏图．靶向脂质体的药理学评价 [J]. 现代医药卫生，2023，39 (1)：137-140.
[66] Reichert J M. Antibodies to watch in 2014 [J]. MAbs, 2010, 2 (1): 84-100.
[67] Palframan R, Airey M, Moore A, et al. Use of biofluorescence imaging to compare the distribution of certolizumab pegol, adalimumab, and infliximab in the inflamed paws of mice with collagen-induced arthritis [J]. J Immunol Methods, 2009, 348 (1-2): 36-41.
[68] Fernandes E, Gonçalves A, José L, et al. New trends in guided nanotherapies for digestive cancers: A systematic review [J]. J Control Release, 2015, 206: 1-15.
[69] 李喜荣．靶向给药系统内化机理的研究进展 [J]. 国外医学：药学分册，2000，27 (4)：193-197.
[70] 周四元．药剂学 [M]. 北京：科学出版社，2025.
[71] Anuj K F, Ajinkya J, Pushpendra S N, et al. Systematic development of hot melt extrusion-based amorphous solid dispersion: integrating quality by design and in silico modeling [J]. J Pharm Innov, 2024, 19 (3): 35-48.
[72] Zhou Z, Chen J, Zhang Z X, et al. Solubilization of luteolin in PVP40 solid dispersion improves inflammation-induced insulin resistance in mice [J]. Eur J Pharm Sci, 2022, 174: 106188.
[73] Han F, Zhang W, Wang Y, et al. Applying supercritical fluid technology to prepare ibuprofen solid dispersions with improved oral bioavailability [J]. Pharmaceutics, 2019, 11 (2): 67.
[74] 吴帅聪，秦超，韩晓鹏，等．药物纳米晶的制备及其口服转运机制研究进展 [J]. 药学进展，2023，47 (4)：303-311.
[75] 王小康，张扬，Falola A，等．湿法纳米研磨制备药物纳米晶体——铝碳酸镁 [J]. 化工进展，2021，40 (10)：5699-5707.
[76] 何勤，张志荣．药剂学 [M]. 3版．北京：高等教育出版社，2021.
[77] 张志荣．药剂学 [M]. 北京：高等教育出版社，2018.
[78] 孟胜男，胡容峰．药剂学 [M]. 北京：中国医药科技出版社，2016.
[79] 周四元，韩丽．药剂学 [M]. 北京：科学出版社，2025.
[80] Dennis D, Alfred F. Drug delivery strategies for poorly water-soluble drugs [M]. Chichester: Wiley, 2013.
[81] 国家药典委员会．中华人民共和国药典：四部 [S]．北京：中国医药科技出版社，2020.
[82] 眼解剖图-图解 [DB/OL]．(2024-10-02) [2025-04-03]．https://doi.org/10.37019/e-anatomy/278217.cn.
[83] 鼻腔和鼻旁窦解剖图集 [DB/OL]．(2025-02-12) [2025-04-03]．https://doi.org/10.37019/e-anatomy/826011.cn.
[84] 龚前飞，马琳莎，郑淇文，等．鼻脑递送给药装置技术要点探讨及监管考量 [J]. 中国现代应用药学，2023，40 (20)：2794-2801.
[85] Zhao H. Progress of research on oral mucosal adhesive agents [J]. West China J Stomatol, 2023, 41 (1): 1-10.
[86] Bader J, Brigger F, Leroux J C. Extracellular vesicles versus lipid nanoparticles for the delivery of nucleic acids [J]. Adv Drug Deliv Rev, 2024, 215: 115461.
[87] Wang C X, Yuan F. A comprehensive comparison of DNA and RNA vaccines [J]. Adv Drug Deliv Rev, 2024, 210: 115340.